性と愛の脳科学

新たな愛の物語

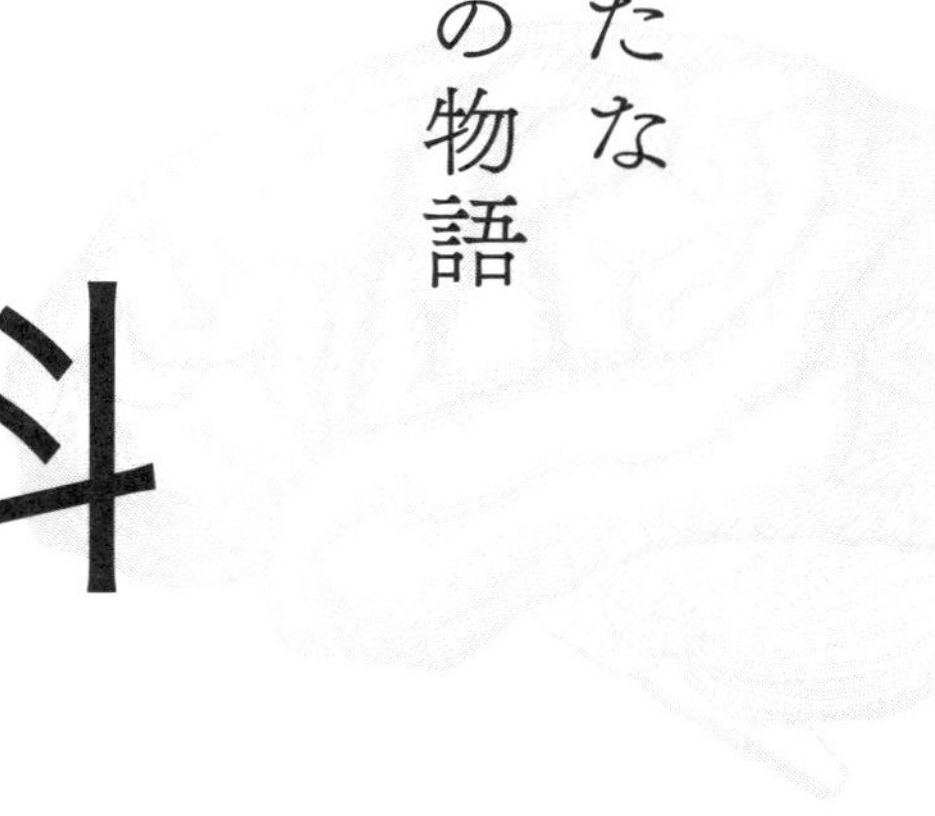

THE CHEMISTRY BETWEEN US
Love, Sex, and the Science of Attraction

ラリー・ヤング
ブライアン・アレグザンダー
坪子理美 訳

中央公論新社

愛ある所、私たちの家族へ

目次

凡例

◎本書は、Larry Young, Ph.D. & Brian Alexander, *The Chemistry Between Us: Love, Sex, and the Science of Attraction*, 2012の日本語訳である。なお、「日本語版に寄せて」は、本書のために原著者が書き下ろしたものを、日本語に翻訳した。

◎原文のイタリックによる強調部は、傍点または「」で示した。

◎原文の引用部は、「」で示した。ただし、原文で字下げによって示されている箇所は、本書でもそれにならった。

◎訳者による補足及び注は、〔〕で示した。

◎読みやすさ、理解のしやすさを考慮し、原文にない改行を適宜加えた。

性と愛の脳科学——新たな愛の物語

それでもなお、人間というものは、
知識に手綱をとられる前に、
本能の導きによって動き出す。

――セオドア・ドライサー『シスター・キャリー』より

日本語版に寄せて

ブライアン・アレグザンダー

あなたが手にしているこの本は、運命の産物である。あまり科学的な考えかたではないことはわかっているが、私はしかし、これは真実だと思う。

何年もの間、私は様々な話題の中でも、とりわけ、性的関心、性の健康、そして人間関係について書き続けてきた。しかし、自らの報道と著作の中でこれらの話題を探るにつれ、私は自分が、私たちの生命のまさに中心にある、人間のこうした行動の根源には達していないという感覚に悩まされた。私は過去に科学について書いてきており、特に、バイオテクノロジーの文化について一冊の本を書いたことがあった。そのため、そこに探検すべき進化学的、生物学的な道があることは知っていたのだが、その地図を見つけることは、決してできなかった。

私はその後、ラリー・ヤングが学術誌に発表した論説についての短い記事を、アメリカのあるニュース・ネットワーク向けに書いた。ラリーの論説は、推論を膨らませた面白い文章でありながら、真面目な論拠を備えたものとして書かれていた。はてさて、愛に対するワクチンなどというものは存在しうるのだろうか？　彼はこのように問いかけていた。失恋した人間は、その片思いの切ない悲しみに対して、免疫を植えつけてもらうことができるのだろうか？

私はラリーに取材をした。そして、それまでの年月に出会った他の科学者たちに比べ、ラリーは気さくで話しやすいと感じた。彼は、科学を一般の人々向けに広めることを恐れていなかった。彼は私の書いた記事を気に入り、その記事の公開後に電話をかけてきて、二人で一緒に本を書くことを提案してくれた。


主に、これまでに本を共著で書いたことがなかったという理由から、私は当初、少しばかり懐疑的だった。しかし、最初の話し合いから何か月か後、ラリーと、エモリー大学にある彼の研究室の面々に会うために、私はアトランタに飛んだ。私は科学にノックダウンされてしまったのだ。人々が恋愛生活や性生活を送る無数のスタイル、母子の絆の謎、物事がうまくいかない時に、私たちが、私たち固有の感情をいだく理由——それらと科学をつなぐミッシング・リンク（失われた環）がここにある。私はそう思った。ラリーの取り組みや、科学が私たちに何を示しているかについての彼の説明は、〔人間の感情や行動を司る〕システムが存在すること、このシステムが、ラリーの所のような複数の研究室によって解き明かされようとしていること、そして最も重要な点として、このシステムが、筋の通った理解可能なものであることを、私にはっきり示してくれた。

私は仰天し、興奮した。

次の一年ばかりの間、私たちは、時に数千マイルもの旅をして、実在の人々や最新の科学（日本の研究者によるものも含めて）についての話を集めた。その労力は価値あるものだったと、あなたが考えてくれることを願っている。

もし、すべての人々、そしてすべての文化を統合すると言えるようなものが一つあるとすれば、それは愛と社会的絆についての、人間的な物語である。私たちの絆を理解すること、絆がどのように働き、どのように機能不全を起こすのかを理解することが、今日、最も重要な科学的探究の一つであると私は思っている。この知識を応用することは、政府の政策や、私たち自身の人生の生きかたにも影響しうるし、きっと影響するだろう。この、テクノロジーとデジタルの時代において、本書が、『私たちの間のケミストリー（相性／化学作用）』〔本書の原題〕の重要性を思い出させる役割を担ってくれることが、私の願いである。

＊　＊　＊

ラリー・ヤング

私は過去二十五年にわたって、性的関心、子育て、そして絆に関する、脳の化学的性質を探るため、最も厳密な科学的手法を用いてきました。この研究は、テキサス州オースティンでの大学院時代に始まっています。私はその地で、無性生殖（単為生殖）によって繁殖するトカゲの一種において、ステロイドホルモンがある変わった同性愛行動を誘発するしくみを研究したのです。単一の化学物質、すなわち、あるステロイドホルモンが、行動にこれほど重大な影響をもちうるという事実に、私は仰天させられました。

私は続いて、ジョージア州アトランタにあるエモリー大学に移り、一夫一婦制のプレーリーハタネズミにおいて、オキシトシンとヴァソプレッシンという脳内化学物質が、つがいの絆をどのように促進するかを調べるという、自分のキャリアをスタートさせました。私は、一夫一婦制の絆を形成するハタネズミの脳内に、彼らよりも性的に乱れた生活スタイルを示すハタネズミの種と比較して、非常にわくわくする差をいくつか発見することができました。私はここでもまた、これらの脳内化学物質が、親による子の養育や、つがいの絆の形成のような、重要な行動に影響を与える力に驚かされました。私はDNAの配列に、つがいの様式の違いを説明するように思われる微細な違いを発見しました。ただ、私の研究は動物に焦点を当てたものでした。

私の研究は、どのようにしてヒトと結びつきえたのでしょうか? 当初、私は多くの科学者たちと同様に、還元主義者の同業者たちからの批判を恐れて、その話題を避けました。しかしその後、最高峰の科学論文誌である『ネイチャー』から、「ヒトであること」をテーマとした連載のために、動物の絆に関する神経科学が、ヒトの情動、特に愛について何を伝えうるかということについて、論説の中で考えを巡らせてみてほしいと頼まれました。率直に言って、私は愛の神経科学に関して推測を巡らせる論文を発表している自分について、同僚の科学者たちが何を考えるだろうかと懸念していました。しかしともかく、私はその随筆を書き、それが掲載された時には、メディア取材の嵐が巻き起こりました。世界中で人々が興奮したのです。中でも、ある一つの記事は、科学的に正確であることと、ウィットに富んでいることの両方で際立っていました。その記事の著者が、ブライアン・アレグザンダーでした。

私はブライアンに連絡をとり、「我々の脳の中にある化学物質が、性的欲求とか、子育てとか、愛のような、我々の最も強力な衝動や感情を生み出すしくみを説明する、ウィットに富んだ本を出版するために、一緒に協力するのは素晴らしいことじゃないかな」と言いました。彼はそれに食いついてくれました。そして私たちは、動物の性行動と社会行動についての最も厳密な科学的実験と、それに匹敵する、ヒトでの心理学的・遺伝学的研究とをまとめ上げる、わくわくする冒険へと出かけたのです。

私たちはこの本を、楽しく、一般の人々にとって読みやすく、しかしなお、私の仲間の科学者たちによるリトマス試験にも合格できる、科学をできる限り正確に伝えるものにしたいと思いました。私たちが自らのゴールを達成したと、私は確信しています。まさに、私たちはこの本において、「愛、性、そして魅力の科学」〔原著の副題〕についての「大統一理論」を提示しています。ブライアンと私が本書を楽しんで書いたのと同じく、皆さんがこの本を楽しんで読んでくださるよう、私は心から願っています。

まえがき

愛は大いなる謎である――この見解は、私たちの心の奥深くに染みこんでいる。もしかすると、人類最古の定説なのかもしれない。プラトンも、愛を「不合理な欲求」と呼んでいた。

コール・ポーター〔アメリカの作詞作曲家〕は、これには参ったと両手を上げ、音楽的なため息とでも呼べる言葉で問いかけた。「この、愛と呼ばれるものは何なのだろう？〔ジャズのヒット曲「What Is This Thing Called Love?」より〕」と。あの時、ポーターは私たちの心を代弁してくれているようだった。彼の名高い曲の中で、主人公はこんなふうに語る。自分は平凡な生活を送っていたけれど、満ち足りた気持ちでいた。そう、不思議なことに愛が飛びこんできて、すべてを変え、自分を笑い者にするまでは――。

突然の愛の訪れによって、私たちの行動は劇的に変わる。誰にでも、そのことに驚かされる時があるはずだ。また、性に対するヒトの欲求は無限にも思える。ヒトはセックスを強く求め、そのことをただ頭に思い浮かべるだけのために、かなりの出費をしようとする。その金が、ヒュー・ヘフナー〔『プレイボーイ』誌の発刊者〕や、ジミー チュウ〔女性靴ブランド〕や、ラスヴェガスの経済を潤すのだ。

性への欲求と、そこから導かれる愛との組み合わせは、地球上で最強の力を生むのではないだろうか。

愛のために殺人を犯す人々がいる。私たちは、子供のいる相手と結婚することがある。独身の頃には、子供と暮らすことにまるで興味がなかったのに、ある人を深く愛するようになると、その子供の世話も喜んで引き受ける。宗教や宗派を変えたり、初めて宗教に属したりすることがある。暖かいマイアミのそよ風から離れ、凍りつくようなミネソタ州の土地に移り住むこともある。今まで想像もしなかったことを、私たちは数限りなく実行する。考えるとも思っていなかったことを考え、受け入れると思いもしなかったことを受け入れる。すべては、愛の力によって。そして、もし愛が行き詰まれば、ポーターの曲に出てくる主人公のように、私たちは頭を悩ませる。何が間違っていたのだろう、俺たちはどうして、こんなにばかげたことをしてしまったんだろう、と。

さて、どうしてこのようなことが起きるのだろう？　どうして二人の赤の他人が、一緒に暮らすことが心地良いと感じるだけでなく、暮らしを共にすべきであるという結論にまで至ることができるのだろう？　どうして、ある男性が自分の妻を愛していると言いながら、別の女性ともセックスすることができるのだろう？　私たちはどうして、恋愛感情が薄れてからも、夫婦関係を保っていられるのだろう？どうして「間違った」相手と恋に落ちてしまうことがあるのだろう？　人々はどのように「好みのタイプ」をもつようになるのだろう？　愛はどのように始まるのだろう？　母親の心を子育てに向かわせるものは何だろう？　私たちがどんなジェンダーの人を恋愛対象にするのかは、何によって決まるのだろう？　ある人が女性、あるいは男性であるという時、一体それは何を意味しているのだろう？　その考えの根拠はどこにあるのだろう？　どのように形成されたのだろう？

本書の著者の一人であるラリー・ヤングは、大学院時代に、神経科学の分野で博士号取得のための研究を始めた。しかし、先ほどのような疑問に対し、ラリーは当初から真剣に答えを出そうと考えていたわけではなかった。当時、彼はテキサス大学の動物学専攻で、ある変わった種のトカゲを使って研究に取り組んでいた(そのトカゲがなぜ変わっているのかは、後ほど説明する)。ヒトの愛について、トカゲからわかることはあまりなさそうだったが、あるきっかけから、ラリーは自分の頭の中で、両者のつながりを見出すようになった。彼は、たった一種類の化学物質を与えるだけで、完全に、そして見事に、このトカゲの性行動を制御できることを発見したのである。脳内で働くたった一種類の分子が、生殖行動を根本から変化させた。ラリーにとって、それは個人的にも、科学的にも、重大な意味をもつ瞬間だった。

ラリー以前にも、一つ、あるいは二つの分子がこうした作用をもつことに気づいた人々はいた。これから見ていくように、前の世代の科学者たちが、彼の歩む道を整えておいてくれていたのだ。しかし、ラリーは彼らの業績を元に研究を行い、自分自身で発見をし、他の研究者たちと力を合わせて、社会神経科学——他者との関係の中での行動について知る学問——の知識を進歩させた。こうした研究により、これまで「大いなる謎」の下に隠され、長年にわたって多くの人々を悩ませてきたしくみ、すなわち、愛を生み出す脳機能の全体図が、ラリーの頭の中に像を結び始めたのだ。本書は、その図を説明しようという一つの試みである。

時の流れを通じて、プラトンやポーターのような語り手たちは、愛について説明しようと試みる際に、大げさな言葉や身振りで議論をごまかしてきた。そんなわけで、彼らがすでに踏み入った領域に、大胆にも飛びこんでいくことは、骨折り損のように見えるかもしれない。しかし、今や私たちは、その無謀とも思える試みのために団結している。最新の科学が、大学院時代にさかのぼるラリーの直感を証明しつつあるのだ。欲求、愛、そして人々の間の絆は、結局のところ、さほど謎めいたものではない。愛は、本当に飛びこんできたり、飛び去ってしまったりすることはない。こうした感情を取り巻く複雑な行動は、私たちの脳内にある、ほんのわずかな分子によって引き起こされる。特定の神経回路の中で働く分子こそが、私たちの人生を最も大きく変える決断に、強い影響を与えるのだ。

愛の背景について、私たちが理解していることはごくわずかに思える。そのため、愛にまつわる象徴や決まり文句には、重苦しい雰囲気がつきまとう。愛を巡る様々な行動を、私たちは結局のところ、不可知のものだと考えてしまいがちだ。しかしその一方で、私たちはこのようにも信じたがる。自分は最も根本的な本能に突き動かされてはいない。ヒトであることによって、自分たちは欲情の力とは無縁のところにいるのだ。ヒトはやはり、とても大きくて複雑な脳皮質――前頭葉――をもっているではないか……。こうした論拠にあぐらをかき、私たちは自分たちを誉め称えている。長い進化を通じて、自分たちは、「考えがなく、衝動に従って行動する」動物の親戚たちよりも上位に昇ってきたのだ、と。

スタンフォード大学の内科医・神経科学者であるジョセフ・パルヴィツィは、こうした人間優位の視点を「大脳皮質中心的な偏見」と呼んでいる。私たちは大脳皮質の発達を重視しがちだが、本当は、脳は大脳皮質だけではなく、それ以外も含めた数々の領域からできている。それらの領域は、無数の神経化学物質に対して、様々な反応を示す。一般の人々がもっている考えとは違い、脳のどの領域も、他の領域に比べて「高度」あるいは「低度」ということはない。行動は、必ずしも段階的なプロセスの一環として、トップ・ダウン式のやりかたで展開されるわけではない。むしろ、複数のことが並行して進むプロセスと呼ぶほうが合っている（だからと言って、私たちが理性のコントロールから離れて、衝動の言いなりになっているというわけではない。私たち筆者も、そのように論じるつもりはない）。

理性は確かに、私たちが行動に制限をかけるのを手助けしてくれる。しかし、私たちは、衝動の力を過小評価すべきでもない。欲求と愛の神経回路は、途方もない影響力をもつ。衝動は常に私たちの理性を凌駕し、私たちの行動を、進化による選択の波にさらす。パルヴィッツィが綴っているように、十九世紀には「ヒトは、合理性や純粋理性をもつおかげで、本能的な欲求を自ら抑制する存在であるとされ、それゆえに、動物とはまったく違っていると見なされていた。しかしながら、時代は変わった。私たちは近年、ヒトの核となる価値の生物学的基盤、例えば共感、公正さの感覚、そして文化を、他の動物の中に認め始めたのである」。

あなたはこの本の中で、動物について、そして人間についても同様に、たくさんのことを読み進めていくだろう。そう言える理由は二つある。動物たちは、私たち自身の性的な行動や、社会的な絆——人間の愛——について、多くのことを教えてくれる。動物の行動の研究に対しては、ヒトとのかかわりを否定するために「動物は人間ではない」といった陳腐な文句が使われがちだ。もちろん、その言葉は十分に正しい。動物とヒトは同じものではない。しかし、交配や繁殖の場面になると、動物たち、それも、私たちが原始的だと思うような動物たちでさえ、ヒトと同じ神経化学物質の影響を受けているのだ。こうした化学物質は、動物に対し、ヒトに対する場合とまさに同様の行動を起こさせる。動物にも、ヒトとよく似た行動があり、そこにかかわる神経化学物質や神経回路は、進化の過程を経ても保たれている。ヒトの生きている環境の中では、それらのしくみは時に、当初とは異なる目的に転用されたり、微調整されたりしていることがある。しかし、分子や回路は共通して存在し、私たちを行動へと駆り立てるのである。

あなたはもしかすると、機能的磁気共鳴画像法（ｆＭＲＩ）や、その他の技術を取り上げたテレビ番組を見たことがあるかもしれない。実験では、ヒトの脳が音楽や、数学の問題や、ナショナル・フットボール・リーグ（ＮＦＬ）の試合によって刺激され、それに反応している脳領域のあれこれが、テレビ映えする色で光って示される。こうした実験は有意義なものであるし、そのうちのいくつかについては、本書でも見ていくことになるだろう。しかし、行動が「いかにして生じているか」を読み取る目的に対しては、ｆＭＲＩや他のイメージング〔画像化・可視化〕技術は、唯一の道具というわけではないし、最良の道具ですらない。こうした画像化技術がとても広く、また熱狂的に用いられているのは、倫理的な理由からである〔ヒトの脳に手術を施したり、薬剤を投与したりする実験には、必ず問題がつきまとう〕。生きて動いているヒトの脳の中を、倫理的な方法で明らかにできる手段が、他にわずかしかないのだ。残念ながら、画像化技術による〔間接的な〕テストから得られる結果は、決定的というより、示唆的なものになってしまう。

一方、生きた動物たちの神経回路を操作できるような、新しい技術も用いられるようになりつつある。科学者たちはこの技術を利用し、行動がどのように変化するか、ある行動にはどの化学物質がかかわっているのか、そして、どのような脳内現象が起こるのかを調べようとしている。そうした動物での実験は、時には、ヒトでの画像化研究による裏づけも得ながら、恐怖や不安といった情動が発達するしくみを知る助けになってきた。こうした発見は、物事に対する恐怖症や、心的外傷後ストレス障害（ＰＴＳＤ：post-traumatic stress disorder）をもつ人たちの治療に使われる薬の開発につながっている。

私たち自身の性的な行動、恋愛にかかわる行動について知るのに、動物に頼るのは飛躍が過ぎるという人もいるだろう。セックスと愛はあまりに複雑過ぎて、謎めいた現象だ、と。そうした批判があることを、私たちは十分予想している。しかし、これから読んでもらうように、動物の中には、驚くほど人間のように活動するものがいるのだ。例えば、小さく素朴な生き物である、プレーリーハタネズミがそうだ。彼らは、一夫一婦制の絆を作る。彼らは「恋に落ちる」。彼らはパートナーを失ったことを悲嘆する。彼らはホームシックになる。彼らは化学的な合図に反応してセックスをする。彼らは「配偶者」を騙して浮気をする。オスはオスとして、メスはメスとして行動する——まさにヒトと同じく、脳の発達のしかたが、性的な行動を決めるのである。そして今や、こうした行動にかかわる遺伝子とまったく同じものが、ヒトの行動にも影響することが示されている。

もちろん、私たちは、動物だけでなく、ヒトでの調査や実験から得られた最新の発見も活用していく。本書で見ていくように、近年では、動物で研究されている神経化学物質を使うことにより、ヒトの感情を操作することもできるようになった。

この本で紹介する内容は、恋愛をはるかに超えて、私たちの社会の根本にまでかかわっていく。これはヒトのロマンティックな愛と同じぐらい、重要なことだ。社会神経科学が愛について私たちに教えてくれることは、私たちがこれからの人生をいかに生き、どのような世界の中で暮らしていくかにも関係する。自閉症、社交不安、統合失調症といったヒトの疾患は、すべて、社会的な相互作用における根本的な障害を示す。こうした疾患は、ヒトが社会的関係を結ぶ能力に影響する。母親が赤ん坊と交わす最初の視線から、客と店員の間での握手や笑顔、カップルの初めてのキスまで、社会や文化は、社会的関係というレンガを積み上げることで成り立っている。そのため、こうしたレンガを弱めるものはすべて、個人に与える影響と同様に、社会に対しても、強い作用を及ぼしうる。

私たち著者は、脳、セックス、そして愛について、ひと連なりの壮大な理論を綴ろうとしている。古代の偉大な哲学者でも、心の機微に通じた作詞家でも空振りしてしまった疑問に、私たちは答えようとしている。この宣言は、私たちの膝を少しばかり震えさせてしまう。これから読んでもらう内容の中に、賛否両論が出かねないものが含まれていることも、その一因だ。私たちが書いたことのうち、愛のしくみについての一連の仮説は、〔断定ではなく〕議論であると強調しておく。仮説は科学に基づいているが、それ自体が、科学的事実を規定するものではない。

それでもなお、私たちはこの本が、これまで説明できなかったことを説明する、力強い試みだと考えている。最終的には、批評家、そして読者が、私たちがゴールに達したのかを判断することになる。私たちは少なくとも、あなたが愛について――愛というのは、本当はまるで狂気の沙汰というわけではなく、私たちが、そう行動するように作られているのだという理由について――ずっと多くのことを理解して、本書を読み終えてくれるだろうと思っている。しかし、あなたが二月のある朝、極寒のミネソタ州で目覚めて我に返った時には……こうした知識が、ほんのささやかな慰めにしかならないであろうことを、私たちは確かに認める。

第1章　男女の脳は作られる

「人は女に生まれるのではない、女になるのだ」という有名な言葉を、シモーヌ・ド・ボーヴォワールが『第二の性』に綴ったのは、六十年と少し前のことだ。今や、彼女の警句は車のステッカーに印刷されるようになり、女性解放主義者〔フェミニスト〕にも、ファッション好きの人々にも同様に信奉されている。もちろん、ファッション愛好家たちは、ボーヴォワールの論点を完全にとらえているわけではないかもしれない。ボーヴォワールがこの言葉で示そうとしたのは、女性が、男性優位の社会から押付けられた、ジェンダー〔社会的役割としての性別〕に基づく行動をとっているということだ。一方、ファッション愛好家がこの言葉を用いる場合、彼らは、体の線を強調したラルフ・ローレンのガウンやハイヒールの靴が、人に女性らしさを授けてくれる、といったことを考えがちだ。しかし、両者の全体的な考えは共通している。男性、あるいは女性としての行動は、何らかの外的な力によって生まれる、というものだ。

ドミニカ共和国の小さな町、ラス・サリナス（Las Salinas〔「塩」の意〕）の子供たちについて言えば、ボーヴォワールは間違っていた。

医師であるルイス・ゲレーロには、元々、フランスの偉大な知識人に反論するつもりなどなかった。彼は単に、ある謎に興味をかき立てられたのだ。一九六〇年代の終わり、サント・ドミンゴ病院で働く若き医師だった彼は、ラス・サリナスの子供たちの中に見られる奇妙な成長の様子を目の当たりにし、そして頭を悩ませた。なぜ、女の子たちが男の子になっていくのだろう、と。

ドミニカ共和国に生まれ育ち、先進的な研究手法もあまり自由に使えない中では、遭遇した現象を十分に調査することはできなかった。しかし、彼は後に、内分泌医学の研修生としてアメリカに渡ることができた。ゲレーロは旅支度と一緒に、自分の好奇心もアメリカへもってきた。

研修の中には、コーネル大学医学部（現在のニューヨーク市のワイル・コーネル・メディカル・カレッジ）での仕事も含まれていた。今や、アメリカのマイアミで働く医師となったゲレーロは、関心をもってくれたコーネル大学の研究チームにラス・サリナスを訪れてもらい、何が起きているのかをその目で見てもらう手引きをした。

ドミニカ共和国の首都、サント・ドミンゴからラス・サリナスまでの百五十マイル（約二百四十キロメートル）のドライブは、手に汗握る不安なものだった。一九七〇年代初頭の当時、その道は未舗装で、ほとんど地面そのままといっていい状態にあった。「十八個のタイヤをつけた巨大トラックが、金切り声を上げながらカーブを曲がってくるんです」。ゲレーロはそう振り返る。「ひどいものでしたよ」。ラス・サリナスは貧しい町だった。家々の屋根はヤシの葉でできており、目抜き通りのドゥアルテ通りは、埃まみれの狭い小道だった。屋内に通じる配水管やガス管は存在せず、家々の中には、屋外にもトイレのない所があった。人々は近くの川で体を洗った。男たちは、町の名の由来となっている岩塩坑で働くか、そうでなければ、煮炊きをする炭を作るために木を切るか、地面の小さな区画を耕して作物を作っていた。

今日でもなお、ラス・サリナスに旅行者を惹き付けるものはあまりない。カリブ海のビーチのおかげで、ドミニカ共和国には世界の行楽客がやって来るようになった。ところが、そうしたビーチの類いは、ラス・サリナスからは一番近くても十五マイル〔約二十四キロメートル〕は離れている。町の西側の輪郭をなすのは、墓地である。その先には、古い岩塩坑がぽっかりと口を開け、この町の地形に塩辛い裂け目を作っている。ドゥアルテ通りは今では舗装され、ほとんどの家はブリキの屋根や簡素な配管を備えるようになったが、それでも、さほど多くのことが変わったわけではない。

コーネル大学の研究チームは、異変をもった二十四人の女の子たちを見つけた。調査を始めてすぐに判明したのは、その子たちが完全に女性のような外見で生まれてきたことだった。この子たちは誕生時に、女性として見える性器、すなわち、完全な陰唇とクリトリスを持ち合わせていたのである。当然のこととして、家族は子供を女の子として育てる。成長につれて、髪や服にはリボンをつけるようになる——もし、そうしたものをもっていればの話だが。この子たちは、この町では女の子がすることとされている家事をする。一方その頃、男の子たちは一緒につるんで大騒ぎし、家から離れての冒険を楽しんでいる。

そして、思春期になると、彼女たちにはペニスが生えてくるのである。この現象は長年、何世代にもわたって起きていたため、地元の人々はそのことを指す名前——「十二歳のペニス」を表す「ゲベドーセス（guevedoces）」——さえもっていたほどだった。彼らはこの取り替え子を「マチヘンブラ（machihembra：「最初は女、後に男」の意）」と呼んでいた。確かに、この女の子たちは男性になるように見えた。

性器の唇部は、睾丸を収めた陰嚢に変わる。声は低くなり、筋肉が増してくる。十九歳頃に撮られた、あるマチヘンブラの人物の写真からは、胸を張ったミドル級のボクサーのような、彫りの深い体格が見てとれる。

この若者たちは、体つきだけでなく行動も変わっていった。彼らは男性らしい態度で歩き、男性的な遊びをする村の若者に交じるようになり、ついには女の子を追い求めるようになる。彼らの多くは結婚する。中には子供をもつ者もいる。女の子としての子供時代から、男性の成年時代に移行するのは、必ずしも易しいことではない。マチヘンブラと他の男性の間には、生涯にわたって違いが存在する。マチヘンブラのペニスは平均的な男性よりもいくらか小さく、顎ひげはさほど発達しない。年を経ても、彼らの髪の生え際は後退しない。彼らはまた、社会的な恥辱にも耐えることになる。想像してみてほしい。学校に通う青年が、自分がかつて女の子だったと友達に知られれば、からかいや嘲りに悩まされることになるかもしれない。それでもなお、「十二歳のペニス」を経たマチヘンブラたちは完全に男性なのだ。さらに重要なことは、彼ら自身が、自分を男性として受け入れているという点である。

コーネル大学のチームがついにマチヘンブラの謎を解き明かした時、その成果をまとめた論文は大々的な扱いを受けた。論文は、アメリカ科学振興協会（AAAS：the American Association for the Advancement of Science）が出版する、アメリカ最大の科学雑誌『サイエンス』誌の一九七四年十二月号に掲載された。

マチヘンブラの研究が世に出るほぼ一年前、ジョン・マネーという男性が、AAASの年次集会の演台に立っていた。彼がそこにいたのは、自分の行った、後に大反響を呼ぶことになる実験を報告するためだった。

話は一九五五年にさかのぼる。マネーは、ジェンダーの面では赤ん坊はどちらにも属さない白紙の状態で生まれてくると主張していた。多くの赤ん坊は、各細胞の中に四十六本の染色体をもって生まれ、そこには、女性の場合は二本のX染色体、男性の場合は一本のX染色体と一本のY染色体が含まれている。また、赤ん坊は男の子、あるいは女の子の性器をもって生まれてくる。しかし、ボーヴォワールの言葉を繰り返すように、マネーはこう論じたのである。こうした生物学的な性別は、その子の「ジェンダーの特性（gender identity）」を決めるものではないのだ、と。マネーはボーヴォワールと同様に、社会的な性別にのっとった行動は、両親や社会、そして文化によって課せられたものであると強調した。彼の姿勢は「育ちは生まれを超える」というものだ。

様々な理由により、アメリカの新生児のおよそ千人に一人は、男女の区別が不明瞭な性器をもって生まれてくる（ただし、男女両方の生殖器を備えた、完全な両性具有として生まれることはめったにない）。例えば、女の赤ん坊が、肥大してペニスのようになったクリトリスをもっていることがある。また、男の赤ん坊のペニスがごく小さいか、あるいはまったくなく、睾丸が胴体の中に留まって、陰嚢の中に降りてきていないこともある。これらの事例への対処は、常に難しい問題だった。何もしない、という考えかたには、あまり多くの支持が得られてこなかったようだ。しかし、一九七三年までの間に、マネーの見解は広く、そして熱心に受け入れられてきていた。彼が有名なジョンズ・ホプキンス大学に基盤を置いていたことで、その見解に説得力が増したことも一因だろう。しかし、マネーは子供の両親や医師らがもつたくさんの不安を和らげてもきたのである。

性別がはっきりとしない子供の手術を担当する外科医は、長年、このような言い回しを用いてきた。「竿を作るより、穴を作るほうが簡単だ」。性染色体がXXの組み合わせ〔女性型〕で、非常に肥大したクリトリスをもつ赤ん坊や、XYの組み合わせ〔男性型〕でとても小さなペニスをもつ赤ん坊、あるいは、性器が不明確で性別の判定がしにくい赤ん坊がいるが、彼らの体にペニスを作るのはとても難しい。それよりも、小さなペニスを取り除き、人工の膣を作るほうが簡潔に済む――それが、赤ん坊の性別を外科的に定める時に、多くの医師が行ってきたことである。マネーの主張は、このことを（生涯にわたるホルモン療法を受け、社会と両親によって、女性であるという意識を厳しく植えつけられながら育つ限りにおいて）素晴らしい考えだとして肯定するものだった。マネーは医師や両親の選択に対し、彼らが求めていた、論理的な根拠を与えたのだ。彼を疑うことを選んだ人々はわずかだった。

マネーは自分の考えに対して自信があり、また、彼の理論はそうして実践されてきてもいた。しかし、いまだかつて、社会がジェンダーの特性を決めていることを証明する、決定的な検証実験は存在していなかった。そんな実験を組み立てることなどできるだろうか？　理想を言えば、検証実験では、染色体の組み合わせが完全に正常で、性器に完全に異常のない赤ん坊を用意し、その子たちの性器を反対の性別のものに変えることになる。しかし、そうした一連の実験操作は、どこをとっても倫理に反するものになるだろう。また、仮にこうした実験を行ったとしても、科学の面ではなお、成功を判断する基準になる「対照群（例えば、処置を受けた赤ん坊とまったく同じ環境に暮らし、処置を受けていない赤ん坊）」が欠けている。

この穴を埋めるように現れた家族が、ライマー一家だった。カナダ人の一卵性双生児、ブルース（Bruce）とブライアン（Brian）の兄弟は、一九六五年、完全に正常な男の子として生まれた。ブルースは幼児期にペニスの包皮を整える手術を受けたが、手術の不手際によって性器を失ってしまった。両親から相談を受けたマネーはすぐに、ブルースの悲運が、先ほど述べた理想的な対照実験になることに気づいた。ブルースとブライアンは同一の遺伝子をもち、同じ子宮で育ち、今後は同じ世帯の中で育っていくだろう。そして、ブルースが手術の事故まではまったく正常な男の子であったことから、性器の性別が不明瞭であったり、両性具有であったりする場合に生じうる、「男性性」への疑いはない。もし、ブルースが、成長して典型的な女の子のように振る舞い、かたやブライアンが典型的な男の子のように振る舞うようになれば、誰もがマネーの主張に疑問をもたなくなるだろう。すなわち、私たちが男性、あるいは女性として行動する上で最も強い影響を与えるのは、もって生まれた生物学的特性ではなく、社会なのだと。

ライマー一家はマネーの助言に従った。彼らはブルースを去勢し、薬でエストロゲン〔女性ホルモンの一種〕を補った。家族はブルースを女の子として育て、彼の名前をブレンダ（Brenda）に変えた。その結果、マネーはAAASの会合で例の驚くべき発表をすることになったのである。その内容は、後に「ジョン（John〔男性名〕）とジョーン（Joan〔女性名〕）の事例」と呼ばれるようになった。

実験は大成功だった、と、マネーはAAASの参加者に告げた。男の子であるブライアンは、まさに、普通の八歳の少年らしい振る舞いをするという。マネーはブライアンを、「切れ端やカタツムリ、子犬のしっぽでできて〔英語のわらべ歌「What Are Little Boys Made Of?：男の子は何でできている？」より〕」いて、荒っぽい遊びを楽しむと説明した。一方、すべてが「お砂糖とスパイス〔同じわらべ歌より〕」でできているブレンダは、自分の小さなドレスや人形に夢中だったという。

『タイム』誌がAAASの会合後に伝えたところによると、マネーの発表は「女性解放運動家たちによる『旧来の男性・女性的な行動の型は改められうるものだ』という重大な主張に対する強い根拠となり、……マネー……は、ほとんどすべての〔男女間の〕差異は文化的に規定されたもので、それゆえ選択可能なのだと確信している」。

フェミニストの草分けであるシャーロット・パーキンス・ギルマンは、一八九八年の論文「女性と経済（Woman and Economics）」の中で「女性的な思考というものはない。脳は性器ではない。女性の肝臓の話をしたほうがまだましである」と宣言した。今や、『タイム』誌はギルマンとボーヴォワール、両方の正しさが証明されたと示唆していた。第二次の女性解放主義者は、マネーの考えを「頭においては、男女の間に重要な生まれつきの違いはない」とすることの科学的な証拠として信奉した。

ラス・サリナスの町での調査結果は、こうした結論を疑問の中に投じるように見えた。コーネル大学のチームは、十三の異なった家族から、「十二歳のペニス」を経験した計二十四人の男性を見つけた。これらの家族は、一世帯を除いて、七世代前のアルタグラシア・カラスコという一人の女性にまで家系を辿ることができた。この共通の祖先の存在は「十二歳のペニス」現象に遺伝的な起源があることを示している。

染色体について言えば、マチヘンブラたちは正常な男性である。彼らは四十六本の染色体をもち、性染色体の組み合わせはＸＹだ。彼らは生まれた時に睾丸をもっているが、その睾丸は腹部に収まったままで、陰嚢の中に降りてきていない。陰唇に見えるのは、実は未熟な陰嚢の元である。赤ん坊がもっているクリトリスは本当のクリトリスではなく、発達の指令を待っているペニスである。その指令は、この赤ん坊たちが母親の子宮にいる時には届かない。別の言いかたをすれば、マチヘンブラは仮性の両性具有者として生まれてくるのである。彼らは女の子に見えるが、本当は男の子なのだ。

原因は、遺伝子の突然変異だった。細胞に５－α－リダクターゼ（5-alpha-reductase）と呼ばれる酵素（特定の化学反応を促進させるタンパク質）を作るよう指令を出す遺伝子に、ミスプリントが起きていたのである。そのため、細胞間の情報伝達に問題が生じていた。

細胞は、自発的に活動を始めるようにはできていない。働くためには、指令が必要だ。細胞はそうした指令を、あるネットワークを介して受け取る。そこで用いられる信号は、ホルモンなどの化学物質で、細胞の内側や表面にある受容体に結合する。例えば、テストステロン（男性ホルモンの一種）やエストロゲンなどのステロイドホルモンは、それに対応する受容体と合体して、受容体を活性化させる。活性化された受容体は、細胞内部に移動して、DNA上にある、決まった遺伝子に結合する。すると今度は、ホルモン受容体の標的となった遺伝子が、活性化（場合によっては不活性化）されるのである。

さて、遺伝子には、特定のタンパク質を作るためのレシピが書き込まれている。遺伝子の活性化が起きると、その内容は、DNAから、RNAという物質に写しとられる（昔の証券取引所にあった、株価を記録するロール紙のようなものである）。RNAに転写されたレシピは、細胞内の「タンパク質工場」であるリボソームの上に到着する〔そして、RNAが端から次々に読み取られてタンパク質が作られる〕。こうしてリボソームの中で作られたタンパク質は、その機能を発揮するため、体内の世界へと飛び出していくのである。

5-α-リダクターゼというタンパク質は、テストステロンを、ジヒドロテストステロン（DHT：dihydrotestosterone）と呼ばれるさらに強力な男性ホルモンに変える機能をもつ。また、DHTは細胞に対して、前立腺、ペニス、陰嚢を形成し始めるように指示する信号を送る。すなわち、胎児期のマチヘンブラの人々の細胞は、5-α-リダクターゼの「まずい」レシピによって、男性器を作り始めるように告げるメッセージを、まったく受け取ることができなかったということになる。

テストステロン自体は、〔5-α-リダクターゼによって変化した後の物質である〕DHTと同じ受容体に結合するが、その効率はDHTほど高くない。それが、マチヘンブラたちが胎児期に体内でテストステロンを産生しているのにもかかわらず、DHTの不足を乗り越えられるまでには至らない理由である。しかし、彼らが思春期に達し、まだ腹腔内から降りてきていない睾丸で作られた（少量は副腎からも分泌される）テストステロンのすさまじい流れが生まれると、この大量のホルモンは、ペニスや陰嚢を作ることになっている細胞の受容体を満たすのに十分な濃度になる。すると、それこの通り！　女の子が男の子になったように見えるのである。

思春期が過ぎれば、DHTはさほど重要ではないように見えるが、体毛や前立腺を作る組織のような一部の領域では、DHTへの応答性はなお保たれている。マチヘンブラたちの体内では、こうした組織の細胞は「音の消えた」信号を聞くだけになってしまう。これで、なぜ彼らの顎ひげがわずかしか成長せず、前立腺が小さく、歳をとっても髪の生え際が後退しないかが説明できる。男性の頭部の毛包は、DHTに対する応答性をもつのである。個人の遺伝的な特性によって、DHTへの反応性の高さは壮年性脱毛症にもつながりうる。

（今日、テレビで、中年の男性がトイレをもじもじと我慢していたり、魅力的な女性が男性の豊かな髪を手で撫でたりしているコマーシャルを見たら、それはマチヘンブラたちのおかげだと言える。前立腺肥大症治療薬であるアヴォダート（Avodart）や、育毛効果のあるプロペシア（Propecia）は、5-α-リダクターゼの阻害剤である。）

コーネル大学のチームは一つの謎を解き明かしたが、別の謎については答えの案を暗示したに過ぎない。もし、社会がジェンダーの特性や行動を個人に負わせるのだとするマネーの説が正しいのであれば、人生の最初の数年間を女性のように過ごし、女の子として育ち、何年もの間、女性としてのジェンダーを日々強化されてきた若きマチヘンブラたちは、自分たちの新しい「男性性」を受け入れられるのだろうか？

多少の困難には直面するものの、彼らは自らの転換について、特に衝撃を受けているようではなかった。新しいペニスに加えて何かが、彼らに自分はずっと男性だったと伝えているのである。実際、コーネル大学が当初の研究対象にしたマチヘンブラの集団のうち、思春期後も女性のジェンダーを保っていたのはたった一人だった。そして、研究を行ったゲレーロによれば、この例外の一人は、若い女性に近づきセックスをするための策略として、女性のジェンダーを選んでいたと思われるのだという。

ラス・サリナスでの研究結果をまとめた論文が『サイエンス』誌に登場してから一年後、マネーは〔ライマー家の双子の片方で、女の子として育てられている〕ブレンダの明るい未来について概略を述べた。「今や九歳のブレンダは、男性のジェンダー特性をもつ兄弟とは著しく対照的に、女性のジェンダー特性へと分化した。〔マネーが治療を指導した〕他の患者たちの中には、現在、青年期、あるいは成人期にある者もいる。彼らの様子からは、双子の一人〔ブレンダ〕が性的な感情表現や性生活において、女性的になれることが期待できる。エストロゲン治療を継続することで、彼女は正常な女性の体格をもち、性的に異性を惹き付けられる外見を得られるだろう。養子をもらうことで、彼女は母性をもつだろう」。

一九七九年、著名な性科学者であるロバート・コロドニー、ウィリアム・マスターズ、ヴァージニア・ジョンソンは、画期的な本である『性医学の教科書（*Textbook of Sexual Medicine*）』を出版した。この中で彼らは、ブレンダが女性に転換したことの重要性を強調した。「この〔遺伝的には男性の〕少女の幼少期の発達は極めて女性的であり、この子の一卵性の兄弟である少年が示す行動とは大きく異なっている。彼女の発達の正常さは、人間のジェンダー特性の可塑性や、社会的学習と条件づけが、その過程において担う相対的な重要性を、身をもって示すものであると見ることができる」。マネーの見解は、医学の教義となったのである。

しかし同年、コーネル大学のチームの一人であるジュリアン・インペラート＝マギンリーは、最初に発表した論文の内容を追跡調査し、さらに発展させた論文を、『ニュー・イングランド・ジャーナル・オブ・メディスン（*New England Journal of Medicine*）』誌に発表した。今度は、暗示どころではなかった。インペラート＝マギンリーははっきりとこう論じたのである。「男性としてのジェンダー特性の決定においては、どちらの性別として養育されたかよりも、胎児期、生後初期、そして思春期における、男性ホルモン（テストステロン）への脳の曝露の程度が、大きな影響をもつ」。

内科医のルース・ブライヤーは、アメリカのウィスコンシン大学で医学と女性学双方の教授を務め、〔ウィスコンシン州の〕マディソンに「ライシストラータ（Lysistrata）」という名の書店兼カフェを創立した高名なフェミニスト運動家でもある（店の名は、古代ギリシアの劇作家、アリストパネスの喜劇に登場するヒロイン「リュシストラテ」に由来する。このヒロインは、戦争終結のために、男性に対するセックス・ストライキを行った）。彼女は、『ニュー・イングランド・ジャーナル・オブ・メディスン』に手厳しい批判文を寄せた。ブライヤーは〔マネーが在籍していた〕ジョンズ・ホプキンス大学で、神経解剖学者としての教育を受けた経験がある。彼女はマネーの研究を引用して支持し、コーネル大学のチームの「科学的客観性と方法論」を攻撃した。

彼女の文書は「著者らが（マチヘンブラが女性から男性へ転換する現象に対する）別の理由を考慮に入れさえしなかったこと」は「実に驚くべきこと」であると述べた。この女の子たちはもちろん男の子として行動しなければならないだろう。だって、ペニスが生えてきたのだから！　ブライヤーはそう主張した。周囲の人々は皆、この子たちを男の子として扱い始めるだろう。女の子として振る舞うことは、あらゆる社会的な要求に逆らうことになる。また一方で、この共同体の女の子たちは行動を制限されている、ともブライヤーは論じた。女の子たちは男の子のように走り回ったり遊んだりできない。彼女らは家事をするのにあまりに忙しい。まっとうな人物なら誰でも、女の子でいるより、男の子でいるほうが楽しそうだと見積もるだろう。「私が心配しているのは」とブライヤーは続けた。「固定観念や、誤った論理や、限定的な解釈を体現した他の研究と同様の、この調査に人々が飛びつき……結局のところ、私たちの胎児期の脳に、男性ホルモンの存在や欠落によって不可逆的に刷りこみが行われている〔ゆえに、社会的な強制はジェンダーに影響していない〕、と高らかに宣言されてしまうことです」。

ブライヤーの文書が発表されてから二、三か月後、実は男性として生きることを強く望んでいた十四歳のブレンダは、「彼女」自身の名前を「デイヴィッド〔男性名〕」に変えた。

マネーの壮大な実験は、単にうまくいかなかっただけではなかった。大失敗であり、大惨事であった。ブレンダとして生きていた間も、幼いブルース・ライマーはドレスが大嫌いだった。兄弟のブライアンが、おもちゃの車やトラックを一緒に使うのを拒んだ時、ブルース／ブレンダは、自分専用のおもちゃを買うためにお小遣いを貯めた。彼はブライアンと戦争ごっこができるように、おもちゃの銃を自分で買った。

この事実は不都合なものだった。マネーにとってだけではない。それよりも前の一九七〇年、ジャーナリストのトム・ウルフは、自身が「ラディカル・シック」と呼ぶ現象を笑いの種にしていた。これは、裕福で社会的な地位のある人々による、左翼的な政治活動のことである。それ以後の十年間、ラディカル・シック文化は主流になっていった。その中でも最も強く守られた主義の一つが、生まれつきの違いを認識することは偏見である、とする考えかたである。

脳とジェンダーの研究の先駆者である、オランダ神経科学研究所のディック・スワーブは、人々が「作られうる社会（makeable society）」という考え〔社会は人々の手で作り上げられるもので、政府はその構造の一員であるとする思想〕に夢中になったことを振り返る。「すべてが『作られうる』ものとされて、（マネーの理論は）その概念にうまく当てはまったのです」。しかし、今やデイヴィッドとなったブレンダ・ライマーは、マネーの理論に対する厳しい非難を象徴する存在である。

マネーの誤りが暴かれるまでに、さらに十七年もかかったのは、あるいはそうした風潮が原因だったのかもしれない。彼の栄光が砕け散ったのは、一九九七年、ハワイ大学の性研究者であるミルトン・ダイヤモンドと、カナダ人の精神科医であるキース・シグムンドソン（彼はマネーの監督下でブルース／ブレンダの治療を行った）が『小児医学・青年医学論文集（*Archives of Pediatrics and Adolescent Medicine*）』誌に論文を発表した時だった。ブルース／ブレンダは名前を「デイヴィッド」に変えただけでなく、とうとう、エストロゲン治療によって発達していた乳房を取り除き、人工のペニスと睾丸を形成する手術を受けた。彼はテストステロン摂取を開始し、食肉加工場での仕事を得た。女性と結婚したデイヴィッドは、相手の女性の子供たちを育てるのを手伝った。悲しいことに、彼はその苦悩に満ちた過去を完全に断ち切ることはできなかった。二〇〇四年、デイヴィッド・ライマーはショットガンで自殺した。彼が自殺を試みたのは、これが三度目であった。

ダイヤモンドは、今日でもアメリカ、そして世界中にマネーの支持者がいると話す。一部の大学では今でも、「ジェンダーの社会的形成」といった常套句が使われるような教育課程に、マネーの視点が組み込まれている。

マチヘンブラの人々、そしてデイヴィッド・ライマーはいずれも、彼らの性器が何を語ったかにかかわらず、ずっと男性であった。それは、彼らが男性の脳をもっていたからだ。そして、社会へのあらゆる適合過程も、その男性性を変えることは決してなかったのである。

性の形成仮説

牛が双子を出産することはあまりない。しかし、もし双子を産むことがあり、しかもそれがメス同士、あるいはオス同士の二頭なら、農家にとっては思いがけない贈り物となる。一方、数百年——おそらくは数千年——にわたり、牧畜業者や酪農家は性別の異なる二卵性双生児には落胆させられてきた。というのも、そうした双子のうちのメスは、通常「フリーマーティン（freemartin）」として生まれてくるからである。フリーマーティンはほとんど必ず不妊（母乳を出すことがないため、乳牛用の品種であっても搾乳することはできない）で、その双子の兄弟は通常、まったくの正常である。この言葉の正確な由来は、霞の中に失われてしまったが、一六〇〇年代にはすでに、オスの双子と共に生まれてくるメス牛を指す語として用いられていた。

一九一六年と一九一七年に、シカゴ大学のフランク・リリーは、フリーマーティンの体内で起きている現象を探り始めた。彼は、フリーマーティンが、男性と女性の生殖腺の混ぜ合わせである、卵精巣（ovotestis）をもっている場合が多いことを発見した。そう、フリーマーティンは両性具有なのである。

この現象は、二つの異なる卵が別々の精子と受精して二卵性双生児となり、かつ、雌雄の受精卵〔の血管〕が合流して、同じ血液を受け取るようになった結果の産物である。リリーは、メスの胎児のホルモン産生機構が動き出す前に、オスの胎児が、オス特有のホルモンを生み出し始めることに気づいた（当時、まだ男性ホルモンを指す名前はなかった。テストステロンが同定されたのは、後の一九三五年である）。この双子は同じ血液を共有しているため、メスの胎児は男性ホルモンへの曝露を受ける。メスの胎児が、オス化するのである。

リリーが行ったような研究により、ホルモンが胎内での〔身体の〕発達において重要な機能を担うという考えかたが広まった。しかし、出生前のホルモンが行動にどう影響しうるか、科学的な理解が始まったのは、〔それから約四十年後の〕一九五九年以降のことだった。これは、マネーがジェンダーに関する理論を普及させてから、五年近くが経った後のことである。

きっかけとなった論文の題名は、「メスのモルモットにおいて、出生前に投与されたプロピオン酸テストステロンが交配行動を仲介する組織に与える形成的作用」というものだった。眠気を誘うような控えめな表現だ。しかし、こうした題名は、革新的な科学論文にはよくあるもので、実際、この論文はその後「〔性の〕形成仮説（organizational hypothesis）」として知られる理論の基盤となった。本書の著者の一人であるラリー・ヤングや、他の研究者らは、この仮説によって説明される現象が、脳の特定の回路構造――その回路は、私たちの愛にかかわる、すべての基本的な行動に強い影響をもつ――を構築するものだと考えている。

この論文に書かれた実験の概要は、極めて単純である。カンザス大学のチャールズ・H・フェニックスらは、妊娠中のモルモットにテストステロンを注射し、その子供に何が起こるかを観察した。子供たちが生まれた時、より高い濃度のテストステロンを投与された個体の娘たちは、人間の医師が言うところの外性器異常をもっていた。フェニックスは、女性ホルモン注射の処理を行うことでそのメスたちを発情期に入らせ、それから、オスが交尾を求めてくる行動――メスの後半身を撫でる――を模した刺激を与えた。フェニックスはこの模倣刺激を「くすぐり」と呼んだ。

もし発情期に入っていれば、メスは、水着のモデルが写真撮影をしているような動きを盛んに行う。背中をそらし、お尻を突き出し、相手を受け入れる状態にあるという信号を示す。この行動は「前彎(ぜんわん)姿勢(ロードシス)」と呼ばれている。異性を求めているオスは、前彎姿勢を見るとその相手にまたがり、交尾を試みる。

フェニックスが、テストステロン投与を受けた母親から生まれたメスを「くすぐる」と、彼女らはまったくと言っていいほど前彎姿勢をとらなかった。彼女らは一方で、またがる行動(マウンティング)はたくさん行った。オスがメスに対して行うのと同じくらい頻繁に。テストステロンは、このメスたちの体を変えただけではなく、行動をも変えたのである。このことは、テストステロンがメスの脳を変えたことを意味する。

フェニックスは、正常な成体のメスにもテストステロンを与えてみたが、同じ効果はなかった。胎児が発達する胎内で起こった何らかの現象が、脳を、メスのジェンダーに特有の様式に作り上げたのである。また、妊娠したモルモットにテストステロンを投与した時期も重要だった。フェニックスは、胎児に作用を与えられる期間は限られていることを見出した。その期間のうちにホルモンを投与すれば、胎児期の神経回路がオス型に固定され、後に神経化学物質で回路が活性化された時に、典型的なオス型の行動を生じさせることができる。

性の形成仮説は、強化と補足の年月を経て、驚くほどよく維持されてきた。仮説では、胎児の発達過程において、ジェンダーの初期値が「女性」に設定されていると考えられている。ヒトの妊娠八週目頃には、睾丸の細胞がコレステロールからテストステロンを作り始める。染色体が四十六本〔正常な数〕で、性染色体がXYの組み合わせ〔男性型〕になっている典型的な胎児の場合には、精巣が形成され始め、より多くのテストステロンが作られるようになる。後には、やはりテストステロンを（こちらは少量）合成する副腎からの助けも受ける。このテストステロンと、そこから合成される、DHTなど他の男性ホルモンが、準備されていた素材から性器を作るための引き金となる。

テストステロンはまた、通常、DHTなどの他のホルモンに形を変えることで（「女性ホルモンの」エストロゲンへと変化することもある）、脳内で男性に特有の神経回路を完成させ、脳の化学的性質を変化させる。この変化は、その後に及ぶ恒久的なものである。人生のもう少し後の段階、男性ホルモンが〔多く〕分泌された時に、ホルモンはこの神経回路を活性化させ、男性的な行動を生じさせるのである。

一九七八年、カリフォルニア大学ロサンゼルス校（UCLA）の博士研究員（ポスドク）、ラリー・クリステンセンは、電子顕微鏡をもっとうまく使う方法を学びたいと思い、実習の時間をとることにした。顕微鏡の実習にはもちろん、何か見るものが必要だった。彼は当時、ロジャー・ゴルスキー（この研究者は、研究人生のほとんどをホルモン、ジェンダー、そしてラットの視床下部(ししょうかぶ)の研究に捧げてきた）の元で実験を行っていた。そのため、彼の周りにはラットの脳、とりわけ、視床下部の観察用切片が豊富にあった。視床下部は脳の最も底の部分にある領域で、性、子供の養育、摂食、攻撃といった行動の調節において、脳の中でも中心的な役割を担っている。視床下部はまた、脳下垂体や生殖腺からのホルモン分泌

図1　脳の視床下部を示した図。左側が頭の前方〔右側が後方〕

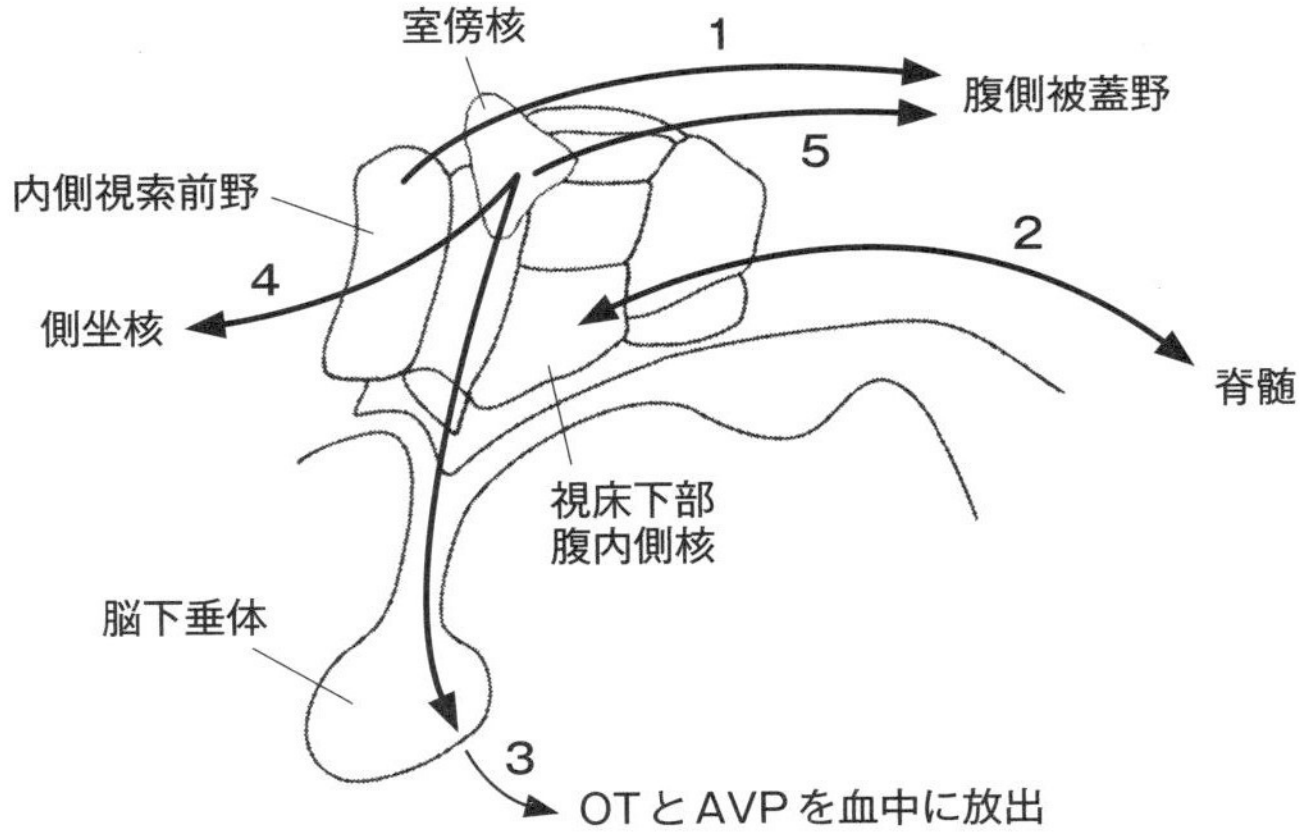

①内側視索前野（MPOA）が腹側被蓋野（VTA）を刺激し、報酬中枢〔行動に対する快感を生み出す場所〕内にドーパミンを放出させる。
②求愛中のオスから受ける感覚刺激が、前彎姿勢を引き起こす脳領域である、視床下部腹内側核（VMH）の活性を調節する。
③室傍核（PVN）で合成されるオキシトシン（OT）とヴァソプレッシン（AVP）が、脳下垂体（Pituitary）を通じて血中に放出される。
④オキシトシンとヴァソプレッシンは、側坐核（NAcc：nucleus accumbens）を含む報酬系回路にも放出され、「絆」の促進にかかわる。
⑤室傍核内でオキシトシンを産生する神経細胞は、腹側被蓋野との接続を介して、ドーパミンの放出も調節する。

を指示する、脳の「配電盤」のような存在でもある。

　クリステンセンは視床下部の組織をスライドガラスに載せ、顕微鏡の電源を入れ、観察を始めた。彼はすぐに、内側視索前野（MPOA：medial preoptic area）と呼ばれる領域に、驚くべきものを目にした。そこは、視床下部の真正面に当たり、左の目から右脳へ、右の目から左脳へと、視神経が十字型に交叉している領域の下にあった（図1を参照のこと）。

　クリステンセンは、内側視索前野のある一部分が、メスよりもオスで大きく見えることを発見した。彼はそのことを伝えるためにゴルスキーの元へと駆けこんだが、ゴルスキーは信じてくれなかった。

「彼は、その領域に性差があると言ってきました。ですから、私は『おいおい、よしたまえ』と言ったんです」。ゴルスキーはそう振り返る。「私は、そこにはどんな性差もないと確信していました。数千とは言わないにしても、数百もの脳を見てきて、違いを見つけたことはまったくなかったんですから」。懐疑的なゴルスキーは、クリステンセンに証拠をもって来るように言った。「それでまあ、私たちの所には、この二つの映写機がありましてね。彼は、観察していた脳組織を壁に映したんです。すると、彼の言っていた違いが、ぱっとひと目でわかりました」。ゴルスキーはそう私たちに話した。

違いはあまりにも明らかで、一度どこを見るかを知ってしまえば、顕微鏡像を拡大するまでもなかった。ゴルスキーと彼のチームの研究員たちは、この領域に「性的二型核（ＳＤＮ：sexually dimorphic nucleus）」という名称をつけた。世界中の研究室で、ネズミを使った研究が行われてきた数十年の間、この違いに気づいた者は誰もいなかった。しかし、その時明らかになったように、オスの性的二型核は、メスのものより約五倍も大きかったのである。

一連の実験から、ゴルスキーは性的二型核の大きさの違いが、胎児期の性ホルモンへの曝露によるものだと証明した。まさに、性の形成仮説によって予測されていた通りである。ゴルスキーは、妊娠しているラットにテストステロンを一回投与することで、脳の性的二型核がオスの大きさになっているメスの仔ネズミを作り出した。一九八五年には、オランダ神経科学研究所のディック・スワーブが、ヒトの視床下部にも性的二型核を発見したことを発表した。ヒトの性的二型核は、大きさにして二・五倍、神経細胞数においては約二倍、男性のほうが女性よりも大きかった。

ゴルスキーがラットに対して行ったような実験操作は、霊長類にも作用する。「くすぐり」実験を行ったフェニックスの教え子の一人、ロバート・ゴーイは、アカゲザル（rhesus monkey）を用いてフェニックスと同様の実験を行い、似たような結果を得た。妊娠中のアカゲザルにテストステロンを投与すると、モルモットの実験と同様の生理学的・行動的変化が子供に起こる。たとえメス型の染色体をもっていようと、仔ザルはオスのように振る舞う〔そして、性器の外見はオス化した〕のである。

ゴーイは「育ち」の問題をきちんと考慮していた。これらのメスがオスのように行動するのは、群れにいる他の個体が、ペニスのようなものをもった若い個体を見て、〔自然に生きるサルとしては当然のこととして〕その個体をオスと思い、そのように扱い始めるためではないか？　それゆえ、メスの個体はオスとして行動すべきだと促されるのではないか？　ゴーイはそう自問した。もしそうであれば、この実験結果は、性の「台本」が存在することを支持する強い論拠となるかもしれない。ジェンダーの区分への順応を促進するために、文化的に作られた台本である。

ゴーイはこの問いに答えるため、テストステロンを与える時期を変えて実験を行った。一つの実験群では、アカゲザルの妊娠初期にテストステロンを投与し、もう一群では後期に投与した。初期にテストステロン投与を受けた母ザルが産んだメスは、最初の実験と同様に、オス化した性器をもっていた。しかし、体がオス化していたにもかかわらず、このメスの仔ザルたちは正常な姉妹と同じように遊び、メスの役割を受け入れた。一方、妊娠後期にテストステロン投与を受けた母ザルの子は、メスにしかない器官をすべて備え、まさにメスらしい外見をしていた。テストステロン投与が、体の発達に影響を与える時期を明らかに過ぎていたのである。しかし驚くべきことに、これらのメスは、より荒っぽく、攻撃的に、若いオスのような遊びかたをした。体はメスのように見えていたため、これらの個体のオス的な行動は、サルの社会的圧力によるものではありえない。男性ホルモンによって影響を受ける発達段階が、はっきりと二つ存在していたのである。一つ目の期間は妊娠初期に始まり、性器の形成を調節する。二つ目の期間は後期に始まり、脳をジェンダーに応じて形成する（オスにおいては、脳を男性化し、脱女性化する）。テストステロンの急上昇が起こらなければ、脳は、初期値である女性の状態に留まることになる。

ラリー・ヤングの同僚であるキム・ウォーレンは、ゴーイの元で学んだ研究者であり、現在はエモリー大学に所属している。彼は先述のアカゲザルの研究を継続し、最も大きな発見を得た実験のうちのいくつかを成し遂げている。ウォーレンと彼の教え子、そして共同研究者たちは、自然的な状況――大きな社会集団、人間の手が加わっていない家族――の中で生きているサルを使ってきた。つまり、彼らが研究に用いる個体は、アカゲザルが通常経験するすべての社会適合過程にさらされているのである。

二〇〇八年、ウォーレンとジャニス・ハセットが「生まれ」と「育ち」の影響を確かめるのに使ったのは、一見すると単純な道具だった。おもちゃである。

［これまでに、ヒトでの］実験に次ぐ実験で示されてきたのは、典型的な男の子、あるいは典型的な女の子を一人、様々なおもちゃ（私たちが普通、男の子用だと思うものと、女の子用だと思うものを混ぜてある）を置いた部屋に入れると、男の子は乗用車やトラックのような「男の子」のおもちゃで遊び、女の子は人形のような「女の子」のおもちゃで遊ぶということである。こうした結果はあまり衝撃的には感じられないかもしれないが、一部の人々は長年、この結果は、行動が文化によって（例えば、男の子はブルドーザーを、女の子はバービー人形を好むように）組み上げられていることの証明だと主張してきた。彼らが行き着いた先の議論は、このようなものになった。私たちがまだ二足歩行を獲得していく過程にあった、百万年前の時代には、キャタピラー・トラクターは（そして、キャタピラー・トラクターのおも

ちゃも）存在しなかった。したがって、重機を模したおもちゃへの好みが、遺伝的に植えつけられているることはありえないだろう。私たちはそれよりも、企業による販売企画や、広告や、社会的な期待の下で、子供たちをジェンダーの区分の中に押しこんでしまう。本当は、ジェンダーの役割に関する先入観から自由にさせておくべき場面であるにもかかわらず。

親たちの中には、このことをあえて念頭に置いた子育てをする人々もいる。こうした親たちは「ジェンダーに中立」なおもちゃだけを購入したり、「女の子」のおもちゃを男の子に、「男の子」のおもちゃを女の子に買い与えたりするのである。

文化的なことを言えば、サルはおもちゃへの特別な先入観は何ももっていない。ところが、ハセットとウォーレンがサルたちにおもちゃを見せた時、七十三パーセントのオスは車のおもちゃ（詳しく言えば、ワゴン車、トラック、乗用車、工事の作業車、ショッピングカート、ダンプカー）を選び、一方、布のおもちゃ（クマのプーさんや、ラガディ・アン、コアラの指人形、アルマジロ、テディベア、スクービー・ドゥー、ウミガメ）を選んだのは、九パーセントのオスだけだった。メスの場合、社会的に上位にいるメスは、人形に対する顕著な好みを示した。また、下位にいるメスの三分の一も、やはり人形を好んだ（メスの好みはオスよりもいくらか柔軟なのかもしれない。というのも、下位のメスの三分の一は車のおもちゃを好み、残りの三分の一は人形と車、どちらを特に選ぶようでもなかったからだ）。

サルの世界には、男の子に「スター・ウォーズ：クローン大戦」に出てくるライトセーバーを押し付けるような、土曜日の朝のアニメ番組はない。女の子向けの「本物の赤ちゃんそっくりに食べて、ウンチをする」ハズブロ社の「生きている赤ちゃん」人形を取り上げたテレビ・コマーシャルもない。群れにいる他の若いオスたちは、おサルのジェイク君が人形をもってきて遊び出しても、彼を女々しい奴だとは言わないし、サルの親たちは、子供がどんなおもちゃで遊んでいるかにあまり気を配らない。［それにもかかわらず、オスは「男の子」のおもちゃを選ぶ傾向にあったのである。］

ウォーレンとハセットによる研究結果は、社会への適合過程がおもちゃの好みを規定しているわけではないことを明確に示していた。おもちゃの好みは、私たちの脳の中に配線されているのである。実は、生まれたまさにその日から、女の赤ん坊は人間の顔を好んで見る一方、男の赤ん坊は機械的な物体を好む傾向がある。二〇一〇年、人々がクリスマス用の人形を競って購入する時期の真っ只中に、ハーヴァード大学のある研究チームがある研究の成果を発表した。彼らは、ウガンダにいる野生のチンパンジー集団を研究し、若いメスのチンパンジーが、ヒトの女の子が人形を扱うようなやりかたで、木の棒を扱っていることを発見したのだという。若いメスは木の棒を拾い上げて抱きかかえ、巣にもっていき、母チンパンジーが赤ん坊と遊んでやるように、運んできた棒と遊ぶ。若いオスは行わない行動であった。

サルはもちろん、ヒトではない。モルモットもまたそうである。自然の世界では、動物たちはテストステロンの注射を受けることはない。しかし、自然そのものもまた、動物や人間に対する実験を行っている。性の形成仮説によれば、私たちの脳には、ホルモンの影響により、ジェンダーによって異なる行動が組み立てられる。この仮説を支持する強力な証拠が、自然の実験によって生み出されてきた。

例えば、アフリカのブチハイエナは、メスが集団の上位に立ち、オスがそれに従属するという、珍しい社会性動物である。メスのハイエナはオスよりも攻撃的で、中でも、最上位に立つメスは、他のメスたちよりも攻撃性が高い。メスは、威嚇によって他の個体を統率する。社会的に上位のメスは、より多くの食料に、何度もありつけるだけではない。彼女らは繁殖の権利を行使し、より多くの子孫を残す。端的に言えば、彼女らはオスのライオンやゴリラのように行動するのである。

メスのブチハイエナは、別の面でも変わり者である。彼女らはペニスをもつのである――正確には、それはペニスのように見える別のもの、信じられないほど大きなクリトリスなのだが。そのクリトリスはあまりにも大きいため、訓練を受けていない人々のほとんどは、メスの中にいるオスを見分けることができない。また、ブチハイエナのメスは実際に機能する膣をもたず、ペニスのようなクリトリスを通じて子供を出産する。こうした出産のしかたは、赤ん坊にとっては非常に良くないものである。その過程は長く、苦痛に満ちており、外界に出て来るまでの間に窒息してしまう可能性もあるからだ。ブチハイエナのメスが群れの中で優位に立ち、オスのような性器をもつのは、彼女らが、胎児期に多量の男性ホルモンにさらされるためである。最上位のメスは、最大量の男性ホルモンを胎児期に取り込んでいる。こうしたメスが最も多くの子を残すことから、進化の中で、より男性的なメスが選択され続けてきた。

自然がヒトに対して行っている実験も、同様に劇的なものと言えるだろう。男の赤ん坊のうち、およそ二万四百人に一人は、男性ホルモン非感受性症候群（androgen insensitivity syndrome）という疾患をもって生まれてくる。簡単に言えば、この子たちは、正常に働く男性ホルモン受容体をもっていないのである。彼らは、体内でＤＨＴのような男性ホルモンを作ることはできても、細胞に、その指令を受け取るための受容体がない。完全な男性ホルモン非感受性症候群の人々であれば、たとえ染色体が〔正常な数である〕四十六本で、性染色体の組み合わせが〔男性型の〕ＸＹ型であっても、女性のような外見で生まれ、睾丸は腹部に収まって降りてこない。この症状は、ラス・サリナスの町のマチヘンブラと似ているようだが、違う点がある。完全な男性ホルモン非感受性症候群の男の子は、幼い時には女性的な行動を示し、女の子のおもちゃや遊びを好む。〔ここまでは、マチヘンブラと似ているが、〕成長後には、〔典型的な女の子と同様、〕男性に惹き付けられるようになる。脳に関して言えば、彼らは女性なのである。

〈フェミニストの文筆家、ジャーメイン・グリアは、男性ホルモン非感受性症候群の人々〈四十六本の染色体をもち、性染色体はXY型〉を、女性のふりをしている男性であると論じていた。彼女の主張は誤りである。〉

世界で生まれる赤ん坊の一万五千人に一人は、先天性副腎過形成症（CAH：congenital adrenal hyperplasia）という疾患をもっている〈その罹患率は、国によって顕著に異なる。日本での割合は二万一千人に一人だが、アラスカのユーピク族の間では三百人に一人である〉。先天性副腎過形成症の種類や程度は様々だが、通常、この疾患はある酵素の欠損〈副腎において、男性ホルモンを産生する機構を、「スイッチ・オン」の状態に固定してしまう〉によって起きる。その結果、発達途中の胎児は、テストステロンやアンドロステンジオン〈マーク・マグワイアなど、一九九〇年代の野球選手が〈筋肉増強などのために〉使用していた〉といった男性ホルモンを過度に取り込むことになる。先天性副腎過形成症の男の子は、低身長や不妊の傾向といった、身体的な影響を受ける。しかし彼らの行動は、典型的な男の子のものである。

女の子〈四十六本の染色体をもち、性染色体はXX型〉に対する先天性副腎過形成症の影響は、よりはっきりしたものとなる。性器は男女の区別がつきにくく、クリトリスが肥大し、陰嚢のような構造が現れる。ニキビができたり、体毛が多かったり、男性的な薄毛になったりすることがある。不妊になることもありうる。その症状がより強い女性は、成長後の自己申告で、正常な女性よりも同性愛である割合が高くなる。また、自身は女性的であり、男性を好むと自覚しているような、症状の弱い女の子であっても、その遊びかたは典型的な男の子のものに近くなる傾向がある。

ラス・サリナスの町に生まれた子供たちの例のように、胎児期の発達において、ホルモンに依存して起きる問題については、かつて当事者たちが疑いの目で見られ、不名誉を受けることがあった。一九一八年に、メリーランド州フレデリックのC・S・ブルックス医師がアメリカ国立医学協会に向けて行った講演は、当事者たちが直面していた偏見をはっきり証明するものとなっている。ブルックス医師が話をしていた、まさにその時、フランク・リリーは牛の双子についての謎を解き明かしつつあった。しかし、そこから得られる示唆をブルックス医師が理解するには遅過ぎた。ブルックス医師は、自身の講演を「性的衝動におけるいくつかの倒錯」と題していた。

性的変質者は、身体的に、あるいは精神的に欠陥をもつ人物です。私は、身体的に欠陥をもつ症例をこれまでに三例観察しました。その一例である男性患者は、性器が非常に小さく、また、尿道の出口が、陰嚢よりも後方寄り、肛門の開口部から半インチ〔約一・二七センチメートル〕ほどの場所に開いていていました。別の症例では、尿道口が恥骨の結合部のすぐ上に開いていていました。三例目の女性患者は、未熟な膣をもち、陰核は人差し指の大きさにまで伸びていました。これら三例は、性的倒錯者であります。彼らの異常性は、外科的な介入によって治療されるべきものでした。それによって、彼らは人間社会における正常な位置に復帰させられることが可能だったのです。

これらの人々は、むろん、変質者ではない。これらの三例すべてにおいて――また、私たち全員においても――胎児期における、ある別々の時期に、たった一つの分子、あるホルモンが、加わったり抑制されたりすることによって、性器が影響を受けただけではなく、その後の人生にわたる、最も重要な行動のいくつかが規定されてきたのである。

回路が変われば行動も変わる

異性愛者のジェンダー特性や、その行動の根本の部分は、性の形成仮説の原理によって説明できる。一方、同性愛者やトランスジェンダー（体の性別とは異なるジェンダーを自覚する人）については、この仮説では問題があるように見えるかもしれない。例えば、多くの同性愛者は、（男性ホルモンに過剰にさらされる）先天性副腎過形成症や、その他の疾患をまるでもっていない。それにもかかわらず、彼らは、同じジェンダーの人々とセックスをすることを選ぶ。人間の実存に関する、最も基本的な領域の一つにおいて、同性愛者は他の人々と違った行動をとるのである。また、トランスジェンダーの人々も、通常は明確な医学的疾患（男性ホルモンへの非感受性など）をもたないが、ジェンダーを変えたいという強い志向をもっている。

宗教あるいは慣習によって確立されてきた、倫理的・社会的境界を捨て、異常な生きかたを好むことを、私たちの文化がいかに背徳的に許し、後押ししさえもしてきたか——そうした堕落の悪名高い証として、同性愛やトランスジェンダーの人々を見なす人も多い。しかし、自然界においては、ジェンダーの変化は、あなたがおそらく考えているよりも広く起きている。

魚の中では、ハタ、タイ、ベラなどが、性転換を行う。彼らは通常、メスからオスへと性を変える。例えば、すべてのコガシラベラはメスとして生まれ、群れに一匹住み着いているオスが去るか、死ぬかするまでは、メスのままでいる。オスがいなくなると、途端に上位のメスたちはオスのように振る舞い始め、立場を巡って戦う。ついに一匹のメスが勝利すると、その卵巣は退縮し、精巣は発達し、脳は新たな行動を生じさせる。彼女は「彼」になるのである。

別の魚は、異性の装いをしたがる「服装倒錯者」である。マルハゼ（round goby：北アメリカの五大湖を侵略してきた外来種として知られる）のオスは、自分の巣を守る習性がある。しかし、警備の仕事をしている間は、自由に動き回っている時ほど食べ物をとることはできず、交配相手を見つけることも難しい。基本的には、メスが自分の所に現れる期待を抱いて、その場でじっと待たなくてはならないためである。ところが、こっそりやって来る「卑怯者」と呼ばれるオスは、こうした制約を利用した技を編み出していた。巣を守る「家庭的」なオスが、この種のオスの典型的な外見――大きく、黒く、頭が幅広い――をもつ一方、「卑怯者」のオスは、小さく、茶色いまだら模様で、頭の幅が狭い、メスのような姿をしている。さらに言えば、卑怯者はメスのような行動をとる。最も力のあるオスが、自分の独身の家や、そのガレージに停めたフェラーリの車を大事に守り、卵を産むために立ち寄るメスと一緒にいる――そんな時に、おとなしい卑怯者は女装して現れ、エロティックな三匹暮らしを持ち掛けるのである。男の習性として、強いオスはこの期待には抗えないと感じてしまう。だが、卑怯者は単に精巣をもっているだけではない。彼らの生殖腺は「兄弟」よりも大きく、より多くの精子を作ることができる。つまり、巣に定住しているオスが、自分が「3P」を手に入れていると思い込んでいる間に、実は卑怯者が、本物のメスが残した卵を受精させてしまっているのである。

霊長類を含む多くの哺乳類は、同性愛的な行動に身を投じている。同性間の交尾についての議論は常に、こうした動物の中に、異性間の「ストレート」なセックスよりも、オス同士の「ゲイ」のセックスを選ぶものはいるのか、という話題になってきた。実際のところ、霊長類はゲイのセックスを好む。同性の相手との間で、彼らはオーガズムを感じる。その時、彼らは射精し、喜びの声を立てる。社会的に上位にあるオスのゴリラには、ボーイフレンドがいる。オスのラングール〔オナガザルの一種〕の中には、性生活の九十五パーセントを、同性と経験する個体もいる。

サルたちが私たちに話をできないこともあり、こうした動物の中に、オス同士、あるいはメス同士のセックスを好んで、異性間のセックスを断ってしまうものがいるのかどうかはわからない。霊長類における同性間の関係の多くは、必要に迫られてのもの（囚人のように、自慰行為以外のはけ口がない、独身のオスの群れにいる個体の場合）か、社会的なコミュニケーション（示威行動や、衝突の解決手段としての場合）であるようだ。しかし、そうした性行為が存在し、とてもよく行われていることから、それが、動物の脳が生み出した自然の産物であることは明白である。

ゲイとしての好みは、それぞれの個体の中で生じうる。ミズーリ大学のフレッド・フォム・ザールが発見した「位置効果」と呼ばれる現象は、牛のフリーマーティンが生まれる過程と似たような作用をもつ。母親の子宮の中で、二匹のオスの兄弟と共に育ったメスのマウスは、オス化し、メスらしさが減り、「男っぽい」ネズミになってしまうことがある。こうしたメスは、同じジェンダー〔メス〕の個体にまたがり、オスのような行動を示し、オスを惹き付けることはあまりない。

脳は明らかに、同性愛や、両性愛、そしてトランスジェンダーの行動をとれるような、天然の素質をもっている。その可能性が発揮されるか否かは、発達過程において脳がどのように形成されるかに依存している。オレゴン健康科学大学の生物学者、チャールズ・ロッセーリは、性的嗜好について言えば、脳には一種の「脱抑制」のスイッチがあると信じている。この二重否定の言葉〔「脱抑制」〕は、文法の面では回りくどい。しかし、ロッセーリが、一部の動物の中で起こっていると考えている現象は、この言葉によって端的に説明されている。

典型的な哺乳類の脳は、同じジェンダーの個体と交尾したいと思う欲求を、抑制するように作られている。この抑制の度合いには、はっきりとした多様性がある。そうでなければ、オスのオナガザルたちが、生涯のほとんどを同性間のセックスに費やすことはないだろう。しかし、この抑制のしくみは、脳内での情報の流れを定め、同性とのセックスは、異性とのセックスに比べて望ましくないものだと、動物個体に伝えている。オス同士のセックスは、いざとなれば「あり」だが、オスとメスの間でのセックスは――良いものだ。化学物質によっても、「位置効果」によっても、あるいはヒトの先天性副腎過形成症によっても、このスイッチは操作されうる。時に、動物の個体は自然に、そして完全に「脱抑制」化され、同性への欲求を生み出す素質のスイッチが「オン」の位置に固定されることがある。

ロッセーリがこの結論に辿り着いたのは、それまでの十五年間にわたる研究の末のことだった。彼はその期間を、ヒト以外で唯一、同性間でのセックスをあえて選ぶことが知られている哺乳類の研究に費やしてきた。その動物とは、オスのヒツジである。

一年のうちほとんどの時期、メスのヒツジは、オスのヒツジに対してほとんど何もしたがらない。ところが秋になり、日が短く、夜が涼しくなってくると、メスのヒツジは発情期に入る。彼女たちの尿のにおいや、女性器は変化する。オスのヒツジにとって、それらはココ・シャネルが生み出せたであろう、どんな香水よりも魅力的なものになる。オスたちは、あなたがおそらく予想するような反応をとる――非常に興奮するのである。

オスのヒツジにとって幸運なことに、メスの体を変化させたのと同じホルモンの信号は、メスの行動を変える神経化学物質としても作用する。今やメスのヒツジは、オスによるヒツジ式の前戯――体当たりし、メスのお尻のにおいを嗅ぎ、その脚を蹴り、体をなめる――を受け入れる状態になっている。メスはその間、尾を振って、自分のセクシーな香りをオスのほうへと漂わせ、肩越しにちょくちょく恋人候補を振り返る。最後には、オスが自分にまたがっている間、メスはじっと動かなくなるだろう。こうして六か月後、農家は仔ヒツジを一頭手に入れる。

ところが、オスのヒツジの中には、こうした行為に協力しない者がいる。こうしたオスは、農業の世界では「非就労者」と呼ばれてきた（農業者はロマンチストではないのだ）。あるいは、この問題に対する一九六四年の調査で称されていたように「性的に抑圧された者（この呼びかたは、当時のフロイト主義の用語を反映している）」とも呼ばれてきた。

非協力的なオスのヒツジの問題を、ロッセーリは興味深いものと考えた。オレゴンへとやって来た彼は、フェニックスとゴーイ〔動物の胎児へのテストステロン投与実験を行った〕の同僚である、ジョン・レスコーと研究を行うことになった。「この特定の話題を研究したくて来た、とは言えませんね」と、ロッセーリは笑って振り返るのだが。それでもロッセーリは、「オスに惹かれる」と判明したヒツジを研究している、アイダホ州の研究チームとの共同研究に着手した。彼の仕事は、こうしたオスの脳の中で何が起きているかを明らかにすることだった。

すぐに思いつく一つの仮説は、「ゲイ」のオスヒツジの脳が、典型的なオスとは異なり、どういうわけか脱女性化していないというものだ。しかし、このオスたちは、メスのように振る舞うことはなかった。彼らは、男性的なオスがとるような振る舞いをする。発情期のメスのように、そこに立って待つことも、においの物質を尾で扇ぐことも、背後に流し目を送ることもしない。彼らは、メスを誘うどんなオスとも変わらないようなやりかたで、においを嗅ぎ、蹴り、なめ、声を上げる。これらすべてを、「メスではなく、」オスに対してしか行わない、というだけのことだ。さらには、オスに惹かれるヒツジが、交尾相手になりうるオスに出会った時、その体内では、通常のオスがメスに出会った時と同様のホルモン上昇が起きる。つまり、魅力的なにおいをもち、尾を振り、色気のある視線を送る発情期のメスが、ゲイのオスにとっては何の作用も起こさないだけなのである。

「彼らに女性ホルモンを与えて、メスのような行動を示すのを期待することもできませんよ」

ロッセーリは私たちにそう話す。ロッセーリが考えるに、こうしたオスの脳が、同性を好むように形成されてしまっていることが、その理由である。胎児の脳の形成過程においては、一つか二つばかりのタイミングではなく、脳内の個々の領域に対して異なる時期に影響する、たくさんのタイミングがあるのだと、ロッセーリは考えるようになった。

ゲイのヒツジの事例は、ゲイの人々について何かを教えてくれるのだろうか。それはもちろん、自然な疑問である。

ロッセーリは、この質問に対しては慎重だ。

「この事例は、私たちの疑問の助けになります。興味深いことです」

そして、彼はこのように付け加える。

「共通点があるわけですね。ただ、生物学は生物学です。進化的特徴には共通点がありますし、そこから私は、科学は人間についてこんなことを示しているだろう、と確信を深めるわけです。しかし突き詰めていえば、〔ヒトのことを知るためには〕そうした科学をヒトに対して行わなければならないと思います」

さて、ここで〔オランダで、脳とジェンダーの関係を調べている研究者〕ディック・スワーブの出番となる。彼の研究室を訪れてみれば、ニューヨークの惣菜店が思い浮かぶかもしれない。そこでは誰かが、肉をスライスする機械と同様の実験装置で、ヒトの脳を薄切りのハムのように加工する仕事を行っている。数センチメートルの長さ、一ミクロン〔千分の一ミリメートル〕の薄さの脳切片は、乾燥、保管のために次々とトレイに並べられ、トレイは互いに積み上げられていく。薄切りにされる前、脳のかけら――多くの場合は視床下部――は小さな瓶に収められ、その瓶は金属の引き出しに整列されていた。横に長い冷凍庫でいっぱいの部屋には、さらに多くの人体組織が保管されている。何十もの引き出し、何百もの標本、何千、何万もの切片。これらはすべて、オランダという国が、脳を科学のために提供しやすいよう、制度を整えてきた成果である。

オランダ脳バンク(Netherlands Brain Bank)は、ディック・スワーブによって一九八五年に設立された。脳を寄託する手続きは簡単である。自分の名前を署名し、あとは亡くなるだけだ。もし、オランダ国内で亡くなった場合には、呼び出し待機チームがすぐにやって来て(毎日いつでも、お待たせしません!)、臨終から数時間以内に、あなたの頭蓋骨から脳を取り出していく。二〇一一年の春には、オランダ脳バンクは約二千五百の脳標本を保有し、同様の研究資源保管機関の中でも(「最大」ではないにしても)最大級のものとなった。スワーブがこれらの収集標本をまとめるには数十年がかかったが、これまで二十年にわたり、オランダ脳バンクは、世界中の研究者たちの発見を数多く後押ししてきた。

スワーブ自身、これらの脳を頻繁に活用している。彼は現在、アムステルダム市の中心部から路面電車で二十分ほどの場所にある、アムステルダム大学医学部の近代的なコンクリートのキャンパスで働いている。その一方で、彼は二十七年にわたり、オランダ脳研究機構(現在は、オランダ神経科学研究所〈Netherlands Institute for Neuroscience〉と呼ばれている)を指揮してきた。彼の科学的発見の大部分は、うつ病や統合失調症などの、精神疾患の原因を解き明かすことを目指して得られてきた結果である。

スワーブには、冷たく乾いたユーモアの精神がある。生計を立てている研究の他に、スワーブは彼の呼ぶところの「趣味」をもっているのだという。実のところ、それは趣味などではなく、彼自身はその副業に真剣に取り組んでいる。彼がそれを「趣味」と称する時、本当は「セックスの話題が関与するため、ほとんど誰も資金を提供しようとはしないが、私が四半世紀にわたって取り組んできた極めて重要な科学」との意味を込めているのである。

資金面での支援は限られているものの、スワーブは、自らの脳を手放した数千の人々に支えられてきた。あなたが想像するように、自分の脳が薄切りのハムになることを想像して喜ぶ人は多くないだろう。しかし、スワーブが同性愛とトランスジェンダーに特に関心をもっているという話が広まってから、彼の所には多くの提供者が集まった。八十四歳の時に肺ガンで亡くなったあるアメリカ人は、生涯にわたり、自分が男性ではなく、女性であるという感覚に苦しみ続けた。彼は男性としての人生に適合しようと、あらゆる努力を重ねてきた。彼は結婚し、子供を得た。彼はその人生を通じて、自分だけの詳細な日記をつけ、内なる女性がもつ、感覚や思考を記録していた。最終的に、彼は秘密を告白した。彼の娘は本人の許可を得て、彼の死後に脳を取り出してもらい、スワーブの所に送った。なぜ彼がこのような悩み多き存在として生きたのか、死後に解明してもらうための尽力だった。

スワーブの資金難が示唆するように、ジェンダーと性的嗜好にかかわる神経科学研究は、人々から広く関心をもたれるような分野ではない。しかし、過去を振り返れば、スワーブはそれを追究するよう運命づけられていたと言える。彼の父であるレオ・スワーブは、アムステルダムの婦人科医であった（ナチスがオランダを占領した時、レオはようやく教育を受け終えたばかりだった。若いユダヤの知識人として、彼は必ずや国外追放の対象とされただろう——親戚たちは、アウシュヴィッツ強制収容所で殺されていた。そのため、レオは第二次世界大戦のほとんどを、身を隠しながら過ごしていた)。

自分の父親や、その父親のように、スワーブは医学部に進学した。彼はそこで、家族ぐるみの付き合いがあった旧友の講義に惹き付けられた。その旧友は、コーエン・ファン・エムデ・ボアスという名の、先駆的な精神科医であった。

フェニックスとゴーイによる〔胎児期にテストステロンを投与する〕実験が論文として公表された時、ボアスはその意義を理解した。彼は講義の中で、この研究が、胎児期の発達過程において、性ホルモンが脳の形成に強い影響を与えていることを証明している、と指摘した。ボアスはまた、このようなことを問いかけた。ホルモンによる作用の一部が、同性愛の原因になることはありうるだろうか?

こうした疑問が、スワーブを、彼の言うところの「趣味」へと駆り立てた。一九八九年、彼は議論を巻き起こす結論を発表した。同性愛者の脳は、異性愛者の脳とは違っている——彼らが同性愛であるから脳が異なるのではない。脳が異なるから、彼らは同性愛なのである。スワーブが調べたゲイの男性の脳は、女性の脳とは違っていた。また、その脳は、異性愛者の男性のものとも、少し違っていたのである。

スワーブの考えでは、こうした脳の違いはホルモンの不足によって引き起こされるのではなく、むしろ、胎内で脳がホルモンにさらされるタイミングによる。

「〔重要なのは〕性ホルモンが脳に影響する時期なのではないでしょうか」と彼は説明する。スワーブは、このタイミングが、男性でも女性でもない違い——私たちが「いや違う。違うんだ」という言葉で言わんとするようなこと——につながるのだと言う。

スワーブはまた、トランスジェンダーの脳〔の特徴〕も見出している。何年もの探索の末、彼の研究室は、分界条床核（ＢＮＳＴ：bed nucleus of the stria terminalis）という脳内の構造に違いを見つけた。この領域は、実験動物の脳においては、扁桃体〔快・不快といった情動反応などにかかわる領域〕や、視床下部の内側視索前野〔性的二型核が見つかった領域〕と、神経回路を共有している。分界条床核はまた、ホルモンの受容体もたっぷり有している。ラットや、ヒツジや、ヒトの性的二型核のように、この領域は男女の間で異なっており、男性的な性行動において重要な役割をもっている。

　スワーブの研究室では、男女の異性愛者、同性愛者、そして、男性から女性への性転換者の人々の分界条床核を調べた。すると、トランスジェンダー〔肉体は男性、精神は女性的〕の人々の分界条床核は、〔異性愛者の〕女性のものと同じ大きさだった。この事実は、トランスジェンダーの人々が睾丸を除去しているかどうかにかかわらず当てはまった。こうした発見は、ヨーロッパ人権裁判所が、脳のジェンダーに基づき、性転換者に出生証明書やパスポートの変更を許可する際に利用されている。

　他の研究者らも、トランスジェンダーの人々において異なる、脳内の構造や回路をいくつも見つけている。例えば、二〇〇八年には、スワーブの研究室で、前視床下部間質核（ＩＮＡＨ：interstitial nucleus of the anterior hypothalamus）と呼ばれる構造にも違いが発見された。この領域を、ヒトの性的二型核と同じ構造であると信じる研究者もいる。この前視床下部間質核も、男性から女性への性転換者では、女性と同じ大きさであった。

　ロッセーリは、ヒツジの前視床下部間質核を人間のものと比較しようと試みてきた。ロッセーリはここでも、いかなる直接の比較に対しても慎重である。その代わり、彼は「私たちにできるのは、せいぜいここで手を振って、これは同じ一般的な脳領域に属するのだと言うことぐらいです」と言い、ヒツジの前視床下部間質核とヒトのそれとが、基本的には同じもので、いくつかの機能を共有しているというのは「私の作業仮説です」と述べている。

ほとんどの場合、スワーブが研究対象としてきたトランスジェンダーの人々は、ゲイではなかった。つまり、男性から女性への性転換者の場合、その人々は男性を恋愛対象としていたということだ。しかしながら、男性から女性への性転換者の脳は、完全に女性的というわけでもなかった。機能面での研究では、性転換者が、男女のフェロモンであるとされる物質にさらされた場合、彼らの脳〔の反応〕は、異性愛者の男性と異性愛者の女性の中間領域にあるように見えたという。

トランスジェンダーの人々の特性を作り出す、詳細なしくみを知る人はいない。また、関連する要因はただ一つなのか、それとも複数の要因が関与しているのかもわからない。しかし、原因が何であれ、その作用は幅広い。スワーブの研究室や、他のチームによるその後の研究から示されているように、違いのある脳構造は一つではない。脳の情報網全体にわたって、違いが存在するのである。

行動を形成する同様のしくみは、典型的な異性愛者にも作用する。二〇一〇年、ケンブリッジ大学で発達精神病理学の教授を務める、サイモン・バロン＝コーエン（彼は、サシャ・バロン＝コーエン〔イギリスの俳優〕の従兄弟でもある）は、子宮内でより多くのテストステロンに曝露された男の子は、少量のテストステロンにしかさらされなかった男の子よりも攻撃的に遊ぶことを発見した。この男の子たちは、先天性副腎過形成症のような医学的疾患はもっていなかったし、ゲイではなかった。彼らは、通常のテストステロンへの曝露量の範囲内、そして、正常な行動の範囲内に十分収まっている、ごく普通の男の子である。しかし、それでもなお、違いは存在したのである。

脳がジェンダーを生み出すしくみについて、私たちにはまだ学ぶべきことが多い、とスワーブは認める。しかし彼は「ジェンダーの特性と性的嗜好はどちらも、性ホルモンと発達する脳の相互作用によって決定される」という考えに対して、ほとんど疑いをもっていない。ゴーイが示したように、私たちの性器形成の引き金となるホルモンの刺激は、妊娠の初期に起こる。私たちの脳を形成するホルモンの作用は、妊娠の後期に起こる。これら二つの出来事は関連しないこともありうるため、トランスジェンダーの人々が生まれるのである。

詳細はともあれ、スワーブは、ペニスが男性を作るのではなく、膣が女性を作るのではない、ということを強く主張する。

「性器を見たところで、脳がどちらを向いたのか結論づけることはできません」

想像できるように、すべての人々がスワーブやロッセーリのような考えかたを歓迎するわけではない。しかし、私たちとは私たちの脳のことである、という考えを受け入れるならば、染色体が四十六本、性染色体の組み合わせがXYで、男性ホルモンへの感受性を完全にもたない人物は、女性である。もし、ペニスがあり、顎ひげがあり、筋肉隆々の人物が、自分は女性であるはずだという強い信念をもち、女性のように行動したいと思い、男性に心惹かれるのであれば、その人物は異性愛者の女性であり、ゲイの男性ではない。ある男性が他の男性に心惹かれ、しかし男性として行動し、男性としての感覚をもつのであれば、その人物は本当に男性である——単に、彼は同性愛の脳をもつことになっただけである。性の形成仮説や、スワーブやロッセーリの研究は、性器、そして染色体さえも、ジェンダーによる行動とは無関係な場合があることを教えてくれる。異性愛者の男の子が、オーデコロンのスプレー缶を火炎放射器のように吹きつけるのは、自分がペニスをもつため、あるいは、父親が裏庭で一緒にキャッチボールをしてくれたためではない。彼らは男の子の脳をもつがゆえに、男の子のように活動するのである。

異性愛者の女の子は、異性愛者の男の子に比べ、概してジェンダーの表現に柔軟性がある（スワーブは、女性の脳は元々ある程度「両性的」であると思っている）。しかしそれでも、典型的な異性愛者の女の子は、人形遊びや、お茶会ごっこや、おしゃれをとても好む傾向がある。そして、これから私たちが見ていくように、こうした女の子は「間違った」男性を愛してしまいがちである――なぜなら、彼女の脳がそのように作られているからだ。

第2章　欲望の化学

著者である我々、ラリー・ヤングとブライアン・アレグザンダーの脳は、多くの異性愛者男性のものと同じように形成されている。そういうわけで、小さな男の子だったラリーが、シアーズ〔百貨店〕の最新カタログが届くのを必死で待ち望むように成長したと知っても、あなたはおそらく驚かないだろう。ラリーが熱心だったのは、カタログには神に誓って正真正銘の、自分の母親のものでも姉妹のものでもない、ブラジャー姿の女性の写真が載っていたためだ。六歳か七歳、八歳の頃には、ラリーはブラジャーを着けた女性にまるで興味をもてなかった。それが、十一歳か十二歳になるまでには、素敵なCカップのハーフカップブラ――というより、素敵なCカップのハーフカップブラを着けたモデルの女性――が、とても魅力的に見えるようになった。同様に、ブライアンには『スポーツ・イラストレイテッド』誌〔アメリカで人気のスポーツ雑誌〕の水着特集号の到着を楽しみに待つ日々がやってきた。かつて、ケルト人のドルイド僧は冬至や夏至の日を強く待ち望んでいたはずだが、ブライアンの熱望はそれに劣らず熱心なものだった。

こんな秘密を暴露したところで、誰が驚くこともないだろう。実際、これらはまったく、飽き飽きするほど平均的な話だ。私たちと同じように作られた脳をもつ、何十億人もの少年たちが、性的欲求を生み出す神経回路――発達過程で配線されたもの――の活性化を経験している。後の思春期の前触れとなる、ホルモンの荒れ狂う洪水だ。それが起こった時には、ビキニを着たシェリル・ティーグス〔一九七〇年代のトップモデル〕が信じられないほど役に立つ。

少年たちや成人男性の場合、こうして生じた活性化状態は、テストステロン量が低下する老年期までの間、(健康であれば)かなり一定のレベルで維持される。年老いてもなお、男性ホルモンのおかげで、男性の脳内にはセックスが残される。

少女たちや成人女性も、最初の排卵によるホルモンの嵐に先立ち、似たようなことを経験する。男の子たちとまさに同じように、思春期のホルモンによって脳が興奮状態になると、女の子たちは性的な想像をするようになる。しかし、男の子たちの場合と違うのは、女性ホルモンの量は、体が妊娠の準備をするのに合わせて劇的に上昇し、そして低下するという点である。その結果、女性がセックスについて夢想する頻度は、男性よりも少しばかり低くなる――ただ、さほど少ないというわけではない。思春期には、これらの化学物質〔性ホルモン〕は世界(あるいは、少なくとも、その中でセックスが関与する部分)の見かたを変えるばかりではない。性ホルモンは、それと関連した私たちの行動にも大きく影響するのである。

例えば、スーザンという若い女性の例を見てみよう。彼女は、自分のボーイフレンドを捨てようとしているところだ。ただし、彼女にその自覚はない。そして、捨てることなど考えたこともない。――しかし、これからたった二、三分の間に、彼女が行うのはそういうことなのである。少なくとも、会話の上では。

スーザンは二十一歳でかわいらしく、身長はおよそ五フィート五インチ〔約百六十五センチメートル〕、細身だが、痩せ過ぎではない。その金髪は肩に届く長さで、笑顔は親しみやすく、無邪気な顔つきをしている。やや胸が大きいが、グラマーと言うには程遠く、ヌードポスターのモデルのようではない。スーザンは、若い男性が「彼女はきっとOKしてくれるだろう」と信じてデートに誘うようなタイプの女の子だ。そう、彼女のボーイフレンドはまさにそのように彼女を誘い、二人はここしばらくの間、本気のカップルとして交際している。しかし、そのボーイフレンドには弱点があった。彼は今、ここにいないのだ。

スーザンは、ミネソタ大学のキャンパスにある、快適で居心地の良さそうな部屋に入ってきた。室内には、テレビ画面を乗せた机が置いてある。画面の真上の壁に取り付けられたカメラは、スーザンが今ちょうど座った椅子を注視している。研究者が、研究に協力してくれたことへの感謝をスーザンに伝える。その研究とは、男性が異性をデートに誘う時のコミュニケーションのしかたを調べるというものだ。

すでに、スーザンはこの実験の第一段階を終了している。二週間ほど前、彼女は次のような指示を聞かされていた〔そして、その指示に従って、二人の男性との会話を行った〕。

「あなたにはこれから、二人の異なる参加者と交流していただきます。彼らにはそれぞれ、双子の兄弟がいます。あなたには、この画面で個々の参加者を別々に見て、彼らそれぞれと、この壁に取り付けられた特別なカメラを通じて話していただきます。相手の人物には、反対側の部屋で、同一の設備を用意してあります。最初に、一組目の双子の一人と簡単に話していただいた後、二組目の双子の一人と話していただきます」

今日、スーザンは、二週間前に画面を通じて話した男性たちの兄弟――二組の双子の、別の片割れたち――と話すことになっている。

実験に使われる映像システムは、一方向性である。若い男性が話している時、彼はスーザンを見ることはできない。スーザンが彼の質問に答えている時、彼女は彼を見ることはできない。そのためスーザンは、相手が話している時には黙っているのが良い、と助言されていた。

スーザンには、この二組の双子は、実験の被験者であると伝えられていた。彼女にかかる重圧はない。スーザンがすべきことは、座って、若い男性からの質問のいくつかに答えることである。その後、スーザンは、実験を行った研究者たちに、何か意見を話してもらえないかと尋ねられる。そこには正解も間違いもない。実験を終えると、スーザンは少しばかりの謝礼を現金で受け取ることになる。ピザ・マルゲリータを二枚買うのにおよそ十分なだけの額だ。

最初の男性が話し始める。彼は白人で、髪が短い。美形だが、夢中になるような雰囲気ではない。恥ずかしがり屋で、少しもじもじとしているようだ。しかし、彼はとても誠実だ――女の子が自分の家に連れて行き、お母さん、お父さんに会わせたいと思うような男だ。

「僕、自分のことを話すのは下手なんです。それに、カメラに向かって話すのはもっと苦手で」と彼は言う。「だから、もし全然これが駄目だったら、遠慮なく教えてください。そしたら、また最初からやり直します。もっとも、こう言う以外に、なんて言ったらいいのかわからないんです。だから、これで良ければいいなって思ってるんですが」。

「基本的に、僕はただ普通の奴で――というかまあ、少なくとも、僕は自分が普通の奴だって思ってます。というか、十分普通だと思います。僕はディンキー・タウンの、人が多いこの辺り（大学の近く）で、夜にピザを配達するアルバイトをしていて、それから、大学の英語の専攻を修了するために頑張ってます。女の子と出かけるようなことは、全然得意じゃなくて。『かっこ良く』いることは本当に駄目で……」

彼にはちゃんと目標がある。

「僕は自分が良い奴だとも思います。そして、良い女性を探してるんです。僕たちは一緒に、良い二人に、そういう感じのものに、なれると思うんです。遊びとか一夜の関係とか、そういうものは全然求めてません。僕は、良い関係を一緒にもてるような人、人生を一緒に作っていくことを真面目に考えている人に出会えればと思っているんです。僕は、結婚して、家庭をもつことができればと思っています」

そして、研究者たちが用意した台本に書かれた質問へとスムーズに移行しようとして、彼はこのように言う。

「いくつかあなたに質問させてください……ここでも失敗しないといいんですけど」

最初の質問は、会ったばかりだが相手に興味がある、という人々が、世界中のバーやカフェ、オフィスでしている類いのものだ。暇な時、何をするのが好きですか？　最近、どんな面白いことをしましたか？　どこか楽しい所に行きましたか？　そして、質問の焦点は素早く変わり、スーザン自身のデート戦略を探り出す。

「友達と出かけて、すごく魅力的な男性に出会ったとしたら、どうでしょうか。その人の気を引くためにすることを、僕に教えてください」

彼は、デートでのスーザンの競争力についても尋ねる。

「あなたと、他の二、三人の女性が皆、同じ男性とデートしたがっていると考えてみてください。他の女性よりも自分とデートしてくれるよう、相手の男性を説得するために、あなたはどんなことを言って、何をしますか?」

スーザンは彼の質問への答えを、一つ、二つの文でさっと片付け、あまり詳細に話そうとしない。どこに遊びに行ったかという質問への回答では、彼女は先週末、自分の「ボーイフレンド」と出かけたと答える。素敵な時間だった、と。スーザンは丁寧に、しかし冷静に、彼女がどれだけ浮気をする可能性があるか、という彼の疑問に答えたのだ。そして、このやりとりは終了する。


短い休憩の後、スーザンは別の双子ペアの男性と会うために腰を下ろす。彼もまた、美形で、白人で、短く暗い色の髪をしている。しかし、つい先ほどスーザンが話した、几帳面で真面目な男とは違って、彼はペラペラとおしゃべりで、面白おかしく、気に障るかどうかぎりぎりの人物だ。

「普段、俺がしてる研究っていうのは、どのボタンを押したら自分が餌をもらえるか、なんて考えさせられるやつなんだよね。でさ、もし違うボタンを押しちゃったら、電気ショックがくるわけ」

彼はとぼけた顔で言う。

「でも、この実験はすごくいいよ。だって、俺は君に会って話せるんだからさ」

なぜ自分とのデートを選ぶべきかを説明するより、彼はこんなふうに言う。

「これから俺は、君に、なぜ俺とデートしちゃいけないかを教える。で、俺が説明し終わったら、俺たちは話して、お互いのことを本当にわかることができるんだよ。もし、いつも時間通りに来る奴とか、二か月記念日みたいな、特別な行事をいちいち全部覚えてくれる奴がいいんだったら、君は俺とデートしちゃいけない。俺とデートしたら駄目だよ」

彼は話し続け、スキーの難関コースを滑り降りた話や、真夜中のパンケーキ祭りの話題に触れ、そして最後に、こう話す。

「それで、一番大事なことはさ。君がもし、それまでの経験なんて全部信じられなくなっちゃうような、もしかしたら右利きが左利きに変わっちゃうぐらいの、強烈な恋に夢中になりたい、って思わないなら……絶対に俺とデートしちゃいけないよ」

この台詞の繰り返しはあなたを戸惑わせるかもしれない。しかし、この若い男が「この後」台本に書かれた質問を投げかける時、スーザンは熱心に答えようとするのである。彼女は、自分の男遊びの技術についての質問をされると、その技術を見せてくれるように頼む、誘いの言葉として受け取ってしまう。心理学者のポール・エックマンが呼ぶところの「デュシャンヌ・スマイル」をさっと浮かべながら――この表情は無意識の喜びの表れで、目と唇の周りにある筋肉の動きが関係する。スーザンは、相手が話している間は何も言わないように、とされていたにもかかわらず、彼の軽口にくすくすと笑う。髪をかき上げ、小首をかしげ、イヤリングをもてあそび、前のめりになって座る――実験を行った、社会心理学者で、消費者マーケティング研究者のクリスティーナ・ドゥランテは、この行動を「胸に注意を向けるため」の戦略だと説明する。相手が話している時、彼には自分が見えないと知っているにもかかわらず。

さて、彼から最近の旅行について尋ねられると、スーザンは「友達」と出かけたと話す。そして、彼女のボーイフレンドは、会話の隙間の中へと無造作に捨てられてしまうのである。

しかし、スーザンを厳しく裁かないでほしい。ジェシカ・ラビット〔ウサギのキャラクター「ロジャー・ラビット」の妻である、セクシーな人間の女性のキャラクター。映画では、人間の男性と浮気するエピソードがある〕の台詞をもじって言えば、「彼女は悪くないの——彼女はそういうふうにできているだけなのよ」。彼女は、自分が浮気をしようとしていること、あるいは、たった今、自分の生活からボーイフレンドの存在を消してしまったことにも、はっきりと気づいてさえいないだろう。彼女はまた、相手の男性によって、自分の行動がどれほど劇的に変化したかについても、自覚してはいない。

ご明察の通り、この実験の被験者は、会話の相手の若者たちではなく、スーザンだ。この実験の参加者に、双子はいない。先ほどの会話に出てきた二人の若者たちは俳優で、それぞれが、双子の兄弟一組ずつを演じていた。

今日の実験に現れた、抜け目ない手だれの男〔実験を行ったドゥランテは、彼に「キャド〔卑劣な奴〕」というあだ名をつけた〕は、二週間前には、別の姿でスーザンの前に現れていた。少々恥ずかしがり屋で、真剣な交際を求めている——今日の「エディー〔真面目君〕」のような——彼の見せかけの双子だ。また、今日やって来たエディーは、二週間前には自分の兄弟——もう一人の抜け目ないキャド——を演じていた。

二週間前、スーザンは、キャドとエディーの両方に対して、今日のエディーと話した時と同じように〔そっけなく〕対応していた。ところが今日、スーザンは、キャドといるときには、外向的で気のあるそぶりをしていた。ほんのわずかな髪型の違いを除いて、今日のキャドと二週間前のエディーが、同じような姿をしているにもかかわらず（もちろん、それは彼らが同一人物であるためだ）。相手の男性は変わっていないのに、スーザンは変わった。実は今日、スーザンは排卵しようとしているのだ。

排卵時、または排卵が近い時期にある他の女性も、スーザンと同じ行動を示した。やり手のキャドに話す時、彼女たちは指を唇に当て、左右を回し、着ている物を頻繁に直す。

「キャドと話している時は、バーで見るような光景が起きるんです」

研究者のドゥランテは私たちにそう話し、ネズミのメスによる誘惑の例を持ち出した。飛び跳ね、突進し、前彎姿勢をとる。

「この女性たちの行動が、人間の『前彎姿勢』だと言っても、大きな飛躍ではありませんよ。自分が受け入れ態勢にあると、男性に示しているんです。誰にでもはっきりわかるものではありませんが、これは、そうした行動の人間版なんです」

多くの女性は、ホルモンの満ち引きが、月経周期を通じていかに自分の体を変えうるか、よく理解しているだろう。脳下垂体は、卵胞刺激ホルモン（ＦＳＨ：follicle-stimulating hormone）を放出し、このホルモンが、卵巣上にある未熟な卵子、すなわち卵胞を刺激して、その成熟と、エストロゲンの分泌を促す。黄体形成ホルモン（ＬＨ：luteinizing hormone）は、一つの卵胞に卵を放出させ、精子に出会う準備ができた卵を、輸卵管の中を進む旅へと送り出す。この間、血中にはエストロゲンとプロゲステロン〔黄体ホルモンの一種で、妊娠を維持させる作用がある〕がどっと押し寄せ、子宮の内膜を肥厚させて、受精した卵を受け入れる準備を整える。乳房の中にある管は広がる。プロゲステロン濃度は上昇し、続いて劇的に急低下するが、エストロゲンは高濃度のままである。もし、放出された卵が受精しなければ、厚くなった子宮内膜は、月経の間に、はがれ落ちる。

排卵の直前、最中、そして直後は、このサイクルのうちの短い一部に過ぎない。しかし、この期間こそが、女性が妊娠可能な、限られた唯一の時期なのである。そして、女性の脳はそのことを知っている。つまり、こうしたホルモンの変化は、女性の生理的な側面に影響するばかりではない。生殖的な無駄が起きないよう、彼女たちの脳にも働いて、卵が受精する機会を最大化する方向へと行動を変化させるのである。

まえがきで触れたように、ラリーが自身の研究生活を始めた時、最初の研究材料はトカゲだった。彼は、メスのトカゲにエストロゲンを与えると、そのメスはオスの求愛を必ず受け入れ、交尾することを発見した。もし、オスのトカゲにテストステロンを与えれば、そのオスの性的意欲はとても高まり、ラリーの指とさえ交尾を試みるようになる。サバクソウチハシリトカゲ（desert-grasslands whiptail）という種に力を入れて研究を始めると、ラリーはますますホルモンの力に心打たれるようになった。

すべてのサバクソウチハシリトカゲは、メスとして生まれる。普通に考えれば、これは種にとってかなり悪い話だ。しかし、彼女たちは単為生殖によって繁殖する——自分自身のクローンを作るのである。より典型的なトカゲの場合、メスは、オスが求愛してくるまでは、卵細胞の成熟を開始させない。だがもちろん、メスたちはオスを〔いつまでも〕待つことはできない。ラリーは博士論文の中で、メスのトカゲがこの障害にどう対処しているかを明らかにした。彼女たちは、両性的な脳を発達させてきたのである。性ホルモンの比率がちょうど良い時には、メスのトカゲは欲情し、別のメスに求愛し、さらには「交尾」さえして、相手のメスが卵子を放出するよう弾みをつける。求愛者のメスの中でホルモンの比率が逆転した時には、今度はそのメス自身が追いかけられ、求愛を受ける側になる。言い換えれば、これらのホルモンは、適切に形成された脳に作用することで、同じ個体の中に、二つのジェンダーの交配行動を生み出すのである。

こうした機械論的な見かたは、多くの人が、恋愛のしくみについての説明として好むものではない。それは運命とか、魔法と言われることのほうが多い。私たちが知る限り、ミラ・クニス〔人気の若手女優〕は、恋愛映画の中で「神経細胞の投射」という用語を口に出したことはない。だが、「運命」などといった言葉を使う時には、私たちは時間をさかのぼり、合理的な説明を組み立てようとしているのだという、強力な主張がある。つまり、自らが完全には自覚していなかった行動——欲求にかかわる脳内の神経回路で起こる分子的な現象の影響を受け、強く変化する活動——の合理化である。パティ・スミス〔パンク・ミュージシャン〕の格言「愛は、性欲に身をやつした天使である」は正しい。しかし、性欲そのものも、姿を変えて現れることがある。購買意欲にだ。

フレデリックス・オブ・ハリウッド〔セクシーな下着の小売店〕にいるのでもなければ、私たちは、買い物が性欲の表れだなどと思うことはまずないだろう。しかし実のところ、セックスは、私たちがどう金を使い、何を着るのかということの、隠れた動機になっていることが多い——スーザンが示しているような行動との関連は言うまでもない。

私たちはしばしば、〔性欲が行動に与える〕影響を無視する。例えば、「排卵前後になると、より強い性的欲求を感じるか」と聞かれると、多くの女性はノーと答える。ところが、排卵付近の時期に、ここ数日の間にセックスをしたり、セックスに誘ったりした回数を数えるよう言われると、妊娠可能性が低い時期に聞かれた場合に比べ、多くの出来事を挙げるのである。女性は排卵時、その月の他の時期に比べてポルノをより楽しむ。爽やかで快い男性ではなく、たくましく精悍な男性に惹かれやすくなる。自分の父親を避けがちになり、カロリー摂取量が減り、服やセクシーな靴に比べて、食べ物に使う金額は少なくなる。女性はまた、自分の現在の相手ではない人物とのセックスを夢想する頻度が〔排卵期に〕高くなる。

ドゥランテが説明するように、エディーは誠実で、一生懸命で、真面目な関係を求めているが、こうした特徴は理性的な脳に対して訴えかけるものである——理性的な脳は、遅れて得られる見返りを、長期的な利益として見積もる。こうした計算は、脳の中で一番大きな領域である、大脳皮質で行われる。しかし、ホルモンはスーザンの脳内にある他の領域を動員して、その声を増幅する。今日、スーザンは短期的な利益のことしか考えていない。そして、もじもじして、結婚を望んでいる、英語専攻のピザ配達の青年は、彼女の目下の望みを満たさないのである。

「エストロゲンが彼女の脳に対してしているのは、交配こそが喫緊の課題であると知らせることです」とドゥランテは言う。「そして、すべてのエネルギーはそこだけに向かうのです。これは、意識された考えではありません」。放出されたばかりの卵子にとって、今を逃せば二度と機会はない。そのことを脳は知っている。そして、やり手のキャドの軽薄な自信——難関コースの滑降、ほのめかされる情熱的な興奮の約束——は、エディーの振りまくあやふやな雰囲気とは違い、キャドをうってつけで、精力的で、優位な存在であるように見せる。また、キャドは単にそこにいて、逢瀬に応じられるという点でも有利である。スーザンのボーイフレンドは彼女の視界の外にいて、意識の外にあるのだ。

キャドは大げさな自慢屋だが、勝者のように見える。そして、男性にとっての揺るがぬ事実は、あなたがいかに良い奴であろうと、最も妊娠しやすい時期の女性（どんな種の生物のメスも）は、勝者のタイプの男性を評価するということである。ラス・ファーナルド率いる、スタンフォード大学の研究チームは、メスの魚が、交配相手の適応度〔繁殖によって残せる子の数の期待値〕を示す社会的手がかりをどう処理するかを調べた。彼らは、抱卵中のメス（体内にたくさんの卵をもち、放卵の準備ができている。すなわち、排卵期の女性とおよそ同様の状態である）が、好みのオスが別のオスとの戦いに勝つのを見ると、脳内の内側視索前野〔性的二型核が見つかった領域〕が興奮することを発見した。メスの性的行動を直に調節する、視床下部腹内側核（39ページの図1—②を参照）もまた、興奮していた。端的に言えば、お気に入りのオスが戦いに勝てば、メスは、脳内にある生殖と性的誘惑の中枢が活性化されるのである。

ところが、お気に入りのオスが戦いに負けてしまうと、彼女の脳内で、不安を生み出す回路にスイッチが入り、ストレスを経験したような様子を示す。人間の場合の言葉で言うと、彼女は、自分の子供の父親として負け犬のボーイフレンドを選んだのではないかと、不安になったように見えるのである。

ドゥランテは、調査に参加した若い女性の行動と、研究用のネズミの行動を、真面目に比較している。ラリーがメスの研究動物を実験や観察に使いたい時、かつ、その個体を発情させて、発情に関わる行動を見たい時に、彼がするのはエストロゲンを注射し、続いてプロゲステロンを打つことだ。すると、ほとんど即座に行動を変化させることができる。ドゥランテが言うように、排卵期の女性から観察された行動は、前彎姿勢のように劇的なものからは程遠い。しかし、両者は互いに類似しているのである。

スーザンの行動は、科学者たちが求交尾的行動（proceptive behavior）、あるいは欲求行動と呼ぶ行動の、よりささやかな例である。メスのラットが飛び跳ね、突進する行動は、生殖の機会を求めてのものである。スーザンの浮気心も、生殖の機会を求めてのものである。ホルモンの生態系が、スーザンの生殖への欲求を生み出している。彼女はその欲求を完全には自覚しておらず、また、おそらく、それに従って行動を起こすことはないかもしれないが——少なくとも、キャドとの間では。また、これらの同じホルモンによって、セックスを求めていることを示す、とても明確な合図を送る動物もいる。多くのメスネコの飼い主が、その例を挙げることができるはずだ。

ノーと言えないネコたち

あなたが、バトンズ（Buttons〔「ブチ」のような、よくあるネコの名前〕）というネコを飼っているとしよう。あなたは真面目な飼い主ではあるものの、バトンズに避妊手術を受けさせてはいない。彼女はとても優しい性格で、穏やかで、無垢なので、あなたは騙されて安心してしまったのである。すると、ほとんどたった一夜にして、ふわふわのバトンズは、酔い潰れた春休みの女子大生のようになってしまう。後ろ向きのムーンウォークをしているようにカーペットを引っ掻き、尿をまき散らし、下半身を家具に擦り付け、近所から苦情が来るような、うるさい遠鳴きをする。バトンズは背中を反り返らせ、胸を床に押し付け、尾を立てて、尻を天井に突き出す。子供たちはこう尋ねるようになる——「バトンズはどうしちゃったの？」。

バトンズはどうしたのかというと、盛りのついたネコになったのだ。そして、この件に関わるすべてのオスたちに、自分が「その気」になっていると知らせるため、求交尾的行動を示している。

それまで、バトンズはオスのネコに近寄られると、フーッとうなって相手の顔を引っ掻こうとした。しかし今、彼女は発情期に入っている。もし彼女を好きにさせておけば、バトンズは最初のオスとセックスをし、次のオスとセックスをし、三番目、四番目と、接触してきたオスと交尾をするだろう。彼女のこのような様子は、およそ一週間の間、あるいは、妊娠するまで続く。そして、このお祭り騒ぎは、始まった時と同様、突然に終わるのである。

これは注目すべき行動である。当然のこととして、科学者たちはそのしくみを調べようとした。しかし、誰が予想したよりも、性欲の研究はずっと難しいということが明らかになった。その理由の一つは、性欲をどう止めるのか、誰にもわからなかったためである。研究者たちは、動物たちのお楽しみに水をさすよう最善を尽くした。彼らは、ネコやウサギやネズミの性感帯の神経シグナルを絶ったが、動物たちは交尾行動を行った。彼らは、動物の脳内の領域を破壊した。例えば、嗅球（きゅうきゅう）〔嗅覚にかかわる領域〕を壊して、性的な行動を引き起こすにおいを嗅ぎ取れないようにした。ロボトミー手術や、目の切除さえ行った。しかし、動物たちは交尾行動をとり続けたのである。別の言いかたをすれば、研究者たちは、セックスの喜び、異性からの刺激、少しでもセックスをする「理由」になるものは、すべて削ぎ落とそうとした。実験動物はそれでもなお、セックスへの欲求を示す。生物学者たちは、性欲を絞りとることができるか調べるために、ネコに電線をつなぐことさえした。わかったのは、ネコの脳に電気ショックを与えると、怒ったネコが出来上がるだけだということだった。このネコたちに与えた刺激は「様々な作用」を引き起こしたと、ロンドンのモーズリー病院のジェフリー・ハリスとリチャード・マイケルは淡々と記している。「いくつかの作用（例えば、激怒の反応）は、性的受容性の発露と相反するものであるかもしれない」。

メスのネコの性的欲求を遮断する方法は、一つしかないようだった。卵巣の切除である。卵巣を取り除くと、メスのネコはもはや交尾をすることはない。また、交尾への興味を何ら示さない。この性欲のスイッチが見つかった後、マイケルはメスのネコの卵巣を取り除き、失われたものの代わりに、人工のエストロゲンを投与した。すると、一年のうちのいつ実験を行ったかにかかわらず（通常、メスのネコは日が長くなってくると発情期に入る）、彼は欲情したメスを作り出すことができた。この結果は当たり前のようだが、その意味するところを考えてみてほしい。哺乳類の交配は、二個体の間での特別なやりとりを含む、かなり複雑な行動である。あらゆるものの変動が、交配に影響しうる——例えば、毎日の明暗周期などだ。また、メスのネコには、性交を拒むに足る理由がある。オスのペニスには、後ろ向きに、マジックテープの表面のような棘がついているのである。しかし、マイケルの実験の結果はあまりにパターン通りのものであり、彼は単独の変数——エストロゲンの投与量——と、観察した交尾行動との関係を数学的なグラフに表すことができた。皮下に投与された一種類の分子が、メスのネコを色情狂にしてしまったのである。

ここから、エストロゲンは実際のところ、どのようにして求交尾的行動を起こすのか、という疑問が生じる。発情期の身体的な変化は、来るべき妊娠に備えた、膣と子宮における準備なのだろうか？　こうした変化は、むずむずする欲望をかき立てる、媚薬のような働きをするのだろうか？　あるいは、エストロゲンは脳に直接働き、体の他の部分への影響とは別の機能をもつのだろうか？

ハリスとマイケルは、二段階式の実験を行った（ちなみに、実験にはアメリカ空軍からの資金援助があった。その理由を私たちは想像するしかない）。この実験では、卵巣の切除を行った時、皮下注射によってエストロゲンを補うことはしなかった。彼らは、ネコの脳、特に視床下部に直接、合成エストロゲンを送りこむことができる、埋めこみ型の装置を作ったのである。装置を埋めこまれたメスは、発情期に表れる通常の身体的な特徴を示さなかった。膣にも、子宮の細胞にも、何も変化はない。ところが、発情期に通常見られる行動は、すべて示したのである。足で地面を踏みつけ、遠鳴きをし、下半身を擦り付ける。手術を受けたあるネコたちは「生存期間を通じて、持続的な性的受容状態にあるように見受けられた。これらのメスは、『過度に性的』であるとも言える。昼夜のどの時間であっても、通常、交尾後に見られる不応期をまったく示すこともなく、連続してオスを受け入れるためである」。彼女たちは最大で五十六日間、昼夜、何度もただセックスをし続けた。

エストロゲン分子は、視床下部に特異的な信号として働き、普通は発情に伴って生じる一連の身体的な変化を起こすことなく、劇的に行動を変化させる。行動は、生殖器官の変化に依存していなかったのである。ホルモンこそが、胎児期に配線された脳の神経回路に対する長期的な信号として働くことで、行動を誘発するのである。

ハリスとマイケルのような科学者たちは、実験室内で、脳が引き起こす行動から、身体的な変化を分離することができる。自然界では、電話交換ネットワークのように働く、視床下部のフィードバック機構〔自身の出力した情報への反応を受けて、出力を調節するしくみ〕が存在する。このしくみが、卵巣ホルモンによって引き起こされる、発情期の身体的変化を「聞き取り」、適切な時に妊娠するための行動をとれるよう、行動を調節するのである。ロックフェラー大学の神経科学者、ドナルド・ファフは、四十年近くの歳月をその研究に費やした。ファフは、卵巣ホルモンと、その他の少数の神経化学物質が特定の神経回路を活性化させ、こうした行動の変化を生み出す詳細なしくみを、げっ歯類を用いて調べてきた。

ネコは実際に交尾を済ませるまでは排卵しないが、多くのげっ歯類の場合、排卵のしくみは人間と似ている。げっ歯類は四日の周期で、エストロゲンとプロゲステロンの濃度上昇後、自発的な排卵を行う。ラリーはこの周期的なホルモン量の上昇を、卵巣切除後の動物に注射を行うことで模倣している。

エストロゲンは、視床下部の腹内側核に集中している受容体に結合することで、行動に対するその強力な作用を発揮する（腹内側核は、内側視索前野のすぐ後ろにある）。この受容体が、特定の遺伝子の調節領域に結合すると、神経細胞の化学的特性は変化する。神経伝達物質を多く作るようになり、情報を伝える他の分子に対して敏感になる。例えば、エストロゲンが結合することで、視床下部腹内側核でのプロゲステロン受容体の産生量は増える。すると、視床下部ではプロゲステロンへの感受性が高まり、驚くほど正確に排卵のタイミングが始まるのである。この、エストロゲンからプロゲステロンへの信号の流れによって、メスのラットはまさに最も妊娠しやすい時に、誘惑的な跳躍や突進を始め、もしオスがその誘いに食いつけば、続いて前彎姿勢をとることもできる。

ラットでの作用と同様に、こうした生化学的、神経学的な変化は女性の脳に働きかけ、配偶相手になりうる男性から送られる社会的な信号に対し、排卵期でなければしないような反応をとらせる。それが、スーザンが今日はキャドに対して自分の魅力を表に出し、二週間前には示さなかった理由だ。人生とはセックスのためだけのものではない（実にその通りだ）。そのため、こうした行動の変化は欠かせない。

げっ歯類の脳はヒトの脳と同様、異なる関心事に対して競合する欲求をもち、それらをくるくるとお手玉のようにさばいている。神経細胞の化学的特性が変化することで、メスのげっ歯類の関心は、食べ物を集めることや、ヘビを恐れることや、痛みを感じることから離れる――そして、セックスへと向かうのである。げっ歯類にとって、セックスは危険を伴うものであるため、この意識の変化が必要となる。オスの前で飛び跳ねたり駆け出したりしていては、ガラガラヘビから逃げるのは難しい。しかし、食べられてしまうことを心配していては、交尾への興味はもちにくいだろう。こうした場面では、他のことに取り組む必要があるため、セックスへの意欲は抑制されている。

近年の研究では、同様のしくみがヒトにおいても機能していることが示されている。女性の場合、求交尾的行動（能動的性行動）は脳のストレス反応と密接に結びついているとする強い証拠が現在出されている。警戒心、不安、苛立ちなどの感覚（信用できない男性や、仕事で良くないことがあった日に対する反応かもしれない）を含むストレス反応は、視床下部、脳下垂体、副腎の間の相互作用によって成り立っている。このストレス反応の中枢は、扁桃体、脳幹、前頭前皮質（prefrontal cortex）からの信号を受けて機能する。視床下部にある領域群は、私たちの脳内の最も原始的な部分である、脳幹との情報交換を行っている。脳幹は、女性の排卵機能や性的意欲を調節する、自律神経系を活性化させる。扁桃体は、視床下部周辺と情報のやりとりを行うことで、ホルモンと生殖行動を調整している。そして、前頭前皮質は、意識の焦点を「ゴール」へと向けるのである。

この一覧からわかるように、ストレス反応を作り出す回路と、性的な行動にかかわる回路との間には、かなりの重複がある。心配な気持ちになるのか、それとも、気持ちを安らげて、セックスにつながる時間を楽しめるのかは、エストロゲンに大きく依存する。もし、十分な量のエストロゲンが受容体に結合すれば（エストロゲン量の多い排卵期にはそうなる）、女性のストレス反応は遮られる。脳は不安を引き起こしうる物事——例えば、ペニスに細かい棘がついた相手とセックスをする見込み——にはあまり注意を向けなくなる。この過程を、男性はろうそくの灯りをつけ、シャンパンを開け、ボサノヴァの曲を流して手助けしようとする。私たち男性は、自分の衝動を物腰柔らかに誇示しているつもりかもしれない。しかし実際には、私たちは、女性が自分のエストロゲンの語る声を聞けるよう、不安の音量を抑えているのである。

視床下部が「万事良好」というメッセージを受け取り、卵巣が排卵の準備を整えると、エストロゲンは神経への信号として働き、女性の脳を「回避」から「接近」の意識へ、妊娠するために必要な行動へと切り替える。妊娠するには何が必要か――ドゥランテが言うには、それこそが、スーザンの脳が対処しようとしている「課題」なのである。

これらの欲求の扉が開いた時には、ネズミであれ人間の女性であれ、いくつかのことが起こる。発情期のマウス、あるいは排卵期の女性は、異性について、好意的な認識が急に増すことがある。痛みのような、負の感覚は減少する。危険に対する警戒心が減り、危険を冒そうとしやすくなる。メスのげっ歯類であれば、〔敵に見つかる危険を冒して〕オスの前で飛び跳ね、突進する。ヒトの女性であれば、男遊びをしやすくなる。

スーザンの脳は、キャドが少々おかしな男であるという事実から意識を背けていると、ドゥランテは話す。

「排卵期には、軽薄なキャドを素晴らしい人だと過大に認識するのです。排卵期の時だけのことですが」

排卵期の女性はしばしばこう考えるのだと、ドゥランテは言う。

「もちろん、キャドは他の女の人に興味をもったりしないはず！」

「これはまさに、二つの脳の間でのバランスです」

かつてエモリー大学とインディアナ大学に所属していた神経科学者、ヘザー・ラップはそう述べる。

「月経周期に伴って変わるのは、衝動を遮断するという能力に基づく傾向なんです」

スーザンは合理的な脳をもっているため、実験に参加して受け取るわずかな報酬を、キャドを誘ってピザを食べに行き、ベッドに連れこむために使って、ボーイフレンドの心を打ち砕いたりはしそうにない。そのようなことをすれば、彼女の評判や、ボーイフレンドと立ててきた将来の計画や、誠実であろうとする彼女自身の分別を、代償にすることになるだろう。

排卵期、もしくはその付近に、この意識の傾向は、スーザンがこうしたコストのことを忘れ、一番近くの「モーテル6〔チェーン経営のモーテル〕」に部屋をとるほどにまで、大きく動いてしまうことはないかもしれない。しかしそれでも、針は「自由」のほうに、顕著に振れるだろう。もし、キャドがたまたま、その時点で最も近くにいる好みの男性であれば、彼はスーザンの関心を引き寄せる。

インディアナ大学に在籍していた時、ラップは女性たちに、機能的磁気共鳴画像（fMRI）装置に入ってもらう実験を行った（これは脳の活動を感知し、刺激に反応している脳内の構造の画像を作り出す装置である）。彼女は、プロゲステロン量が多くてエストロゲン量が少ない時、そして、その比率が排卵期付近で逆転する時に、それぞれ女性たちの脳活動を画像化した。どちらの場合にも、彼女は被験者たちに男性の顔写真を見せ、以下のような筋書きの場面を前提に、考えてもらった。

「あなたは誰かと真剣な交際関係にはなく、性的な出会いに対しても自由な状態にあります。あなたと何人かの友人たちは、金曜日の夜に遊びに出ています。その間に、あなたは写真に示されている男性と初めて出会います。あなたたち二人は、一緒に話して楽しい時間を過ごし、そのひと時は晩まで続きます。そして、あなたと彼は、彼の部屋に戻って、さらに時間を過ごすことになりました。もしあなたが望めば、彼があなたとセックスをするのは明らかです。自分がこのような状況にあり、性的な出会いに対しては自由な状態にあると想像してください。示された写真と情報を元に、手元のボタンで回答してください――彼とセックスをする可能性はどのくらいでしょうか？」

排卵期が近い時、中央眼窩前頭皮質（medial orbitofrontal cortex）――前頭前皮質の中の、リスク・報酬関係の判定についての計算や、目標志向型の行動にかかわる領域――は有意に活性が上がった。これはもしかすると、被験者の女性たちが、写真の男性をセックスの相手としてより真剣に見定め、先述の仮説に従えば、よりセックスをしそうになっていることを反映しているのかもしれない。

重要なことに、同じ領域は、ある別の筋書きの中でも、いくぶん活性を高めていた。「図の中に示された家を借りる可能性について、あなたがどれだけこの家を魅力的だと感じたかによって判断してください」。見知らぬ男性とのセックスと同じように、家を借りることはリスクをもたらす。排卵は、女性がリスクを受け入れることへの抵抗を弱める。テストステロンの増加が、男性のそうした抵抗を弱めるのとちょうど同じように。

女性の中に「悪い男」に引っかかってしまう人々がいる理由は、こうしたしくみによって説明できる――そう口にすることに対して、ラップは乗り気ではない。「傾向というほうが、良い言葉ですね」。彼女は笑ってそう言う。

「そういう言葉を使われるほうが、人々は気分を害しません。しかし、私は、女性が自身の脳とホルモンによって、ある決まった枠内の行動をとるように駆り立てられ、仕向けられている、そして、そのために、良い女性が悪い男性を選んでしまうのだと思います。排卵期の選択、女性の脳の優先順位のつけかたというのは、そういうものです。排卵期に最も選びがちな男――彼は、必ずしもあなたの子供たちを育てる男ではありません。完璧な男の人というのは、あなたが月経周期を通じてずっと好きでいる男の人です――で、そんな人はめったにいないんです！」

ラップとドゥランテの二人が気づかせてくれるように、〔ホルモンによる〕考えの「方向づけ」は、考えの「運命付け」と同じではない。視床下部にエストロゲン投与装置を埋めこまれたメスのネコにとっては、セックスは決まりきった結果である。もし、メスのラットの誘惑が作用し、オスのラットが彼女の脇腹に触れれば、メスの視床下部、特に腹内側核がメッセージを感じ取り、運動機能を司る脳領域に信号を送る。彼女の筋肉は、ほとんど瞬間的に背中を反り返らせ、前彎姿勢をとらせて、性交の準備をさせる（39ページの図1を参照）。ヒトの女性の反応はもう少々複雑だが、同じしくみが彼女の行動に影響して、性的な衝動に従って行動するほうへと仕向けるのである。

踊り子、踊る金、踊らされる男たち

男性がなぜ「間違った」女性を選んでしまうことがあるのかについては、良い説明がない。正確な説明はあるのだが、ただ、それはあまり魅力的ではないのだ。

「私たち男性は、単純だ」。これがその説明だ。私たちは大抵、セックスをすればとても幸せだし、私たちは相手の女性に対し、機知に富んだ言葉をたくさん求めているわけではない。女性のそのままの形を歓迎していて、セックス以外の領域における、彼女の地位や能力についての自慢を聞きたいわけではない。

私たちは、こうした話が女性に衝撃と驚きを与えうることを知っている。男性は大した選り好みをしたりはしない――特に、自分が若く、テストステロンが最大量にある時には。その理由は単純である。精子のコストは安い。私たちには何百万個もの精子がある。そして、私たちのテストステロンは、マンションの建物を巡っている、集中給湯設備のお湯に少し似ている。男性ホルモンの受容体は、性的行動にかかわる「住居」の、視床下部や扁桃体にある水道の蛇口だ。「住居」にはたくさんの蛇口があり、それらはいつでも開けられる準備ができている。精子を消費するコストは安いので、私たちはそれらを、休暇に出かけたベルルスコーニ〔元イタリア首相〕のように使いまくってしまう。

男性はこのように進化してきた。オスの哺乳類は通常、その気になっているメスにいつ出会うかを知ることはできない――ゆえに、彼らは準備ができていないといけない。あるいは、すぐに準備ができなければいけない。例えば、相手が飛び跳ね、突進するという程度の、単純な合図によって。

テストステロンがオスの性的欲求に対していかに重要な影響を及ぼすか、多くの科学者たちは繰り返し示してきた。〔メスのネコの脳にエストロゲンを導入する装置を埋めこんだ〕ハリスとマイケルが用いたのと同様の技術を使い、〔性的二型核の存在する〕内側視索前野にテストステロンを埋めこむことで、科学者たちは、去勢された動物たちに性的欲求を取り戻させてきたのである。去勢されて太った雄鶏は、再び通常の雄鶏のように行動し始めた。マウスやラットは、再び自分の尿でなわばりを示し、ペニスを勃起させ、メスにまたがり、射精するようになった。テストステロンによる通常の身体的な変化が起きないにもかかわらず、これらの動物には確かにこうした行動の変化が起きたのである。去勢された雄鶏のとさかは大きくならず、ネズミたちの前立腺も大きくならなかった。メスのネコに導入されたエストロゲンのように、これらの実験で導入されたテストステロンは脳でだけ働き、ごく限られた神経回路に限って作用したのである。

数千年にわたり、人間の社会は、テストステロン量の低下が男性の性的欲求を減少させるという法則に従って、男性を去勢して宦官を作り出してきた。肉欲に駆られることのない宦官は、家事や宮廷の業務において、より優れて、信頼できる管理者となり、王宮の女性の間をうろついていても安心できる存在だと信じられてきた。しかし、通常、去勢された男性は性的不能になるものの、それは必ずしもすべての宦官に当てはまるわけではなかった。一部の宦官と、多少の浮気者の女性との間でのささやかな秘密である。

精巣を失う場合の他にも、テストステロン量は特定の状況下で低下する。マーモセット〔中南米産の小型のサル。キヌザルとも呼ばれる〕は、自分自身の子供である(見知らぬ子ではない)乳児のにおいを入れた試験管を嗅ぐと、二十分以内にテストステロン量が低下する。これは、赤ん坊の近くにいる時に、父親の性的衝動や攻撃性を低下させることで、子を守るしくみかもしれない。ヒトでの研究では、父親になった男性は(特に、子供が新生児の時に)テストステロンの有意な減少を経験することが示されている。テストステロンは、赤ん坊の世話に深く携わっている男性で最も大きく減少した——おそらく、世話をするという行為そのものが、テストステロン量を低下させ、闘争(実際の闘争というより、職場での昇進といったことに過ぎないかもしれないが)、セックスの機会の探索、怒りなどよりも、養育のほうに意識を集中できるようにさせるのかもしれない。テストステロンは、スポーツの試合に負けた時にも低下した。自分の応援しているチームが負けた時には、急激に減少しさえもする(クリーブランド〔様々なスポーツのチームが弱いことで有名〕の人々には申し訳ないが)。古くてぼろぼろの自家用車を運転すると、男性のテストステロン量は低下する。結婚生活を長年続けている男性は、独身男性よりもテストステロンの検出量が少ない（その意味するところは、ご想像にお任せする）。仕事を解雇されることも、私たちのテストステロン量には良くない。更年期には女性のほうが性ホルモンは劇的に減少するものの、男性もまた、加齢により顕著なホルモン量低下を経験する。

一方、状況により、テストステロン量は上昇することもある。物事における勝利は、その競争がスポーツにかかわるものであれ、喧嘩であれ、チェスの試合であれ、政治における選挙運動であれ、テストステロンを増加させる。この効果は自己継続的に働きうる。つまり、勝利は男性を自信で満たし、さらに、彼が再び勝利する可能性を高めるのだ。フェラーリを運転することでも、テストステロン量は上昇する。オスのマウスが発情期のメスのにおいを嗅ぎつけると、テストステロン量は上がり、感覚が研ぎ澄まされる。ゴールへの志向性がとても高まった彼らは、どんなメスであれ、飛び跳ね、突進して、誘惑の舞を踊り、妊娠可能であると示すにおいのする相手であれば、構わず追いかけ回す。似たようなことは、サルにおいても起こる。オスのマーモセットは、排卵期のメスのにおいに触れると、三十分以内にテストステロン量が上昇する。また、彼らは対照用の無関係なにおいを示された場合に比べ、排卵期のメスのにおいを嗅ぐ回数が多く、性器の勃起も長く持続する。

この最後の実験は、性的な意欲が、一体どれほど相互作用的なものであるかを示す例である。生殖には、カップルになりうる個体間での情報交換が必要だ。メスのラットは飛び跳ね、突進する。やり手のキャドは、難関コースでのスキーについて自慢する。スーザンは、胸をカメラに向かって前かがみに突き出す。キャドに向かって話しかけている時、スーザンの意欲が高まっているのとまさに同じように、男性たちは、繁殖可能性のあるところで意欲が高まるのである。

女性のことについて言えば、こうした行動を「発情行動」と呼んだり、ヒトの女性が「発情期」に入ると言ったりすることには、非常に議論がつきまとう。長年、ほとんどの科学者は、ヒトの女性が、妊娠可能であることの明確な徴候を示すことはないと考えていた。性的欲求にホルモンがかかわることを皆が理解するようになっても、多くの科学者は、せいぜいヒトの女性にあるのは「隠れた」発情期だと考えていた。ネコやネズミとは違い、ヒトは一年のいつでも、昼夜を問わずセックスをすることができる。私たちは、単なる生殖をはるかに超えることのためにセックスを用いているのである。他の動物で働いている、状況に依存した基本的な性的原動力から、どういうわけか、私たちヒトは離れてしまったと考えられるようになったのである。

様々な進化的理論が、この事態を説明しようとしてきた。ある理論では、女性はセックスをするタイミングを自分で管理しやすくするために、〔排卵期を隠して〕男性の気をもませるよう進化したのだと論じられた。別の理論では、女性がこのように進化した結果、男性は、女性がいつ妊娠できるのかが絶対にわからなくなり、他の男性の子供を養育する可能性を避けるために、女性のそばにいて、彼女を他の男性から守ろうとするようになるのだと主張された。ある人々は、こうして私たちは一夫一婦制をとるようになったのだと言う。

しかし、二人の人間が、互いにその気で意欲的だと示す行動面のシグナルは、何によって説明されるのだろうか？　彼らはどのようにして、今がその時だと知るのだろうか？　なぜスーザンの行動は二週間前と違ったのだろうか？　実のところ、人間の女性が発情期をもつのだと示す証拠は今や強まっている――そして、男性はそれを感知できるのだ。この新たな証拠は、男性が、ヒトの発情期を示す微弱な手がかりを好み、そこに近づくために金銭を支払うことを示唆している。

チェーン経営のストリップ・クラブ「スペアミント・ライノ（Rhino〔サイ〕）」は、欲求を祀った神殿である。しかし、この神殿において、欲求というものは、男性をその財産から引き離すという商売を進めるための、単なる道具に過ぎない。ラスヴェガスのストリップ〔この街にある目抜き通り〕のすぐ向こう側、倉庫や軽工業の地区にある「ライノ」は、男性客と女性ストリッパーでいっぱいになった大部屋が並んだ、方向感覚を失う迷路のような空間である。一日中開店しているにもかかわらず、内部はいつでも真夜中だ。私たちの滞在中、店内はあまりに暗く、十フィート〔約三メートル〕以上離れてしまえば、ダンサーは、ぼんやりしたピンクと紫ばかりの照明で照らされた、曖昧な輪郭に変わってしまった。寄せ上げ型のブラジャーを身に着けた姿のバーテンダーが、触覚と記憶、そして視覚によって、客を酒の海へと導く。

どんな神殿もそうであるように、「ライノ」のデザインは意識を集中させることを目指している。近くのカジノがギャンブラーたちの意識を賭け事に惹き付けることで必死になっているように、店内の暗さ、迷路のような部屋、狩猟クラブ兼売春宿のような非現実的な雰囲気は、感覚を遮断するような体験を生み出す。この体験は、常連客たちが外の世界についてもつ悩み――出席しなければいけない大きな会合や、サイコロ賭博ですってしまった金額や、家にいる妻――をすべて消し去ってしまう。「ライノ」の中にあるのは、男性客、踊り子、音楽、そして、自分が本当に、スクール・ガール風の超ミニスカートを穿いたセクシーな女性が家に連れて行きたくなるような男だと（すべての経験に反して）思わされる、じらしと興奮の感覚である。

もしこの幻想に浸りたいのであれば、あなたはある決まった儀式を守らなければならない。あれこれのTバックの下着、ハイヒール、太腿までのストッキング、ぴったりしたナイトクラブ用のドレスを身につけた踊り子たちが、小さな台の上で踊る。その台は、ぐるりと半円形に並んだ男性客の座席よりも、数フィート〔一メートル前後〕高い。他の女性たちは店内を巡り、客とおしゃべりをする。ダンスの最中、あるいは直後にテーブルに置かれる、一ドル、二ドル、あるいは五ドルが、客がその踊り子ともっと時間を過ごしても良いかもしれない、と示すシグナルだ。同じメッセージは、やって来たストリッパーに客が飲み物を買う場合にも送られる。

「私、医学部の三年生なの」。ラナと名乗る踊り子は、バーカウンターで、私たちが買い求めた飲み物をちびちび飲みながらそう言った。ラナは医学部の学生かもしれないし、それは単に彼女の作り話かもしれない（もし、自分が医学生だと話すストリッパーが皆、本当に医学生だったら、世の中は医者でいっぱいになっているだろうし、米国医師会の年次総会出席者は、メキシコのテレノヴェラ〔セクシーな男女が登場する連続テレビ・ドラマ〕の出演者のように見えるだろう）。いずれにしても、ラナは明らかによく考えておしゃべりをしていた。また、彼女は、その衣装選びにも十分に気を配っていた。ガーターベルト、レースのブラジャー、局部を隠す布、背を高く目立たせるハイヒール（ほとんどの男性より、彼女の背の高さが上回る）。いずれも、男性の関心を最大限に惹き付けるためのものだ。彼女はブライアンのほうに向けて身を乗り出し、耳元に語りかけている。

これらは、ストリッパーたちが男性客を誘い、一回で二十ドルのラップ・ダンス〔客の膝の上に座って踊るサービス〕に、あるいは、百ドルかそれ以上かかる、「ＶＩＰルーム」での長いサービスに誘うための戦術だ（通常、ラップ・ダンスの「チップ」を払いそびれた客は、店内を巡回している、アメリカン・フットボール選手のような男性店員に突き出される。「作法」に従うよう、客に対して熱心に「ご提案」するのがこの店員たちの仕事だ）。一回目のダンスは、二回目、三回目のダンスにつながり、店ではかなり強気の値段に跳ね上がるウォッカのように、さらなる追加料金につながっていく。男性客は、自分があまりに金を使い過ぎていると感じるかもしれない。しかし、ここまでの間に、彼の扁桃体と視床下部はテストステロンの洪水にさらされ、その意識は、目の前の「重要課題」にとても集中してしまっているのである。

踊り子の誘惑は、仕事のための作り物だろう。しかし、それによって男性の脳内で起きる、神経化学的な「雪崩」は本物だ。魅力的な女性の近くにいる時、男性は富を獲得したり、そのことを示したりする行動に重きを置く（高級シャンパンが売れる理由がおわかりだろう）。ラップ・ダンスをしてもらう男性客は、踊り子に太っ腹なところを見せたいのである。そして、彼は疑問をひとまず脇に置いて、短期間の相手としての魅力を誇示するための戦術として、金を——時に、かなりの金額を——支払う。踊り子が、実際にセックスをしてくれるわけではないと知っていても、である。

踊り子たちは、こうして多額の収入を得る。しかしまずは、ダンスの申し出を受け入れてくれる男性客を捕まえなければいけない。これを成功させる能力は、彼女たちの着ている物や、会話の上手さだけによるわけではない。どれだけの金額を稼ぎ出せるかは、彼女たちが排卵期の前後にあるか、そうでないかにも関係する。

「ストリップ・クラブにいる男性は、一ドル当たりで得られる最大の興奮を求めているんです」。ニューメキシコ大学の心理学者、ジェフリー・ミラーは私たちにそう語る。彼は、排卵周期を通じ、ストリッパーたちの収入を追跡した。彼女たちの間での競争が、男性の関心（支払った現金に等しい）を巡る競り合いであることを考えると、「男性客のテストステロン量や、性的興奮は、女性たちの性的魅力を反映していると言えます。そして男性客は、興奮のボタンを押してくれる女性と一緒にいるために、追加料金を支払うのです」。ミラーは、どの時間帯のシフトであっても、男性の興奮のボタンを最も効果的に押すのは、排卵期、またはその前後にある踊り子だということを発見した。

ミラーが発見した〔排卵が収入に与える〕効果は、微々たるものなどではなかった。彼はそれを「衝撃的」な効果だと述べた。ミラーと仲間たちは、ニューメキシコ州にあるいくつかのクラブを、現実世界の「実験室」として用いた。彼らはそこで「排卵周期はラップ・ダンサーのチップ獲得に影響する――ヒトの発情期についての経済学的証拠？」と題した研究を行った。金銭的な結果から見た違いは明確で、疑問の余地はないように見える。発情期〔排卵期〕にある時、ミラーが追跡したストリッパーたちは、五時間のシフトで約三百五十四ドルを稼いだ。そうでない時期の女性が稼いだのは、約二百六十四ドルだった。九十ドルもの違いだ。月経時には、踊り子の収入は半分になった。研究は二か月にわたって行われたため、金額の違いは、他の踊り子に比べての相対的な魅力や、衣装の趣味の違いによるものではないと言える。データの中の「発情期の女性」と、「そうでない時期の女性」は同じ女性たちで、記録をとった時点が違うだけだ。妊娠予防のためのピル――発情期〔排卵期〕を根本的になくしてしまう――を服用していた踊り子の稼ぎは、やはり排卵期の女性に比べてかなり少ない、約百九十三ドルだった。

踊り子に対する好みを、男性客の自己申告ではなく、金銭に換算することで、ミラーは〔排卵期の女性に対する〕選好性を無意識の、実際に存在する好みだと示すことができた。好みを語ることは簡単にできる。男性が財布を開く時、そこに初めて重みが出てくるのである。

男性の側と同じく、踊り子たちも、まったくこの効果に気づいていなかった。月経中には、他のどんな時期よりも多く稼いでいるのだと考えている踊り子もいた。「自分の稼ぎについて、彼女たちはよく話します」とミラーは説明する。「収入は、ゴシップの大きな種です。そのためにクラブにいるのですから。子供を養うため、授業料を払うため――しかし、彼女たちの誰も、排卵との関係には気づいていませんでした。ピルの服用が収入を損なうことに気づく踊り子はいませんでしたし、稼ぎを最大限にするよう、シフトを調整する踊り子もいませんでした」。

しかし、男性が発情期の踊り子を選ぶのだとすれば、彼らはどうやって、どの踊り子が発情期にあり、どの踊り子がそうでないと知るのだろうか？　もちろん、自覚を伴って、排卵期の女性を、そうでない女性に優先して選んでいるわけではない。しかし、ミラーが研究に選んだクラブはいずれも暗くてうるさく、男性の意識を、目の前の踊り子に集中させるように作られていた。男性客は、ステージで踊る女性の姿を鑑賞した後、会話の時間には密接に接触していた（音楽があまりに大きいせいで、ちゃんと話が聞こえるようにするためには、自分の口を相手の耳元に近づけなければならない）。このおかげで、料金を払ってラップ・ダンスをしてもらうかどうかを決める時に、男性は小さな手がかりを摑むことができた――文字通り、男女の間の化学作用（chemistry）だ。

男性は、排卵期、あるいはその前後の女性から採取されたにおいを嗅ぐと、近縁関係にあるサルたちと同様、テストステロンの急激な上昇を示す。その度合いは、排卵期ではない女性のにおいを嗅いだ男性より高い。騒がしいクラブの中で会話をするのに必要な近距離での接触が、実験対象となった男性たちに、嗅覚的な情報を与えていたのかもしれない。

ミラーは、もしかすると、他の要因も役割を担っているのかもしれないと考えている。「他の研究から、排卵期の女性は、声の質――声色や高さ――がより魅力的であることがわかっています。肌の質や、表情の魅力も、理由はよくわかっていないのですが、何らかのしくみで少し高まります。体型も少し変わります——排卵期には、ヒップ周りに対して、相対的なウエストの割合が小さいのです。そして、最も妊娠しやすい時期の女性は、話がより滑らかになり、言語面で創造的になると示す研究結果もあります」。

ミラーは、男性がこうした手がかりを元にして女性を選んでいるというだけではなく、発情期の女性の行動も変化するのではないかと推測している。排卵に伴い、不安やリスクに対する感覚が弱まることで、発情期の女性は、男性に対してより積極的にアプローチするようになるのかもしれない。性的な魅力や体型により自信をもつようになり、ダンスの際に、より魅惑的に動けるようになるのかもしれない。

言い換えれば、発情期の踊り子たちは、より上手に能動的性行動をとれるということになる——これは、飛び跳ね、突進する行動のストリッパー版だ。そして、テストステロンの上昇という形でそれに反応した男性たちは、性的な事柄により集中し、ゴールを志向するようになる。このことが、ひいては、彼らに財布を開かせるのである。

ミラーは、こうした理論は実際の現象に当てはまりうるものだと話した。彼はまた、踊り子たちが、発情期のもつ力に気づいていないように見えるにもかかわらず、その恩恵に与れるように行動している、とも付け加えた。普通の男性は、道をぶらついている時に、どの女性が排卵期にあり、どの女性がそうでないかを見分けることはできない。それは、女性が「排卵期を公開したくない」からではないかと、ミラーは考えている。他の霊長類は、尻の部分が色鮮やかになることで、発情期をオスに知らせるが、ヒトの女性はそのようにはしない。その理由は、ヒトの女性が性的な嫌がらせを受けたくないがためではないか、とミラーは述べる。「ヒトはその代わりに、発情期の手がかりを、自分が関心をもっている高水準の男性にだけ伝えて、今の恋人や、他の女性――例えば、興味をもっている男性の彼女――には漏らしたくない、と考えるのです」。それゆえ、スーザンは真面目なエディーには情報を明かさず、キャドには心を開く。「進化の過程で、女性の妊娠能力をできる限り正確に感知する、という選択圧の下に置かれた男性と、セックスの相手になりうる人物を選ぶためだけに情報を送る、という選択圧の下に置かれた女性との間で、進化的な軍拡競争があったのではないでしょうか」。ミラーはそう話す。

〔浮気の実験を行った〕ドゥランテは、ミラーに同意するものの、男性はこの競争では遅れをとっていると考えている。それは、女性がハイテク武器を操る能力があるためだという。「私たち女性は、自分たちが若くて生殖能力がある、と、男性の脳を騙すことができるんです。たとえ、自分が歳をとり、更年期が近づいている時でも」。いかにもいわくありげな含み笑いをしながら、ドゥランテは話す。キャド――そして、魅力のある男性一般――を(人気俳優のジョージ・クルーニーにちなんで)「クルーニー」と呼ぶ彼女は、この現象を「デミ・ムーア＝アシュトン・クッチャー効果」と呼んでいる〔二人は俳優で、元夫婦。妻であったムーアは夫よりも十五歳年上で、結婚当時は四十二歳だったが、年齢の割に若々しさがあった〕。ドゥランテは、卵巣の生殖能力〔を示す手がかり〕を手頃な価格でコピーしたいという女性の欲求が、美容整形や化粧品産業の原動力であると考えている。

高水準の男性を惹き付けることは、発情期に関連する行動の、間接的な標的でしかないことがある。しばしば、より直接的な標的となるのは、「クルーニー」たちへの接触を巡って争う他の女性たちだ。しかし、ドゥランテいわく、女性はこの事実をきっぱりと否定することが多い。「ですから、女性に対する調査の中で、女性同士の競争について尋ねても、得られる結果はゼロなんです」。そう言った後、彼女は少々の皮肉を込めて、こう付け加える。「なぜなら、私たちは男性に、自分たち女性が互いに協力的で、愛にあふれていて、温かい存在だと思っていてほしいからです」。女性たちはまた、調査を行ったドゥランテに対し、もっと化粧をしたり、男性を誘惑するような服装をしたりする気はない、と言った。「彼女たちは『セクシーな格好をするつもりなんてないですよ！　私は知性を高めたいんです』と言うんです」。しかし、「排卵期の前後には性欲が高まるか」という質問に対する回答と同様、この答えは、女性たちの実際の行動よりも、自分自身にとって、また社会において、どのような回答が許されるのか、という彼女たちの考えを反映したものである。

ドゥランテは、このことを、インターネット上の〔架空の〕ファッション用品店を作ることで証明した。被験者たちは、洋服やアクセサリーのマーケティングのために、彼女たちの助けが必要だと伝えられる。実際は、ドゥランテはこの実験により、女性たち自身の購買行動が、排卵周期の前後でどう変化しうるのかを調べようとしていた。実験の中で、女性たちは「自分自身がほしくて、今日、家に持ち帰りたいと思う商品を十点選ぶように」と伝えられた。

事前の調査では、〔ウェブサイトに掲載される〕商品の半分は「セクシー」だとされ、もう半分は「あまりセクシーではない」と判断されていた。選択へのバイアスを避けるため、すべての商品は同じような値段に設定され、ブランド名はなかった。ちなみに、この事前調査で、ドゥランテは本番の調査とは別の女性たちにこのウェブサイトを見せていた。そして、このサイトで買い物をする際、魅力的な女性たちと、平均的な女性たちのどちらをイメージしたか、また、そうした女性たちと自分を比較してどう思うかを尋ねた。その結果、女性たちは服を買う行動により、自分自身をより魅力的な女性と引き比べて考えるようになることがわかった。本番の調査では、月々の生殖能力のピークにある女性たちは、そうでない時に比べて「セクシー」な商品を選んだ。

実験の別の場面では、被験者たちは、同じ大学の学生だという女性の写真を見せられた。非常に魅力的な女性を写した写真も、質素で地味な女性を写した写真もあった。排卵期にあった被験者の中でも、地元の魅力的な女性の写真を見せられた被験者は、平凡な女性の写真を見せられた被験者よりも、セクシーなファッション用品を顕著に多く選んだ。

「直接の動機付けは『さて、誰が私の競争相手なの？』というものです」。ドゥランテはそう説明する。「『どのくらい魅力的に見せなきゃいけない？　どのくらい頑張らないといけない？　私が住んでるのは、みんながジェニファー・アニストン〔女優〕みたいに美人な、マリブ〔ロサンゼルス近郊の街〕？　それとも、〔田舎の〕ミルウォーキー？』と」。直接の競争相手が魅力的であるほど、それに対抗するために感じるプレッシャーは強くなる。「その場には、百万人の魅力的な『クルーニー』たちがいるかもしれません。しかし、彼らについて行ったり、彼らのために着飾ったりしても、まず、自分が近くの環境にいる他の女性よりも魅力的だ、という自信がなければ、効果がないのです」。

ドゥランテの被験者たちは、自分が〔排卵周期に伴って〕違う選択をしている、あるいは、自分の行動が変わっているとは気づいていなかった。また、彼女の実験の参加者たちが、ほとんどが四十歳未満で、独身だったということも重要だ。より年配の女性や、高水準の男性と安定した結婚をしている女性は、こうした強力な行動の変化を示さなかった。そして、ドゥランテは、これらが釣り鐘型の分布〔正規分布〕に従う〔通常の現象である〕ことを強調している。

それでもドゥランテにとって、ホルモンの変化が脳に与える強力な影響は印象的だった。「余談ですが、妊娠しにくい時期の女性が実験室に入って来るのを見ると、彼女たちは眼鏡をかけているんです。

私たちは調査のために、彼女たちの写真を撮ります。それからしばらくして、今度は排卵期に彼女たちがやって来ると、眼鏡は消えています。彼女たちはわざわざコンタクトレンズをしてきたんです。ビデオで彼女たちを見るだけで、排卵周期の表を見なくても、あ、この人たちは排卵期だ、ってわかるんです。ただ顔を見るだけで」。

これらの話はすべて、ヒトの女性にも発情期があり、それらは隠されていないという仮説を支持している。また、排卵期で生殖能力の高い女性の脳は、見つけられる範囲で最も健康的で、かつ接触しやすい男性と関係をもつことのできる可能性を最大化するよう、彼女に行動させる。すると男性は、テストステロンの増加により、これに反応する。テストステロンは、(願わくは、妊娠可能性が高い)女性と結びつきたいという欲求を高める。

排卵期の女性とすでに関係をもった男性が、女性の繁殖期を感じ取った場合には、彼は相手の「発情」の時期に傍にいたいと思うだけでなく、他の男性をその状態から遠ざけておきたいと考える。ガールフレンドが排卵期にある時には、その恋人たちはより「配偶者防衛」行動に時間を割くようになる。恋人から離れた実験室での、スーザンの行動を思い浮かべてみれば、その理由がわかりやすくなるだろう。配偶者を防衛している男性は、ガールフレンドや妻に対して、彼女がどこに行き、誰に会うのか尋問する。彼らは、恋人の持ち物を嗅ぎ回る。嫉妬心をより示すようになる。しかし、配偶者防衛行動には良いものもある。男性は、相手の女性が排卵期にある時、より頻繁に相手を誉め、より長い時間を一緒に過ごそうとし、愛や献身の気持ちを示してくれる。

ドゥランテは、彼女自身の研究について話す時、女性たちからの反感を受けることがあるという。「『あなたの研究は、女性に対する侮辱だと思いませんか?』と言われ——啞然としてしまいます」。だが、彼女は、「それ〔自分の研究〕のもつ政治的な意味について考える」ことはしないようにしていると話す。彼女の扱う科学が切り取るのは、あくまで科学で判断できることだけだからだ。他のどの優れた科学者たちとも変わらず、彼女は検証すべき仮説を立てる。時には、身の周りで見聞きした出来事に基づいて。ロサンゼルス、オースティン、ロンドン、ボストン、ニューヨーク、そしてミネアポリスに暮らした経験から、ドゥランテ――彼女はたまたま、長く黒い色の髪、黒い瞳、愛らしい笑顔を備えた、魅力的な女性である――は、「身近な競争」に伴い、自身の相対的な魅力が強まったり、弱まったりすることに気づいた。「自分の生まれ故郷にいたら、私は魅力的ですよ」。笑いながら彼女は説明する。「もしロサンゼルスにいたら、私はこんなふうになるでしょうね。『わあ、なんてこと！ 私の性交価値が下がってる！』」。そして、彼女はこうした仮説を、科学的な手法を用いて検証した。彼女は、この事実をでっち上げているわけではない――女性と男性は、確かに行動を変化させるのである。

反フェミニズムであるとの誤解を解こうと、ドゥランテが試みていることの一つは、女性に対し、次の排卵が近づいた時に注意を払い、思考、感覚、空想の精神的な記録をつけてみるよう頼むことだ。「一旦、そのこと〔思考や行動の変化〕に気づいてしまえば」とドゥランテは言う。「女性たちは『確かに！ 私が〔排卵期に〕見てた夢は、ずっと、ジェイク・ジレンホール〔セクシーな男性俳優〕のことばっかり！』と言うのです」。

第3章　欲求の力

二〇一一年五月、ジャック・T・キャンプは、三十日の禁固刑を終え、オクラホマ州エル・リノの連邦刑務所から出所した。キャンプが薬物と銃器の所持で逮捕されたことを考えれば、警備レベルが中程度の刑務所での、三十日の禁固刑は、決して重い処分というわけではなかった。こうした罪では、しばしば数年間の苦しい刑が科せられることが多いのだ。

判決は寛大だったかもしれないが、キャンプは十分に苦しめられていた。彼は、一九八八年にレーガン大統領によって任命された連邦判事だった。サウスカロライナ州の軍事大学の卒業生で、退役軍人であり、家庭的な男性であり、優秀な法律事務所のパートナー弁護士だった。彼が人生を通じて築いてきた信頼は、その罪によって消え去ってしまった。

連邦捜査局（FBI）に逮捕された時、キャンプは六十七歳だった。FBIは、覆面捜査官からアンフェタミン〔覚醒剤の一種〕と、処方が必要な麻酔薬を購入した容疑で、彼を逮捕した。キャンプはそれらの薬物を、二十七歳のストリッパーで、有罪判決の出ている薬物の売人、愛人のシェリー・ラモスと分け合うつもりでいた。二人の情事はその数か月前、キャンプがアトランタ州のストリップ・クラブで彼女に出会った時に始まった。

当然のことながら、キャンプが逮捕された時、彼を知る人々は、誰もその容疑を信じられなかった。彼が罪状を認めた後には、彼の弁護士は法廷に書類を提出し、何がしか――もしかすると、双極性障害か、彼の側頭葉に傷害を与えた、何年か前の自転車事故――によって、キャンプの衝動を抑える能力が害されたに違いないと主張した。その書類の記述では、こうした事故は責任を免れる理由にはならないが、確かに「二〇一〇年の五月に、人生のたそがれ時にある、一人の孤独な男性が、どのように誘惑的な売春婦とかかわり合いになったか……説明する助けにはなる」とされた。この主張は、広く人々から物笑いの種にされた。

キャンプが逮捕される五年前、ニューヨーク市の心臓血管研究財団（Cardiovascular Research Foundation）の人々もまた、大きな衝撃を受けていた。信頼ある友人・職員であった、エイブラハム・アレグザンダーという人物が、この非営利団体から、二十五万ドル〔約三千万円〕近くを横領していたことがわかったためである。アレグザンダーは、この財団の会計担当だった。彼はどう見ても幸せな結婚をしている男性で、ロング・アイランド〔ニューヨーク州東部の島〕のイースト・メドウに素敵な家をもっていた。彼の弁護士であるハーシェル・カッツは、「彼は、おとなしい平凡な男でした」と私たちに話す。

アレグザンダーには過去に犯罪歴がなく、トラブルの兆しもなかったが、彼は財団の資産を盗んだ罪を認めた。彼は、オハイオ州のコロンバスに頻繁に旅行し、横領した金を、交通費や滞在費、そこで受けたサービスの費用を払うために使っていた。この街で彼が訪ねていたのは、レディー・セイジ〔「賢女」〕――男性を虐げることを仕事とする、性のプロフェッショナルだ。

こうした話を聞くと、あなたは、売春婦の元を訪れていたアメリカの上院議員や、ニューヨーク州知事のことを思い出すかもしれない。あるいは、十代の教え子を誘惑した美人の女性教師たち、家政婦との間に子供をもうけた既婚のカリフォルニア州知事にして映画スター、ある種のセックス・スキャンダルによって失墜した保守的な聖職者たち、アメリカ大統領たち、フランスの政治家たち、イギリスの下院議員たちのことを。しかしながら、ほとんどのスキャンダルは、犯罪的なものでも、公になるものでもない。こうした出来事は、日々、世界中の何百万人もの人々の間で起こっている。浮気をする妻。出会ったばかりの女の子とベッドに飛びこむボーイフレンド。結婚するまでは処女でいると誓っていた十代の少女。彼ら一人一人が、社会の（あるいは、単に私たち自身の中にある）規則や期待を守れなかった人々の代表例だ。その多くは、私たちの自己の利益を犠牲にしている。

アベラールとエロイーズの逸話は、歴史上で最もロマンティックな恋物語の一つかもしれない。しかしながら、彼らの関係もまた、セックス・スキャンダルであった。連邦判事のキャンプが逮捕されるよりも約九百年前のこと、フランスの若き神学者で「貞潔」の誉れ高かったアベラールは、自分がある年下の女性――魅力的なエロイーズ――に欲望を抱いていることに気づいた。後に彼自身が綴ったところによると、彼は、二人の間のどのような肉体的接触も「クリスチャンの倫理に直接に反し」、「イエス・キリストにとって嫌悪感を抱かせる」ものだとわかっていたという。それでも、彼がその内容にふさわしい題名の弁明の書『災厄の記（*Historia Calamitatum*）』の中で述べたように、彼は自分自身を止めることができなかった。上昇するテストステロンと、活性化された神経回路の下で、アベラールは自分に悪事を許した。彼は少女エロイーズの伯父を騙し、自らを彼女の家庭教師にさせたのだ。二人は恋人同士になっただけではなく、現在、私たちがサドマゾヒズムと呼ぶものの中にも分け入っていたようだ。

勉強をするという口実のもと、私たちは二人の時間を、愛の喜びの中で過ごした。学問は私たちに、自分たちの情熱が欲する秘密の機会を与えてくれた。私たちの言葉は、目の前に開かれていた本の言葉よりも、愛に満ちあふれるものだった。私たちの口づけの数は、私たちが口にした分別ある言葉の回数を、はるかに上回った。私たちの手は、本よりも互いの胸元を探っていた——愛は、授業が私たちの目を教科書のページに引き寄せるよりもずっと強く、互いの目を引き寄せた。〔二人の間に〕疑いが生じぬよう、確かに時には殴打もあったが、それも怒りゆえではなく、愛ゆえのことであった。私たちの間には傷痕が残されたが、それも憤怒の痕跡ではなかった。最も甘くかぐわしい香油をも上回る、優しさからの痕跡であった。さて、後には何が続いたであろうか？　愛の進展におけるいかなる段階にも、私たちの情熱によって試されなかったものはなかった。もし、愛それ自体によって、未知の驚異が思い描かれることがあれば、私たちはそれを見出した。そして、そうした歓喜をいまだ体験していなければ、私たちはそれを成し遂げることに対して何よりも情熱的になり、それゆえに、私たちの互いに対する渇望は、いまだ癒されずに残されるのだった。

セックスを経験してしまった今、彼らが禁じられた肉欲から退くことはもはや不可能だった。彼らの欲情はあまりにも強力になり、そのために、判事のジャック・T・キャンプや、横領を行ったエイブラハム・アレグザンダーのように、アベラールもまた、非常に自分らしくない行動をとるようになった。彼は学ぶことをやめた。ただ学校に行くという行動が「忌々しい」ものになった。要するに、頻繁に学校を休むようになってしまったのだ。

二人の若く、繁殖力のある人間がたくさんのセックスをした場合のなりゆきとして、エロイーズは妊娠した。彼女の伯父は二人の関係に気づき、彼らの結婚を許すことに同意したが、彼はその後、アベラールを人に襲わせ、去勢させることによって、このカップルを裏切った。

「私〔アベラール〕が、彼らの悲しみを引き起こしたあのことを犯した時に用いた体の部位を、彼らは切り落とした。それによって、……私もまた理解した。私がまさに罪を犯すために用いた部位を神がいかに正当に罰せられたのかを」

その後、アベラールは修道士として、エロイーズは修道女としての暮らしを送った。アベラールがその暮らしに適応するのは、おそらくは生殖腺を失ったために、エロイーズよりもずっとうまくいったようだった。「十字架の立派な支持者たちの中にありながら、私は人間の欲望の奴隷でありますｌ。エロイーズはアベラールに対してこう綴っている。「勤めのために願望と闘うのは、いかに難しいことでありましょう……。そこにある私の欲情は、〔信仰への〕反乱を起こしています。私は他の人々を率いる立場にありながら、自身を律することができないのです」。

私たちの多くは、エロイーズの内なる葛藤を理解できる。しかし、詩人のダンテはこうした人々に対し、地獄界の第二圏〔彼の長編叙事詩『神曲』で、愛欲の罪を犯した者が、荒れ狂う風による責め苦を受ける場〕を用意していた。

これが永久の飛翔であることを私は知った
肉体の、肉欲そして色欲のうちに罪を犯した者たちの
己の欲求に分別を売り渡した者たちの

ダンテが言及した「欲求」は、物事の重要な原動力である。経済活動のみならず、私たちの愛をも動かすものだ。それは、化粧品会社や、ビールの醸造会社や、工具の製造会社が、そして、セクシーなカレンダーを発行していることで有名なタイヤの製造会社、ピレッリ（Pirelli）がいつも煽っているものと、まさに同じ欲求である。ビジネスの巨大帝国群が、その上に築かれてきたのだ。

一九五三年にさかのぼれば、そこには、痩せっぽちの書籍編集者、かつて『エスクァイア』誌〔男性向けの文化誌〕を担当していた、ヒュー・ヘフナーの姿があった。彼は自宅の机の前に座り、『プレイボーイ』誌の創刊号になる記事を貼り合わせていた。彼の生み出したものは、まったくの独創物というわけではない。それまで存在していた二つの形態を組み合わせたものだ。『エスクァイア』誌の、洗練された都会的な文章と、安上がりに作られ、薄暗い場所で取引されるヌード雑誌の、低俗で肉体美に満ちた写真である。だが、一九七〇年代までに、『プレイボーイ』誌は、月に六百万部以上を売りあげる月刊誌になった。ヘフナーは、有名なウサギの頭のロゴを描いた、自家用のDC―9〔小型ジェット機〕で世界を飛び回るようになった。

私たちの肉欲をこうして具現化したものは、しばしば、数千年もの歴史をもつ法や規則、倫理的な教え、慣習、そして、私たちが自らに課している制限――欲望に歯止めをかけるすべてのもの――と衝突する。ヘフナーに富を与えた欲求と、私たちを、人類の最上の理想の一つであると誉め称えられる、情熱的な愛へと導く欲求は、同じものだ。そこから生じる摩擦は、文学を生み出す材料である――しかし、こうした栄光と恥辱は、脳の同じ回路から生じている。

脳内での「したい」と「すべき」の闘いは、性的な場面に留まらず、人生の様々な局面で起こっている。ここで、私たちの多くが直面する問題を示している、現実的で、かつ、性的でない例を見てみよう。

ラリーは、彼の母の料理が大のお気に入りだ。ジョージア州の田舎町の郷土料理である。彼はこのような味によって育てられてきた。フライド・チキン。塩辛い揚げオクラ。バターたっぷりの挽き割りトウモロコシとマッシュ・ポテト。甘いアイスティー。時には、ヤギ肉のバーベキュー。ラリーは、こうした料理のすべてを、実に美味しく作ることができる。しかし、彼が初めてブライアンに料理を振る舞った時、車で帰ったブライアンは、自分が心臓発作を起こした場合に備えて、携帯電話の九一一番〔アメリカの救急番号〕用ボタンの上に指を乗せたまま運転したのだった。さて、あなたも私たちのように、こうした食事がたまらなく美味しく感じられるとしよう。残念ながら、心臓の専門医はそれにお墨つきを与えてはくれない。そこであなたは、サラダや、卵白のオムレツや、蒸し魚だけを食べようとしてみる。あなたはそうした食事が好きではないかもしれないが、これを続けることができると自分に言い聞かせる。五十代で胸を押さえながら倒れるより、九十代まで生きるほうがいい、と理性的な計算ができるからだ。脂っこく、塩気のある食べ物が好きでも、そのコレステロールをすべて動脈から押し出すことができるほどの、巨大なリピトール〔コレステロール低下薬〕の錠剤は存在しない。

あなたは規律正しく、理性的である。そのため、健康的な食事を続けることができる。しかしある日（おそらくは、わりあい早く）、あなたは分厚い衣の、よく揚げたフライド・チキン、塩辛い臓物のグレーヴィー・ソースが添えられた、バター入りのマッシュ・ポテト、ハッシュ・パピー〔団子状の揚げパン〕などでいっぱいになった皿を、平らげかけていることに気づく。なぜって、まさか、ハッシュ・パピーを食べないなんてことはできるだろうか？

あなたの理性的な自己は、救急救命室のストレッチャーに横たわった自分の姿を思い浮かべようとする。医師が、電極のついたコテを胸に押し当て「離れろ！」と叫ぶ。……しかし、理性という奴は、あなたの欲求に屈してしまうのだ。おなじみ「悪魔」のダフィー・ダック〔アニメーション『ルーニー・テューンズ』に登場する黒いカモ〕と、「天使」のダフィー・ダックが、両肩にとまっているお決まりの図である。悪魔のダフィーはメガホンをもっているだけではなく、ずるい方法で自分を正当化し、天使のダフィーを出し抜くこともできてしまう〔「僕は一時間、エリプティカル・トレーナー〔歩行運動マシーン〕で運動するぞ！」〕。

行動経済学者のジョージ・ローウェンスタインは、こうした葛藤を「冷熱共感ギャップ（hot/cold empathy gap）」と呼んでいる。予約して診察してもらった心臓専門医の所から帰宅する車の中では、あなたは血の気の引いた「冷たい」状態にあるだろう。理性的な考えにより、あなたは、自己変革に向けた強い思いをもって、ゆでた魚の葉野菜添えに専念しようとする。しかしその後、ローウェンスタインが呼ぶところの「本能的因子」の影響を受けると、あなたは「熱い」状態に突入する。これから体験するであろう、脂っこい食事に抗う困難を、あなたは過小評価する――脳内で起きる、共感の「ギャップ」だ。そして、すぐにあなたは欲望に降参してしまう。

この現象は、ここ二十年にわたって、ローウェンスタインや、ダン・アリエリーといった研究者らによって探究されてきた。アリエリーが二〇〇八年に出版した『予想通りに不合理（Predictably Irrational）』という本はベストセラーになった。「冷熱共感ギャップ」や「本能的因子」といった用語は、現象を正確に記述してくれるが、しかし一方で、そうした現象を引き起こす生物学的なしくみを説明してはくれない。前の章で私たちが見てきた通り、活性化された女性の脳内回路――その構築は胎児期に始まる――に作用する、このしくみこそ、後に、キャドとの会話中にスーザンの行動を変化させたのである。

それは一つの始まりであり、小さなひと押しとなった。スーザンが素敵な恋人候補に出会った時、彼女の脳は「交配」のほうへとバイアスがかかったのだ。しかし、彼女はキャドと共に立ち去ることはしなかった。そのバイアスはスーザンの行動を変えられるほど十分に欲求を高めはしたが、彼女はミネソタ州のエロイーズにはならなかった。アベラールとエロイーズ、そして、キャンプ、アレグザンダーを動かしたのは、それよりもずっと強力な何かだったのだ。

快楽主義者のネズミの場合

あなたはこんなことを知って後悔するかもしれないが、いつか、バーでの賭けで役に立つかもしれないから教えておこう。あなたは、メスのラットの性器を刺激して、そのラットに快感を与えることができる。単にそれだけでなく、あなたがそうした時に、彼女は小さく幸せな歓声を上げるのだ。その声は、鳥のヒナの鳴き声のように聞こえる――ピイ、ピイ、ピイ。

二匹のメスのアルビノ(色素欠乏症)ラットが、地下の実験室で「ピイ、ピイ、ピイ」の声を上げている。実験室があるのは、カナダのモントリオールにある、コンコーディア大学のキャンパスの建物だ。二人の若い女性、マイテ・パラーダとニコル・スミスが、白衣と薄いゴム手袋に身を包んで、それぞれ一匹のラットを持ち上げ、セックス用の潤滑剤に浸した小さく柔らかな絵筆を使って、そのクリトリスを素早く五回、撫でている。そして、彼女たちはそのラットを、小さな台車の屋根にそっと降ろす。実験助手が五秒を数え、パラーダとスミスは同じ工程を繰り返す。最初の何セットかの繰り返しを経ると、ラットたちは台車の上に戻りたがらなくなる。パラーダとスミスがラットを降ろすと、このネズミたちは二人の女性を、落胆した目で振り返って見上げる。四セット目の刺激の後では、パラーダのラットは彼女の腕にしがみつき、手首を駆け上がって、肘の内側に潜りこんでしまう。「愛してる。愛してる」。想像上のラットの声で、パラーダはこう語りかけているのだ。そのシーンはまるで、そんなものが存在するとも知らなかった、秘密のフェティシズムを取り上げたポルノビデオから抜き出してきたようだ。

もし、あなたが、警察での面通しで一列に並んだ神経科学者たちを見せられ、研究室でラットにわいせつ行為をしている人物を選ぶようにと言われたとしたら、あなたが選ぶのはジム・ファウスだろう。ファウスは、片方の耳たぶに二つのリング・ピアスをつけ、右の上腕にトゲやイバラの入れ墨を一周させ、やや邪悪な印象に見える、黒い〔顎先の毛を尖らせた〕ヴァンダイクひげを備えた人物だ。この外見のおかげで、ファウスは容易に、一九八〇年代の成人向けショーの興行主にも見えてしまう。そうした人々は、自分の周りに、髪を盛り上げ、紫のライクラ〔薄い伸縮生地〕素材のジャンプ・スーツを着た若い女性をはべらせていたものだ。

ファウスはわずか十分間で、モンティ・パイソン〔一九七〇年代に熱狂的な人気を得た、イギリスのコメディグループ〕、パヴロフ〔生理学者〕、『ディープ・スロート』〔一九七二年公開のポルノ映画〕、ウィリアム・ジェイムズ〔哲学者・心理学者〕、スザンヌ・サマーズ〔一九七〇年代にセクシー女優として活躍し、現在も人気がある〕、スタンダール〔フランスの小説家〕、パンクロッカーのジェロ・ビアフラらの言葉を挙げることができる、非常に稀な神経科学者だ。大学時代、モヒカン刈りのファウスは、アメリカン大学〔ワシントンDCにある名門私立大学〕に在学していた。彼は、一九七〇年代終盤から八〇年代初頭における、ワシントンDCのパンク・シーンの一員となり、「ソーシャル・スーサイド〔社会的自殺〕」というバンドで歌い、ギターを弾いていた。ファウスはブリティッシュ・コロンビア大学の大学院に進み、コンコーディア大学での仕事に落ち着く前に、ドナルド・ファフと研究を行った。「モールド」という新しいバンドを率いている時の他は、モヒカン刈りのファウスは、セックスを気持ち良くする脳内機構と、その快感がどのように行動に結びつくかについて研究していた。

多くの科学者と同様、ファウスは好奇心旺盛であったために、これらの問いの答えを知りたいと思っていた。しかし、多くの科学者とは違い、彼は自分の好奇心が頭を支配した、まさにその瞬間を思い出すことができる。政府の労働行政担当官と音楽教師の息子だった彼は、ほとんどすべての物事を分析する、知的な迷い子として育った。そのため、彼が初めて、自らの手で性的な絶頂を味わった時、彼は、多くの少年のように「すげえ！」とか「やっちまったか？」と頭の中で考えるだけでは満足しなかった。代わりに、彼はその現象を分析しようとした。「私は、こんな具合でしたね。『俺の体は、これまでまったく〈あれ〉を経験したことはなかった。何が起きてたんだ？』とね」。ファウスはそう振り返る。

同様に、ワシントンDCの麻薬中毒者たちと知り合いになった時には、ファウスは彼らを拒絶することも、その仲間に加わりたがることもなかった。それよりも『どうしてこの人たちは、コカインやアンフェタミンやヘロインをやり続けてるんだろうか？』と疑問に思いましてね。彼らはその感覚を語るのですが、それはセックスの快感と似ているように聞こえました。そして私は、『やっとわかったぞ、〈イリアス〔古代ギリシアの長編叙事詩〕〉はセックスの話だったんだ！』と思ったんです」と彼は言う。

麻薬中毒者からセックス、そして『イリアス』への飛躍は、ファウスにはよくあることだ。こうしたテーマの間には関連がないように見えるかもしれないが、実は、ヒトの脳内で起きていることをかなり正確に要約している。そして、これから見ていくように、ラリーは、ファウスらが探究している非理性的な情熱のしくみを、ヒトの愛を支える重要な柱だと確信しているのである。

ファウスの科学的な物語は、実は一九五三年に始まっている。『プレイボーイ』誌が創刊したのと同じこの年に、ハーヴァード大学で博士号をとったばかりの研究者、ジェイムズ・オールズが、モントリオールのマクギル大学で博士研究員（ポスドク）としての研究を始めた。最初の実験で、彼は人生における大発見に出くわした。

一九五〇年代から六〇年代にかけて、電気生理学者たちはその最盛期を謳歌していた。当時、科学者らが、電気によって人工的に行動を引き起こす方法を見つけていた（脳内の〔どの部分がどの機能を担っているかを調べる〕地図作りの第一歩である）。そのために、彼らは動物の脳に電極を埋めこんでいた。

オールズは、「網様体〔賦活〕系」と呼ばれていたものを研究しようとしていた。この用語は、中脳の奥深くにある、はっきりとは特定されていない神経細胞の一群に対して与えられたものである。このシステムに含まれる細胞は、「門番」としての役割を担い、脳に対して、ある感覚刺激には注意を向け、他のものは無視するようにと伝える。オールズは、動物の脳内の、自分が網様体〔賦活〕系だと予想している場所に、電極を入れていた。後に彼が認めたように、彼はこうした実験においては素人で、狙いも悪かった。必ずしも、すべての電極が、すべての実験動物で標的に当たったわけではなかったのだ。

オールズの行っていた実験は、簡単なものだった。彼は、操作ボタンを使い、ラットの脳に対して周期的に小さな刺激を与えながら、そのラットをオープン・アリーナ〔行動実験用の、天井のない広々とした箱〕で動き回らせた。そして、刺激が何らかの形で行動を変えるかどうかを観察した。

最初の観察はつまらないものだった。しかし、あるラットがアリーナの床をゆっくりと横切り始め、そこでオールズがボタンを押した時に、ラットは突然足を止めた。そのラットは二、三歩引き返し、驚いた科学者を見上げた。「そのラットはこう言っているようだったよ。『今自分がしたばかりのことが何なのか、自分にはわからない。でも、それが何であろうと、もう一度同じことがしたいんだ』」。オールズは後に、仲間の研究者たちにこう言った。

実験が進んでいくと、オールズは、ラットがアリーナの特定の角を好むように仕向けられることに気づいた。ラットがその角に行った時に、脳への刺激を与えるのだ。電気刺激を与えるのをやめると、ラットは興味を失い、また辺りを歩き回った。すると、今度はラットを別の角へと向かわせることができた。

当初、オールズは、自分が単に好奇心を引き起こしているのだと考えていた。続いて彼は、T字形の交差点に通じる通路を用意した。道が左右に分かれている、ファッション・ショーの花道のような通路である。オールズは、「左右どちらかの道に入った時だけ刺激を与える、という経験をさせておくと」ラットが脳内に刺激が来るほうの道に向かうことを発見した。それから、彼は同じラットを二十四時間絶食させた。絶食後、彼は食べ物をT字路の両端に置き、ラットを花道の入り口に置いた。普通の空腹のラットがそこに一人で残されたなら、においや見た目で食べ物に気づけば、ご馳走の山まで駆け寄って、それを平らげてしまうだろう。ところが、このラットが交差点まで真っすぐ進んでいく時に、オールズが電気ショックを与えると、ラットは食べ物への興味をまるきり失い、進むのをやめた。このラットは、自分が食べようとしていた物よりも、脳内で起こっている何事かのほうをずっと好んでいたのだ。

そこで、オールズと、マクギル大学での研究仲間であったピーター・ミルナーは、新たな実験を用意した。今度は、彼らはラットの脳内の様々な領域に電極を入れた。その中には、オールズがあの不思議なラットの脳内で刺激していたと思われる箇所も含まれている。彼らは、ラットを一度に一匹ずつ、スキナー・ボックス（著名な行動学者、B・F・スキナーの名にちなんでいる）という装置の中に入れた。この箱には、押すと、ラットの脳内に電気が走るレバーが備えつけてある。ラットをこの箱に放りこむ度に、二人の科学者はレバーをトンと押し、このレバーがどんなふうに働くのかをラットに示してみせた。そして、彼らはラットを一人にして、好きなことをさせたのである。

ラットの中には、このレバーを避けるものもいた。他のラットは、レバーを好んだ。「A―5番」のラットは、一時間に千九百二十回、つまり、二秒に一回の頻度でレバーを押した。オールズとミルナーはまだ知らなかったが、A―5番のラットの脳内に刺さっていた電極は、報酬系を探り当てていたのである。報酬系とは、腹側被蓋野（略称：VTA。この領域でドーパミンが作られる）、内側前脳束（VTAを他の脳領域と接続する）、脳中隔、視床下部、扁桃体を含む、つながり合った領域群のことである（126ページの図2を参照）。

哀れなA―5番を解剖してみると、オールズとミルナーは、自分たちがある神経回路を見つけたことに気づいた。それは、食べ物やセックスに対する熱望など、欲求が満たされた時に、快感を生み出す回路だった。しかしそれだけにとどまらず、彼らは、この機構が実に、身の破滅に至るまで行動を支配できることを発見したのである。

最初の空腹なラットは、例の快い一撃を脳に受けたことを感じると、食べ物の手前で立ち止まった。彼自身の関心とは正反対に見える決断だ。オールズとミルナーが、ぴったりの場所に電極を差しこみ、ラットに選択を任せると、ラットたちは装置のレバーを押し続ける――食べ物にも、水にも、睡眠にも目をくれず。彼らはレバーを押しに押し、快感で死に至るまで、他のすべての関心事を犠牲にしていた。

第二次世界大戦後の数十年、多くの科学者たちが、ヒトに対して電気生理学の実験を行いたいと願った。しかし、自分の脳内に金属の電極を突っ込まれたいという協力者を集めるのは難しい。そして、もし被験者を集めることができたとしても、研究機関の管理者たちは、当然、そうした研究の案には神経質だった。

こうした状況は、精神科医のロバート・ガルブレイス・ヒースを苛立たせた。彼はニューヨークのコロンビア大学で統合失調症の研究を行い、名誉ある地位を得ていたにもかかわらず、大学の倫理規則にいらついていた。ネズミを使って実験することができ、時にはサルも使うことができたが、彼は人間を使いたかったのだ。

テュレーン大学〔ルイジアナ州ニューオーリンズの私立大学〕は、コロンビア大学とは違った視点をもっていた。この学校は、アメリカ南部の重要な知的中核地になるという野望をもっていたが、最上級の才能をもつ人々を集めることに苦労していた。大学の野心的なお偉方が、精神医学科を創設することを決めた時、彼らは責任者としてヒースに狙いを定めた。コロンビア大学に比べ、テュレーン大学は僻地だった。しかし、ニューオーリンズやルイジアナ州全体を見渡してみると、そこには貧者を対象とした市立の大きな慈善病院があり、州立の精神病院がいくつかあった。つまり、人間の被験者になりうる対象がたっぷりいたのだ。テュレーン大学は、ヒースにこの膨大な、彼の呼ぶところの「臨床的材料」を利用しないかと申し出た。そして、彼は一九四九年に、この大学の教授陣に〔学科長として〕加わったのである。

翌年、ヒースは電極を――時には同時に十二個以上――人間の脳に入れ始めた。彼は、脳の特定の領域を電気で刺激することが、しばしば快感を生み出すことに気づいた。オールズとミルナーが、後にラットで見つけたのとよく似た感覚だ。しかし、ラットとは違い、人間は話すことができる。被験者たちが、自分の感じた快さの様子を説明する時、彼らはヒースに、それがまぎれもなく性的なものだと伝えることがあった。

一九七二年、ヒースは特に悪名高い実験を（ある悪名高い研究の一環として）実施した。この実験の中で、ヒースは「B―19番」という、二十四歳の同性愛の男性を、脳中隔という領域に八個の電極を差しこむことによって、異性愛者に変えようとした。ヒースは、電撃による感覚報酬〔快感〕とポルノ映画、そして二十一歳の売春婦による性的サービスを組み合わせることにより、B―19番の脳内で、快感と異性愛が結びつくようにした。この「治療」の十一か月後、ヒースはこの実験が大成功だったと宣言し、脳への刺激を、望ましい行動を促進し、望ましくない行動を「消し去る」ための方法として用いるよう推奨した（このことが、あちこちにいるサイエントロジー〔一九五〇年代に始まった新興宗教〕の信者や、マインドコントロール陰謀説を唱える人々に、精神医学反対論の格好のネタを提供した）。

実のところ、B―19番の「転向」は大いなる懐疑をもって考察されるべきである。ヒースは、売春婦とB―19番が二人の時間をとっている間、その室内にはおらず、起こっていたことについては売春婦の証言に頼っていた。次のような事実にもかかわらず、売春婦は、相手が完全な絶頂を迎えたとして、大成功を主張した。実のところ、B―19番は、それ以前には女性とセックスをしたことはなかった。彼は、脳から突き出た電線によって機械につなぎ留められていたため、セックスの運動が少々やりにくくなっていた。この売春婦が、客たちと共に絶頂を迎えることはめったにない。それにもかかわらず、治療後に、B―19番が人妻（ヒースは彼女に面談を行っていない）と短い性的関係をもったとする話と（彼女はB―19番に一度も膣内で射精させなかったという）、彼が治療後には二回「しか」同性間でのセックスをしていないという主張は、ヒースに同性愛への勝利を宣言させるには十分だったのだ。

ヒースはB―19番の行動を異性愛へと変えることはできなかったようだが、彼は二つの重要な観察結果を記している。彼がB―19番の脳を活性化させた時、長年にわたって薬物を使用していたこの男性は、その感覚がアンフェタミンを使用している時のものによく似ていると言った。そして、B―19番に自分で刺激を操作させた時には、ヒースはすぐに彼からコントローラーを取り上げなければならなくなった。B―19番は、オールズとミルナーが実験に使ったラットのように、スイッチを何度も叩き続けたのだ。

脳内の性的な快感は、こうした取り憑かれたような行動へとつながりうる。一九八六年、医師たちは、背中のケガによって生じた堪えがたい痛みを治療することを目指して、脳の奥深くに電極を入れる手術を受けた女性の例を報告した。脳の刺激は彼女の痛みを和らげることには確かに役立ったが、同時に、（絶頂に達することはなかったものの）強い性的快感も生み出した。彼女はその感覚にとても魅了されてしまい、コントローラーのダイヤルを操作し過ぎて、親指に摩擦による傷を作ってしまった。彼女は時に、家族との時間や、自分の衛生、食事のことさえも忘れて、自分を刺激しながら丸一日を過ごしてしまうこともあった。ある時点で、彼女は家族の一人にコントローラーを渡し、自分には戻さないようにと指示した。しかしその後、彼女はコントローラーを返してほしいと懇願したのだった。

さらに言うと……

ファウスや他の人々の研究室での研究によって、身体的な性的刺激も〔脳への刺激と〕同じ効果をもちうることが、今や示されつつある。〔ファウスの研究室に所属する〕パラーダは、潤滑剤に浸した絵筆でメスのラットのクリトリスをつつき、断続的な刺激が、連続的な刺激に比べて「場所に対する選好性」を誘導しやすいかどうか、また、ラットの脳内の化学物質の違いが、そうした好みの成立の可否に影響するのかを見出そうとしている。多くの研究室で行われてきた長年の研究により、ネズミは良いことが起こった場所にいるのを好むことが示されている。ラットにある区画で二、三回餌をやり、その部屋にいるか、隣の部屋にいるかを選ばせると、ほとんどの場合、ラットは餌をもらった部屋で過ごすことを選ぶ。さて、ラットに、床に居心地の悪い金網が張ってある区画でセックスをさせ、その部屋で過ごすか、ふかふかしたおがくずの敷いてある隣の部屋で過ごすかを選ばせると、ラットは大抵、居心地の悪い〔しかし、セックスをすることができた〕部屋を選ぶ。

パラーダは、実験に明暗の選択を利用している。自然の性質として、ラットは暗い場所を好む〔ラットなどのネズミは夜行性である〕が、実験では、ラットを金属的な銀色に塗った部屋で待たせておき、クリトリスを撫でた後に、暗い壁に囲まれた隣の部屋に移すと、ラットが明るい部屋へと戻りたがることが明らかになってきた。

パラーダが行った断続的な刺激は、動物行動学者が「ペーシング〔同じ場所を繰り返し行き来する行動〕」と呼ぶものを模している。メスのネズミは、可能であれば、セックスの間隔を自分の好みに合わせて調節する。メスが、壁を隔てて二部屋に分かれたケージに入れられたとき〔この壁は、メスには通り抜けられるが、オスにはできない〕、彼女はオスに対し、いつ自分にまたがらせ、いつ相手におあずけを食わせるかを決めることができる。このメスが繁殖期にあれば、彼女は壁を横切ってオスの区画に行き、飛び跳ねて走ることで相手を誘惑し、前彎姿勢をとる。二、三度の挿入の後、彼女は壁の穴を素早く駆け抜け、自分の部屋に帰っていくが、しばらくすると戻ってきて、性交を再開する。こうして、メスは好みのリズムを作り出し、自分が満足するまでセックスを行うことができる。その後、もしこのメスが再び同じケージに入れられると、たとえオスがいなくても、彼女はほとんどの時間を先ほど（好みの間隔でのセックスに利用した）オスがいた区画で過ごす。

言い換えれば、このネズミたちは自分が快感を味わった場所を覚えており、その快感と、自分がいた場所を結びつけて記憶しているのである。その経験はあまりにも強力で、動物たちに、本来は忌避するはずのもの――例えば、明るい場所にいること――を乗り越えさせてしまう。

こうした経験は、パートナーの選好性をも固定化する。メスを、人工的なにおいをつけたオス、あるいは、他のオスとは違う体色のオスに対し、好みの間隔でのセックスができるようにさせると（これにより、彼女は快感と結びついた手がかり〔においや色〕を見つけることができる）、彼女はしばしば、他のオスよりもこのオスとセックスをしたがる。彼女は一夫一婦制をとるのではないが、えこひいきをするようになる。

ラットの複婚制〔一夫一婦制ではない、複数の異性を相手にする関係〕は、固定された、生来の行動である。しかし、ファウスは近年、その行動さえも、性的な経験によって変化させられうるのではないかと考え始めている。

メスがオスに対する選り好みを作り上げていく時、彼女は主に、においを元にしてそれを行っている。それが、ここ数年の間、ファウスの研究室がにおいと交尾行動に関する実験を続けてきた理由である（オスのネズミは、個々のメスを元のにおいで嗅ぎ分けることがとても下手だ。そのため、ファウスは人工のにおいを使っている。メスはオスよりも、自然のにおいで異性の個体を区別するのには長けているが、それでも、中にはメスにとっても、人工香料の助けが必要な実験がある)。例えば、最初の性体験をレモンの香りを身にまとったメスと行ったオスたちは、レモンの香りのメスと、自然の香りのメスのどちらかの選択を委ねられた際、レモンのメスを選ぶ。発情期のメスのラットのにおいは、オスにとって非常に魅力的ではあるものの、また、オスたちは通常、不特定多数のメスたちと交尾することを好むものの、これは本当のことなのである。

ファウスの研究室の科学者たちは、もし、複婚の性質をもつ正常な〔オスの〕ラットを、たった一匹の相手としか交尾できないようにしたら、一体何が起きるだろうかと考えた。その相手は、何の人工的な香りもついておらず、通常のメスのラットのにおいしかしない。研究者たちは、オスがガールフレンドへの選好性をもつようになることを期待して、このラットのカップルに何度も交尾する時間を与えた。ところが、そこに二匹目のメスを入れて三者関係を作り出したところ、驚くべきことに、オスはどちらのメスとも同じだけの射精の機会をとった。オスはどちらのメスにも選り好みを示さなかったのである。科学者たちはまた、オスのガールフレンドになったと思われるメスの行動にも驚いた。彼女たちは嫉妬を覚え、果敢にも、オスが侵入してきたメスと交尾するのを阻止しようと試みたのだ。ラットはそのようなことをしないと考えられているが、ガールフレンドたちは二番目のメスに対して攻撃的になり、オスが彼女に近づくのを防ごうとした。

メスはこの実験の対象ではなかったので、科学者たちはもう一度実験をやり直した。今回は、彼らはガールフレンドになる予定のメスたちに、アーモンドのにおいを振りかけた。一度目の実験とは違って、オスたちは三角関係の間、強力な嗅覚の手がかりのおかげで、ガールフレンドに対してだけ、顕著な射精の選好性を示した(しかし、またがる行動は「侵入者」のメスたちにも行った)。するとなぜか、ガールフレンドたちは二番目のメスに対して、よりいっそう暴力的になった。

「においをまとった時、彼女は過度に攻撃的でした」。ファウスはそう振り返る。「もう片方のメスを、叩きのめそうとしたんです。私には、擬人的な説明以外はできません。つまり『私がセクシーなにおいをつけていたら、彼はもちろん、あの子より私とたくさんやってくれる、そして私とだけやってくれる』という考えです。彼女は、香りをまとうことと、オスのことや、自分は彼とだけセックスをするのだという考えを結びつけています。このメスは、私たちが知っている内容、すなわち、彼が彼女にしか射精を行わないということを知りません。彼女が知っているのは、彼が他のメスともセックス〔の手前の、またがり行動〕をしているということだけです。ですから、彼女は他のメスをぶちのめし、オスを何度も誘います。そうして、彼女はパーティーの主役になるんです」。

こうした、ネズミの自然の行動から離れた現象も、元を辿れば、オールズとミルナーが発見した、まさに同じ脳内の報酬系に直結している。ファウスや他の科学者の研究は主にネズミを使っており、ネズミの実験は自動的にヒトでの現象に置き換えられるわけではない。しかし、長年の事例証拠は、ヒトも、報酬あるセックスをした場所に対して、選好性をもつようになるということを示している。たとえ、その場所――安モーテル、ラスヴェガス、一九八二年型のクライスラー・レバロン〔かつて人気のあった乗用車〕――が、あまり魅力的ではなさそうでも。

二〇一〇年、シカゴ大学のある研究チームは、すでに、多くの人々が体験に基づき、セックスの代替品だと断定していたものが、確かにその働きをもつと立証した。アンフェタミンである。彼らは、少量の「スピード〔覚醒剤〕」を投与された人々が、薬剤投与を受けた部屋に対する選好性をもつようになるが、偽薬〔プラシーボ〔実際は効き目がない薬〕〕を投与された人々の場合はそうならないということを示した。

報酬の効果は、単に一つの場所や、一人のセックス相手に対する選好性を生むだけに留まらない。ヒトを含む動物は、性的な報酬をとても好み、そのために大変な努力をする。〔イギリス〕ケンブリッジ大学のバリー・エヴァリットは、ラットの仮設の「快楽の館」を設営した時にそのことを証明した。彼は実験の中で、オスのラットたちに、〔性的に〕積極的なメスを与えて、ある場所に対する好みをもたせた。しかし、彼はここで実験にひとひねりを加えた。ケージの壁の一つに、彼は小さな丸いライトを取り付け、ラットが交尾している時には必ず点灯するようにしておいたのだ。

続いて、エヴァリットはケージに細工を施した上で、オスたちをそこに戻した。ケージには今、押すとライトが点灯するレバーがついている。オスたちは、即座にそのことを学習した。少なくともすぐには、食べ物のごほうびやメスを得ることはできない。ライトは、セックスの目印としてとらえられるようになったため、それ自体で脳内に報酬を生み出した。オスがライトのスイッチを入れてからおよそ十五分後、くす玉から落ちて来るキャンディのように、発情期に入っているメスが天井から落ちてくる〔祭りや催し物の中で、くす玉のような張り子の人形、ピニャータ（piñata）をつついて崩し、中から落ちて来る菓子やおもちゃを子供が取るゲームがある〕。

この現象は、報酬学習と呼ばれている。そして、男性がライトのスイッチを押しても、その気になっている女性が降ってくるわけではないにもかかわらず、男女はセックスのために努力する習慣を身につけている。別の言いかたをすれば、人生はもっと『トップ・ハット』〔一九三五年のラブ・コメディ映画〕のようなものであるべきだ、と考える人々は、情熱的に行動するのである。私たちは遊びの恋をする。私たちは、たとえクチナシと蘭の区別がつかなくても、花を買う。私たちは、たとえジーンズとスニーカー派であっても、セクシーな服を着る。私たちは、刺身用のさく切りマグロと、そうでないものすべての違いが、味でわかると言ってしまう自分に気づく。たとえ、自分が何の話をしているのかさっぱりわからずとも。生魚の載った、あの小さなご飯の塊を見る度に、立派なリブステーキを食べたくてたまらなくなってしまうのだとしても。

そう、私たちがエヴァリットの実験のラットであったなら、ライトのスイッチを押すだろう。

「我々は〔生きていく上で、本来は〕自分の髪やひげを整えなくても構いません。まったくその必要はないのです」とファウスは言う〔彼自身が、ひげを個性的な形に作りこんでいることを思い出してほしい〕。「この過度な毛づくろいによって、見た目がほんの一塵も良くなることはありません。それでも、我々はそうします。我々はデートに、験かつぎの靴下を履いていく必要はありません。それでも、その靴下を履いていたある時、我々は寝ることになり、そしてまた次もこれを履いていく、と……。これは、エヴァリットが利用した脳のしくみから起きていることです。エヴァリットの実験のラットは、ライトがセックスを意味していることを知っているのです」。

また別の場面に置き換えれば、このライトは女性にとって、ドゥランテの研究における、セクシーな服を買う行為に似ている。実際のセックスはないにしても、欲求を満たす報酬を引き起こす行動だ。同じことが、金についても言える。金を得ることも、それ自体が脳に報酬を生む。しかしその理由の一つには、収入がしばしばセックスと結びついていることがある。金持ちの男性ほどたくさんのセックスができる。あるいは少なくとも、セックスの可能性をより多くもつことができる。そして、単にセックスというだけではなく、より良い相手とのセックスの機会が得やすくなる。「男に聞けば、誰でも、自分がイケてる子を見つけたら、その子を落とすのにどれだけ頑張る必要があるかを見極める、と言いますよ」。ファウスはそう話す。

多くの女性がご存じの通り、ひとたび射精をしてしまえば、私たち男性はセックスのための努力をやめてしまう。つまり、前戯の最中の「誕生日には、パリに連れて行ってあげるからね」が、射精後には「まあ、俺たちにそんな金はないな」へと急転換してしまうということだ。アルマーニの服を着ること、整髪料を塗りたくること、金をまき散らすこと、それらを駆り立てるのは欠乏である。メスのネズミの跳ね飛ぶ行動、スーザンの浮気と同様に、これは欲求を満たすための行動なのだ。そして、その行動をすると、私たちは脳内で報酬を受け取るのである。

私たちの脳がエストロゲンの多い状態（女性の排卵期のように）、あるいは男性なら男性ホルモンの多い状態になれば、欲求は私たちの内側で始まり、外の世界へと放たれる（「ムラムラして、セックスがしたくてしかたがない」という時のように）。欲求はまた、私たちの性器が刺激されたり、セックスにかかわる外的なしるし（制服姿の男性から、デパートの下着売り場まで、どんなものでも）に出会ったりした時には、外の世界から私たちの脳内にやってくる。

一般的な興奮状態は、欲求を引き起こすのを助ける。興奮といっても、必ずしも性的に興奮した状態ばかりではなく、私たちは交感神経系が覚醒することを指している。もし、バンジー・ジャンプや、飛行機からのダイビングを一度でも経験すれば、あなたはおそらく、数時間、もしかすると数日も続く高揚感を味わうことになるだろう。物理の授業に落第したせいで最低の賃金しかもらえていない十代の若者に、命綱を結んでもらう。それから行う橋からのジャンプは、脳内で、ノルアドレナリン（ノルエピネフリンとも呼ばれる）という物質の大放出を引き起こす。あなたの心拍数は上がり、口の中が渇き、警戒警報が出されたようになる――「闘争」あるいは「逃走」の準備だ。しかし、自分が死ぬわけではないと気づいてしまえば、ほとんど歓喜に満ちあふれた気分になることができる。

ただ、橋から飛び降りる必要はまるでない。うまいコメディアン、二杯のエスプレッソ、運動、さらには尻をぶたれることでも、同じ効果が生じうる。こうしたものは、笑いや、カフェインや、体の活動や、軽い痛みによって、神経を覚醒させるのだ。新奇な体験もその働きを示す。長年の夫婦で、性的に倦怠してしまった二人が旅行に出ると、朝食の間じゅう互いの体をまさぐっているのに気づくことがある。普段と違った食べ物を食べ、違った人に会い、なじみのない道を歩く——こうしたことがすべて、わずかな、心地良ささえ感じられる不安を呼ぶ。

このことは、ファウスが「不発弾から種馬へ（dud-to-stud）」現象と呼ぶものと近縁にある。「低から中程度のショックや痛みは、性的に活発ではないオスのラットを、多少は精力的に変化させます」とファウスは説明する。覚醒システムを活性化すること自体は、〔その後の行動に対して〕中立的な意味をもつ。覚醒が、必ずしも性的欲求をもたらすわけではない。もし、あなたが食べ物に囲まれていれば、空腹でなくても食べ始めるかもしれない。もし、あなたがセックスを予感させるものに囲まれていれば、セックスに関心をもつだろう。覚醒という現象は「その時、何が周りにあるかということによって『意義』が決まる」のだと、ファウスは言う。

この「意義」は、ファウスが、私たちの脳の「底（ボトム）」と呼ぶ場所から生まれる——視床下部と、大脳辺縁系である。ヒトや、ラット、サルでは、この構造——内側視索前野（MPOA）、側坐核（そくざかく）、扁桃体、腹側被蓋野（VTA）からなる〔39ページの図1を参照〕——に基づいて求交尾的行動が生じる。これらの領域の神経がもつ、神経化学物質受容体に、信号となる分子が結びつくことで、私たちの欲求が、行動をとる意欲が高まる。

ファウスは、私たちの脳内の、指令的な機能と、辺縁系の機能の間の相互作用を、ウィリアム・ジェイムズの言葉を少しばかり借りて「『トップ・ダウン』対『ボトム・アップ』」と呼ぶのを好む。あるいは、〔「冷熱共感ギャップ」の語を使っていた〕ローウェンスタインのように「『冷たさ』対『熱さ』」とも。私たちの脳の「トップ」は、競合し合う関心事について考えながら、常に重み付けと判断を行い、「これ対あれ」の計算を――しばしば「あれは駄目」と言って――行っている。ラリーの母親がよく作っていたような、分厚い衣の、よく揚げたフライド・チキンは、大脳辺縁系に訴えかけてくる。しかし、病気で倒れてしまう心配が、「トップ」から降りてくるのである。

オールズ、ミルナー、エヴァリット、そして、ファウスの研究室などでの長年の研究が示しているように、報酬は、脳内の力関係をトップからボトムへと傾けることがある。傾くポイントは主に、視床下部の、とりわけ内側視索前野にある。この領域はある種、交通警官のような働きをしている。体温を調節し、血流量を変え、ホルモン分泌を調整するといった機能に加えて、内側視索前野は喉の渇きや、食べ物や、セックスへの欲求を満たすものを、周囲にある手がかりから選び出す。もし、あなたがこれまで、ゆでたロブスターと交わろうとしたことがないなら、自分の内側視索前野〔の正しい情報選択〕に感謝していい。

欲求を満たす報酬を生み出すために、いくつかの出来事が実質的には同時に起きている。

第一に、ステロイドホルモンが、α－メラノサイト刺激ホルモン（ＭＳＨ：melanocyte-stimulating hormone）の合成・放出を引き起こす。このα－メラノサイト刺激ホルモンは、内側視索前野でのドーパミン〔興奮性の神経伝達物質〕放出を促進する。内側視索前野は腹側被蓋野に強力な信号を送る。腹側被蓋野は、側坐核などの大脳辺縁系構造を起動させる。また、扁桃体から放出されるグルタミン酸も、視床下部にあるドーパミン作動性神経細胞に対して、内側視索前野にドーパミンを放出するように指示を出す。このドーパミンが結合する受容体にはいくつかの種類があり、その中には「短期的欲求」の受容体とも呼ばれる、D1受容体が含まれる。その間に、脳内のヘロインとも言える、少量のオピオイド〔麻薬様物質〕が放出される。この物質が、心地良い感覚を生み出す。

こうして放出されたすべてのドーパミンが、内側視索前野にある神経細胞のD1受容体にくっつけば、私たちはセックスにかかわる手がかりに対してとても敏感になる（もし私たちが飢えている場合には、空腹が起こり、それが内側視索前野でのドーパミン放出に結びつき、私たちの意識は食べ物の手がかりに向けられる）。

第二に、内側視索前野は、副交感神経系に、血液を性器へ送るよう指示を与える。これにより、男性ではペニスが勃起し、女性ではクリトリスの充血が起きる。その正確なしくみはまだわかっていないが、これには、視床下部にある別の構造（室傍核（しつぼうかく）という領域で、神経によって内側視索前野につながっている）もかかわっている。また、性的な信号は、この領域でのオキシトシンの放出も引き起こす（オキシトシンについては、今後、さらに詳しく触れていく）。室傍核にオキシトシンとドーパミンが放出されることで、メスのネズミは前彎姿勢をとり、オスのネズミは性器を勃起させる。

第三に、内側視索前野から、神経の投射〔ある神経から他の神経へのつながり〕を通じて信号を受け取った腹側被蓋野は、ドーパミンを、脳の司令部の一部である、前頭前皮質に送りこむ（次ページの図2を参照）。

詩人のダンテは、肉欲を選び理性を捨てた人々に対し、地獄の第二圏での刑を言い渡したかもしれない。しかし、彼は自然が――あるいは、もしあなたがこの言いかたのほうを好むなら、神が――この背

図2　セックス、恋愛、魅力に関与する、神経間の接続

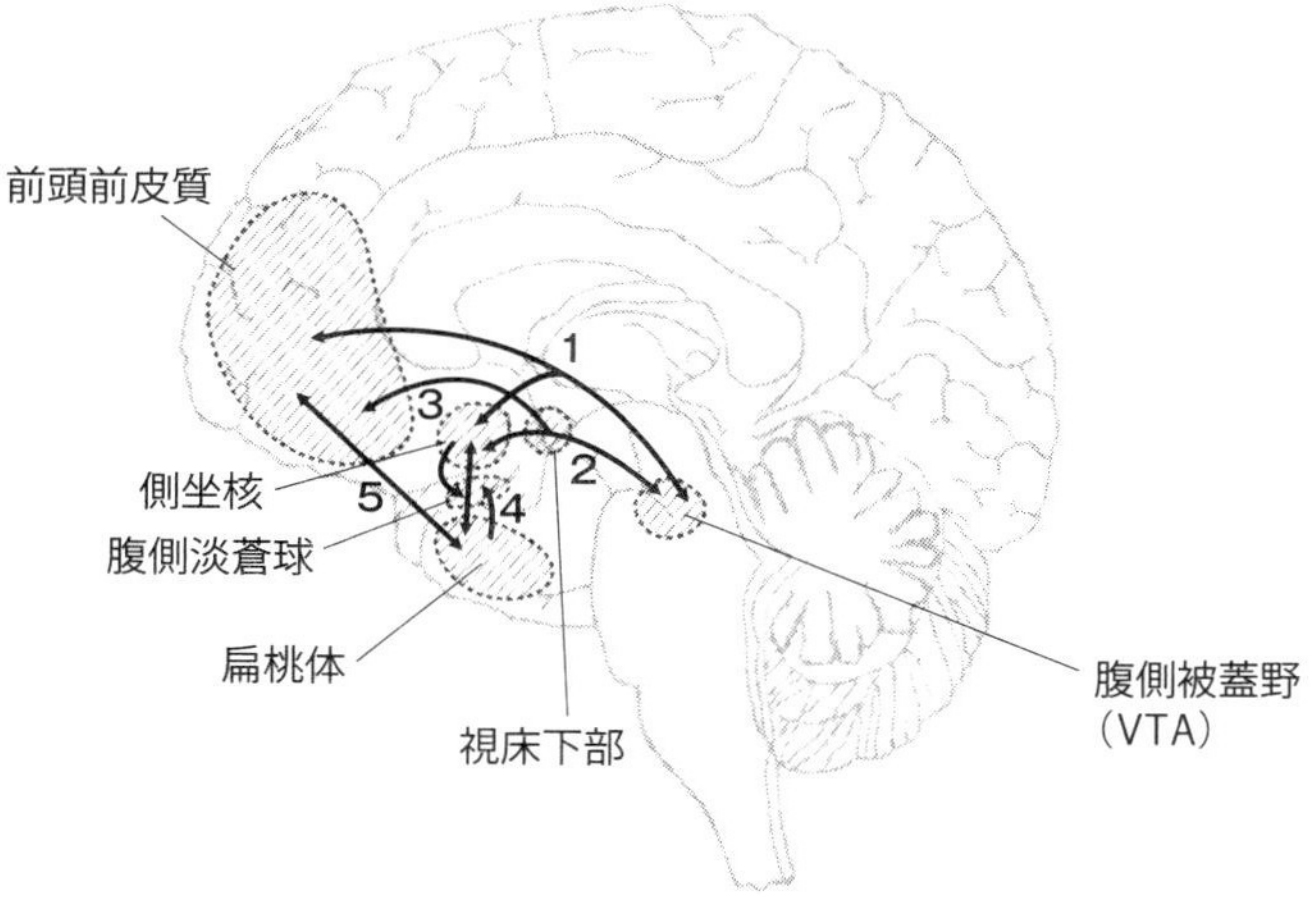

①ドーパミンが報酬系を活性化させる。
②オキシトシンがドーパミン放出を促進する（この現象は、新しく母親になった女性の脳内で起こる）。
③オキシトシンが報酬系へと放出される。
④扁桃体から放出されたヴァソプレッシンが報酬系を刺激する。
⑤前頭前皮質が、皮質下で生じる衝動を抑制する。
これらの回路はどれも、セックス、恋愛、不貞行為との関連が論じられている。

徳を脳に作りたもうたことを知らなかった。ドーパミンは前頭前皮質の声を鎮め、性的欲求の抑制を解除し、私たちの視野を狭めて、その欲求を満たす手がかりに集中させる。裸の女性の写真を見た時、若い男性は、大きな音に対する驚愕反応〔ヒトの場合、びくっとする動きや、瞬きの形で現れる〕が鈍くなる。排卵期の女性は、裸の男性の写真を見た時に瞳孔が広がり、無意識に笑みを浮かべる。この反応は、スーザンがキャドに反応した時にとてもよく似ている。

もちろん、深酒や薬物によっても、前頭前皮質の信号は弱まる。リビングでマティーニを何杯も飲みながらパーティーをしている親たちは、脳の「トップ」機能がぼんやりしてしまい、地下室で瓶を回して遊んでい

るわんぱくな子供たちには、とても目が行き届かないだろう。コカインやアンフェタミンは、性的な欲求をとても促進させる作用がある。これらの薬物は、大量のドーパミンの放出を促すからだ。知的な作業を多く行うだけでも、理性の「手綱」はゆるむ。統率をとるための思考は、〔欲求に直結した思考〕に比べ、脳内でかなり大きな区域を使い〔ヒトの前頭前皮質は、視床下部のおよそ十倍大きい〕、ずっと多くのエネルギーを消費する。ローウェンスタインは、ダイエット中の人物が、クッキーを勧められる前に数学の問題を解くと、素晴らしいトール・ハウス〔ネスレ社のクッキー〕の報酬に対する抵抗が減ることを発見した。問題を解くための思考が、司令塔のバッテリーを枯渇させてしまったのである。

ヒッポのアウグスティヌス〔古代キリスト教世界最大の神学者〕は、著作『神の国』の中で、初期のキリスト教信者たちにこう告げた。「〔人間が肉欲に駆られる〕その時、魂は、欲情を決して起こさぬよう、自らを律することも、その器官〔性器〕を意志の統率の下に留めるよう、肉体を律することもできない」。

恋の罠と革ジャン野郎

セックスをするためには、疲れきっていたり、酔っ払っていたり、ドーパミンに満たされたりしていなければならないということを、あなたは悲しく思うかもしれない。しかし、セックスが仮に報酬を伴わないとすれば、私たちは何のためにそれをしようとするだろうか。ショーペンハウアー〔ドイツの哲学者〕が書いたように「ただ想像してみてほしい。生殖行為が仮に、必要なものでもなく、多大なる歓喜を伴うものでもなく、純粋な理性の表れとしての事柄であったならば、と。そのようなことになれば、人類は存続できるであろうか？　来るべき世代に対し、誰もが深い哀れみをもち、彼らにむしろ実存の責め苦を与えないことを選ぶのではないだろうか？」」。

彼の仲間のドイツ人、エドゥアルト・フォン・ハルトマン〔哲学者〕は、私たちは理性を遮断され、セックスに買収されているに違いないと論じた。なぜなら、セックスは何の良いことにもつながらないからだ。もたらされるのは、結婚、出産の痛み、消失する金銭、愛への幻滅だ。ハルトマンが考えるに、起こりうる中でほぼ最悪のことは、「これまで夢見ていた、最愛の者の腕の中における幸福が」私たちに子供を産ませるための「見せかけの罠でしかなかった」と気づくことだ。私たちは、物事をコントロールできるという幻想をもっている。だがもちろん、私たちの脳内で働き、無意識にもつ生殖本能こそが、私たちの行動を駆り立てているのである。

ハルトマンによれば、生物の特性と社会的規範の衝突は、思い切った休戦につながることもあるという。「もし、ひとたび、愛が邪悪なものであるとされ、しかし、欲求が残る限りにおいて、二つの悪〔愛と衝動〕のうちの軽微なほうとして愛を選ばなければならないのであれば、理性は必然的に第三の道、言うなれば、衝動の撲滅を必要とする。すなわち、もし去勢によって衝動の撲滅が達成できるのであれば、去勢がそれに当たる」〔『無意識の哲学』より〕。そして、彼は満足げに、マタイによる福音書の十九章から、天国へ行くために自らを去勢した人々についての一節を引用したのである（なぜ、ドイツ人の面白いコメディアンが少ないのかと人は思うだろう）。

ハルトマンの見かたは、あまりに暗いように見える。しかし事実、報酬〔快感〕の見込みがあることで、私たちは、セックスの否定的な側面について考え過ぎることなく、セックスのために力を注ごうとする。エヴァリットがラットの扁桃体の接続を切断した時には、彼らはセックスをしようとしなくなった。セックスへの欲求がなくなり、もはやライトを点灯させようとはしなくなったのである。

エヴァリットがさらに内側視索前野を切断すると、オスのラットは〔再び〕ライトを点灯させ、メスが天井から落ちてきて、オスは興味があるように行動した。しかし今度は、オスたちは事を完遂しようとはしなかった。

〔自慰行為において〕人生最初の絶頂を味わうまでは、そこに特定の到達点はなく、欲求があるのみだ。幼い少年が自分の性器を触ると気持ち良いということを発見する時、あるいは、幼い少女が浴槽の蛇口から流れ出る水によって歓喜の瞬間を味わう時、彼らは普通、セックスのことを考えてはいない——少なくとも、いつか、彼らの脳内で結ばれる「セックス」の像と同じもののことは。気持ち良い感覚が、彼ら自身の報酬である。この少女は、入浴の時間を楽しみにするようになるかもしれない。そして少年は、彼が自慰の快感と結びつけた場所で、自分だけの時間を過ごすことを待ち望むようになるかもしれない。入浴や寝室のクローゼットは喜びと結びつくようになり、ゴールがなくても、エヴァリットの実験のライトのように、欲求に対する報酬を生み出しうる。ファウスの研究室の科学者が、性経験のないメスのラットのクリトリスを、レモンの香りのついた部屋で撫でたところ、このラットはレモンの香りそのものから報酬を受けるようになり、香りによって、刺激への欲求が起こるようになった。

しかし、最終的には、私たちは事をやり遂げたいと願う。私たちがセックスをする時、私たちの求交尾的行動（能動的性行動）は、絶頂へと向かう行動を呼び起こす。スワーブとロッセーリが探しているような脳内構造の性差が、その欲求がどう表れるか、そして、欲求が誰に向かうかに関係する。こうした意欲は先天的なものだ。それまで一度も性的な経験をしていなくても、発情期のメスがもつ天然のにおいは、オスの側坐核でのドーパミン放出を引き起こす。異性愛者の子供たちは、思春期を迎える前に、異性に対する不快感を強く主張することがある。しかし、その主張にもかかわらず、彼らは興味をもっている。たとえ、その興味の焦点がまだ定まっていないとしても。

ある日、例えば一人の少年が、紙上の美しきミス・オクトーバー〔『プレイボーイ』誌の十月の特集モデル〕と共に一人過ごしている自分に気づいた時、ミス・オクトーバーの体つきと容貌――とりわけ、彼女の胸、顔、そして目（これら三つの場所は、研究によって、男性が女性の裸体を見る時に最も長く注視されることが示された）――は、彼の先天的な衝動欲求を活性化させる。そして、彼の性器は勃起する。もしたまたま一人でいるなら、彼はこの報酬に対し、さらなる報酬を求め、自分のペニスに触ることで応えるだろう。ミス・オクトーバーや、そのような女性たち――現実の生活での、三次元の女性も含まれる――は、今やそれ自体が、よりいっそう性的な報酬を与えてくるようになる。ミス・オクトーバーは「先行条件」となった。彼女の写真を見るだけで、ラットのケージのライトのように、脳への報酬がもたらされる。性器を刺激することによる喜びは、今や、性的な意味をもっている。

そしてある日、この欲求に対する報酬を追い求めることが、絶頂につながる。少年はまだ、射精するほど成長してさえいないかもしれない。しかし、その時から、彼はゴールをもつようになる。彼は決して、再び欲求のみで満足するようなことはない。彼は、完遂することによる報酬を求めるのだ。

二足歩行でも四足歩行でも、同じ過程はメスにも起こる。とりわけ、性的な成熟を迎える時に起こりやすい。「私たちのメスラットが『クリ〔クリトリスの略語〕刺激』を、においと関連付けて記憶するようになると、メスたちはそのにおいを素晴らしいと思うのです」とファウスは言う。「でも、もしオスをメスと一緒に〔ケージに〕入れて、メスに『クリ刺激』を与えるとなれば、今や『本物』がそこにいるわけです。こうなると、刺激は『先行条件』となり、メスはオスを強く求めるようになります。これは彼女たちに本来備わっている行動です。メスたちはこう言うのですよ――「――ああ神様、これは本物ね！ここでファウスは、自分の声を一・メスラット・オクターブ上げて、両手を振り動かす。あの『クリ刺激』で完璧に気持ち良くなっちゃった。でも私の『クリ』は、絵筆で刺激されたの？あもう、本当にありがとう。すごく良かった。でもね、私は排卵してるの。私、『やられたい』の！」。

ヒトも動物も、セックスのゴールに向かってまっしぐらになっている時には、何事にもその邪魔をされたがらない。メスのネズミの内側視索前野に結びついたD１は、オスに対する誘惑行動を引き起こす。オスは、道の先にその気になったメスがいることを願って、迷路を解く。ヒトは相手を誘惑し、ストリッパーに法外なチップを払い、自分自身の価値観を捨てる。

ローウェンスタインのような社会行動学者たちは、報酬を探求する行為にとらわれた男性が、いかに断固とした態度になるかを示す実験を行ってきた。一九九六年、ローウェンスタインは、『プレイボーイ』誌の写真を見ている最中の男性は、同じ写真を調査の前日に見せられた男性よりも、たとえ、女性がセックスをしたくないと言った後でも、相手をうまく説得して服を脱がせようとする傾向が高いことを発見した。

十年後、ローウェンスタインとダン・アリエリーは、男性に対する二つの調査を行った。一つは、男性が中立的な（冷静な）状態にある時に、もう一つは、男性が、ノートパソコン上の性的な画像に向かって、活発に自慰行為を行っている時に行われた（パソコンは、用心深くビニールカバーで覆われていた）。第一の調査に参加した男性は、自分自身の性的な倫理観についての質問に対し、一般的に望ましい答えを述べた。例えば、セックスをするために、デート相手の女性を泥酔させるだろう、と答えた人はごくわずかだった。性的に興奮するものについて聞かれると、その答えもまた予想通りだった。過度に太った女性や、靴や、動物とのセックスに興奮すると答えた人は、少ししかいなかった。しかし、性的に覚醒した状態で回答すると、有意に多くの男性が、自分はきっとデート相手の女性を泥酔させるだろうと答えた。より多くの男性が、過度に太った女性や、獣姦行為や、靴や、別の男女を含めた三人プレイのセックスを、興奮するものだと感じていた。本当の興奮状態にある時には、絶頂に達するためのあらゆる手段が考慮に含まれるのだ。

オピオイドとドーパミンが働いている時、私たちの抑制は捨て去られてしまう。「あなたはもはや、『ボトム・アップ』と『トップ・ダウン』、二人の巨人の衝突を味わうことはありません」とファウスは説く。「ボトム・アップが勝つのです」。

ファウスは、この欲求に対する報酬を「コカイン的」と呼ぶが、この時、彼は単に比喩を用いているのではない。性的欲求を満たす報酬は、まさにコカインやメタンフェタミン〔覚醒剤の一種〕による報酬とよく似ているのである。オスのラットの側坐核にアンフェタミンを直接注射すると、そこでドーパミンが放出され、ラットは異常なほどにセックスをしたがるようになる。「B—19番」がヒースに対し、電極から流れる電流によって、アンフェタミンを使用している時のような性的感覚が起きると伝えたのは、このようなわけだ。コカインやメタンフェタミンを使っている人々に、機能的磁気共鳴画像（fMRI）装置に入ってもらい、報酬とは無関係の写真、性的な写真、薬物に関連する器具の写真（吸引具、カミソリの刃〔薬物の塊を削る〕、白い粉の山など）を見せると、彼らの脳の辺縁系は、性的な写真と、薬物に関係する写真の両方によって、同じように活性化される。

このしくみによって、ヒュー・ヘフナーは富を得た。自分が何をしているか、はっきりとはわからないままに、彼は、女性の胸や顔を見たいと願う、〔男性の〕生来の欲求を利用した。その結果、世界中の何百万人もの男性が、欲求に対する報酬を味わい、『プレイボーイ』誌のために現金をぽんぽんと支払ったり、その発行を毎月待ち望んだりするようになった。『プレイボーイ』誌は、読者にとって、性的な絶頂という報酬を得るための先行条件となり、ヘフナーにとっては、ロサンゼルスの豪邸と自家用ジェット機をもたらすものとなった。

性交成立という報酬に対する欲求はあまりに大きい。そのため、もし動物たちがそれに失敗すると、その選好性が崩れてしまうことがある。ファウスはある実験で、ケージの中に、発情期のメスと、ついたての陰に留め置かれたオスを入れた。ついたてのせいで、オスはメスに触れることができないが、オスのにおいは、ファウスの言葉によれば「無条件に欲求をかき立てるような、嗅覚とフェロモンの信号を送るのです」。このにおいは「メスの扁桃体を、そして内側視索前野を活性化させ、彼女をその気にさせます。しかし、私たちの実験条件では、彼女はじらされ、もてあそばれます。彼女はすっかり身じたくができているのに、出かける場所がないのです。彼女はついたての後ろにいるオスを誘いますが、彼女には何もできません。つまり、彼女からすれば、このオスは、その気がないのに言い寄ってくる、ひどい『じらし屋』なのです」。その結果、彼女は後でこのオスに接触できるようになったとしても、もし別のオスがいれば、じらし屋のオスを避けるようになる。あるいは、じらされることや、その後の欲求不満と結びついて記憶された手がかりを避ける。そして、〔じらし屋のオスではなく〕最後までやり遂げてくれるオスと交尾するのである。

メスのネズミ、あるいはオスについてでさえも、彼らに性的な絶頂があるのかどうかを知る人はいない。ファウスは、「ある」と考えたがるのだが。しかし、ネズミがオーガズムを感じようと感じなかろうと、彼らは性交をやり遂げたことによる脳内報酬を、ヒトとまったく同じように受け取っている。側坐核と内側視索前野で、ドーパミンは急減する。血中と脳内にオキシトシンが放出される。脳内版のマリファナである、内在性カンナビノイドにより、私たちは少し眠くなる。セロトニン作動性神経細胞からセロトニンがほとばしり、穏やかで満ち足りた感覚をもたらす。

エンドルフィンなどのオピオイドは、それまではゆっくりと増加し、欲求に対する報酬を高めてきたが、ここへきて急激なうねりを見せる。急増したオピオイドは、辺縁系と視床下部に流れこむ。これが、ファウスがワシントンで出会ったヘロイン中毒者が、麻薬の使用はセックスのようだと言っていた理由である。一九六〇年にはすでに、精神科医のリチャード・チェシックが「薬物中毒者における薬物性オーガズム」について記している。

(性感と、麻薬や覚醒剤との関連が論じられていることから、セックスへの「依存症」が存在するかどうかを巡る議論にも混乱が生じている。テレビによく出る有名なカウンセラーなどは、セックス依存症が存在するという立場の推進派だ。一方、ファウスはそれとは反対に、セックス依存症などというものは存在せず、そのように見える現象は、強迫性障害〔ある考えや行為がつきまとい、たとえ不合理だと思っても自分では抑えられない症状〕の一種なのだと主張する。ファウスは、一日に五回の自慰行為をしてしまう男性は、性感の中毒になっているわけではなく、一日に五回、絶頂を迎えなければいけないという強迫観念にとらわれているのだと考えている。実際の所、それを達成するのは至難の業だが。)

性交後に放出される脳内麻薬は、私たちを良い気持ちにさせてくれるだけではなく、前頭前皮質でのドーパミン放出を止め、理性の働きを復活させる。ハルトマンが述べたように、「意識の空は再び晴れわたり、大地を濡らした実りの雨を、驚きをもって見つめる」。しかし、多くの人は、もっと詩的ではない言葉でこのことを表現する。例えば「しまった！　ソファーの上でこんなことをやっちまった！」といった具合に。

性交をやり遂げたことによって得られる脳内の報酬は、性的欲求を満たす〔異性の体を見たり、性器に刺激を与えたりする〕ことで得られる報酬よりもずっと強力だ。「大人であっても、経験に伴い、射精とオーガズムは脳を変化させるのです」とファウスは説明する。「絶頂を経験すると、側坐核と小脳で、神経細胞の分化〔形態や機能を変え、特定の役割をもつようになること〕が促進されます。そして、ものすごいことに、側坐核は、性的な報酬と関連している刺激に対して、敏感になるのです。……そう、今や神経が変化しているということです。あなたが絶頂を経験することで、遺伝子の転写〔読み出し〕に、長期的な変化が起きます」。遺伝子の情報が写しとられ、それを元にタンパク質が作られ、細胞上の受容体に結びつくことで、細胞に指令が出される。「このことで、神経同士の結びつき〔シナプス〕には、恒久的な変化が起きています。こうなればもう、あなたはパヴロフの犬です。誰かがベルを鳴らす度に、あなたはよだれを垂らすのです」。

性的に満たされ、脳内で充足的報酬を受け取ると、私たちは〔明かり自体が報酬源となったために、そのスイッチを押し〔続け〕た、エヴァリットの実験のラットのように〕セックスにかかわるどんな物事からも、性的な希求的報酬を受け取ろうとするようになる。性交をやり遂げたことによる報酬を頻繁に受け取るほど、外部の刺激と、セックスとの結びつきは強くなる。彼が着ていたものは？　彼女の見た目は？　かかっていた音楽は？　自分のいた場所は？　こうした情報はすべて、性欲をかき立てる先行条件になる。なぜなら、側坐核と結びついた扁桃体が、私たちがどのような状況で快感を得たかを記憶しているためである。

私たちは、フェティシズムを発達させてきた。「医師に診断を受けるような、過度なフェティシズムも、人々が通常のセックスをするために役立つしくみが、単に極端になっただけのものです」とファウスは話す。私たちは誰しも、程度の違いこそあれ、フェティシストなのである。別の言いかたをすれば、私たちは誰しも、程度の違いこそあれ、強い選好性を育んでいるのである。

報酬系の神経回路と、そこで働く神経化学物質は、個々人が恋人に対する好み――背が高いとか、低いとか、金髪だとか、黒髪だとか、痩せているとか、太っているとか、眼鏡をかけているとか――をもつのに重要な役割をもっている。性的な快感に結びつく報酬系は、美しさそのものを、人々のフェティシズムに変えた。アメリカの人々が、毎年およそ百三十億ドル〔約一兆六千億円〕を美容整形に投じ、年に三百七十億ドル〔約四兆四千億円〕を化粧品や美容サービスに使っているということは、どのように説明したら良いだろう?（ちなみに、全世界で見ると、その年額はおよそ千七百億ドル〔約二十兆円〕だ。）

こうした好みが生じるのは、一部の進化心理学者が論じているような理由からだけではない。彼らは、ヒトがウエスト対ヒップの比率や、顔の対称性（健康状態の良さや、子孫を残すために望ましい遺伝子をもつことを反映していると論じられる）を好むよう進化してきた、という説を主張している。

「進化心理学者は、我々ヒトが、クソみたいなことをしでかすはずはない、という具合に振る舞うのです」とファウスは言う。「しかし、我々はクソみたいにばかげたことばかりしているのですがね！　それがなぜかといえば、我々は、競合する物事をいくつも抱えているからなのです」。私たちは健康な子供を産み育てたいと願うが、一方で、経験によって形づくられた、自分自身の報酬系の好みを満たしたいという欲求もある。「つまり、進化心理学者の話だけを聞くなら、子供を作れる年代の女性の裸というのが、『最高』のはずなのです。それじゃあ、なぜそれ以外を求めるのでしょうか？　どうして我々に好みなんてものが必要だというのでしょう？（『ああ、君には男の子みたいな髪型をしてほしいんだよ』とか『セクシーな下着をつけてくれよ』とか。あるいは『いやらしいことを言ってくれ』だとか）」。

ファウスは、報酬によって生じた好みの力を、見事な形で示してみせた。ラットとヒトはどちらも、生まれつき、死臭に対する強い嫌悪感をもっている。たとえ、何のにおいであるかを知らされなくても、生じる不快感はこの上なく強力だ。ラットはそのにおいから逃げるためなら、ほとんど何でもする。電流の流れる金網の上を通ることさえもするのだ。

ファウスは、発情期のメスに、ある化学物質を塗った。物質の名前はカダヴェリン〔「死体のような（cadaverous）」という語が由来〕といい、まさにそのにおいにぴったりのものだ（もし、万が一、カダヴェリンのにおいを嗅がせてもらえる機会があったとしても、やめておいたほうがいい。悪夢を見ることになってしまうかもしれない）。ファウスは続いて、性経験のないオスたちを、この死臭つきのメスたちと一緒にケージに入れた。メスたちは通常通り、飛び跳ね、突進してオスたちを誘惑した。一方オスたちのほうは、ひどいにおいに慣れるのにいくらか時間がかかった――ファウスは何度も、臭いメスに彼らの注意を向ける訓練をしなければならなかった。しかし、最終的には、オスたちは正常にセックスをするようになった。些細な誘惑がどれほど強い動機付けになりうるかを、まさに示すものである。

その後、ファウスはこれらのオスに対し、別の発情期のメスたちの中から好みのものを選ばせる実験をした。メスの中には、カダヴェリンのにおいをつけたものも一匹いる。すると、このオスたちは、自然な、かぐわしい（もちろん、ラットにとってということだが）においのメスよりも、死臭のするメスをよく選んだ。ファウスは、何匹かのメスにレモンのにおいをつけてもみたが、死体のにおいの相手と初体験をしたオスは、やはりその嫌なにおいのメスのほうを、より多く選ぶのであった。中には、死臭のするメスとしか交尾をしないオスもいた。このオスたちは、カダヴェリン・フェチになってしまったのだ。

ファウスの研究室では、ネズミたちをありとあらゆるフェティシストに変えてきた。パラーダがラットのクリトリスを撫でていた部屋の隣で、ファウスは台の上に置いたトレイのほうまで歩いて行き、取材に来た私たちに「さあ、これがフェチの研究です」と言う。しかし、そこには取り立てて注目すべきものはない——いや、そこには小さな小さな、六着のジャケットが並んでいた。ジャケットには、ラットが前足を通すことのできる、二つの小さな穴が開いていて、胸から背中までがすっぽり覆えるようになっている。この衣装に身を包めば、ラットはまるで『乱暴者(あばれもの)』〔一九五三年公開の、アメリカ初の暴走族映画〕の主演男優、マーロン・ブランドのようだ。

さて、あなたはこれから何が始まるか、おわかりだろう。ファウスはオスのラットに、初めての射精を経験させる。「二つのグループを用意するのです。ジャケットを着るグループと、ジャケットで『抜く』……いや、ジャケットを『脱ぐ』グループ」——ファウスは笑い出して、言葉を止める。彼も研究室の仲間たちも、これまでに百回近くも「脱ぐ」と口にし、それを耳にしてもきたはずなのだが。「両方のグループとも、オスは十秒かそこらのうちにメスの上にまたがり、その後、数分のうちに射精します。まったく正常です」。つまり、ジャケットはオスの性的欲求や、絶頂には影響しないということだ。

しかしその後、マーロン・ブランドの姿をしていたオスを、発情期のメスと一緒に——ジャケットを脱がせた状態で——置くと、およそ三割のオスは、交尾を完全に拒んでしまう。そして、セックスをしているように見えるオスの多くは、実のところ、性器の挿入がうまくできないまま、延々とその動きを繰り返しているだけだった（つまり、勃起障害が起きていたということになる）。実際に交尾していたオスたちも、通常に比べてずっと長く時間がかかってしまい、その分、メスも頑張らなくてはならなかった。「単にジャケットがなかったというだけで、彼らは性的に興奮できなかったのです」とファウスは話す。「ジャケットが、興奮の象徴になってしまったのですよ。実に驚くべきことに！　我々はヒトのフェティシストを奇妙な目で見るものですが、そもそも、初めての性体験が奇妙なものではなかった人など、いるのでしょうか？」。

度重なる夢想と自慰行為、そしてもしかすると、捕まることやタブーを犯すことへの恐怖からくる、（一般的な意味での）感情の高ぶりとの組み合わせが、何かに対するフェティシズムを植えつける――ファウスはそう信じており、私たちもその意見に同意する。

そんなことは現実に起こりそうにない、と感じる人もいるかもしれないが、では、十九世紀末の精神科医、リヒャルト・フォン・クラフト＝エビングによる、以下の症例記録をよく読んでみてほしい。

名家の人物である、三十二歳のポーランド人、V・P氏は、一八九〇年に、自身の「異常な」性生活を理由に、私の所に相談に訪れた……。彼は十五歳の時、男女の違いに目覚めるようになり、以後、性的に興奮することが可能になった。十七歳の時、彼はフランス人の家庭教師に誘惑されたが、性交することは許されなかった。そのため、彼らに可能だったのは、互いに対する、熱心な性的刺激（相互に行う自慰行為）のみであった。こうした状況において、彼の関心は、相手の女性の履いていた、非常に優美なブーツに惹き付けられた。このブーツは、彼にとても深い感銘を与えたのだ……。交際の中で、彼女のブーツは、この不幸な少年にとっての偏愛の対象になったのだ。彼は、女性の靴一般に対して関心をもつようになり、素敵なブーツを履いた女性を目撃することはできないかと、実際に外を出歩くこともあった。この、靴に対するフェティシズムは、彼の意識に強く影響するようになった。彼は家庭教師に、その靴でペニスに触れさせ、それにより、即座に、素晴らしい快感を伴う射精が引き起こされるようになった。家庭教師と離れてからは、彼は売春婦の所に行くようになり、そこで同様のことを相手にさせていた。大抵の場合、彼が満たされるにはそれで十分であった。

また、一九六八年に日本の精神科医によって出された、二十三歳の、ビニールに対するフェティシズムをもつ男性についての報告もある。

幼少期より、彼には夜尿症の癖があった。母親の厳しいしつけにもかかわらず、その癖は小学校卒業の頃まで続いた。当時、洗剤は非常に手に入りにくかったため、この患者の母親は、問題に対処するためにオムツを使っていた。母親がオムツとオムツカバーを当ててくれる時、彼は恥ずかしさと喜びが入り混じった気持ちを味わっていた……。彼は〔旧制〕中学校に進学し、大学受験の準備を始めた。ある時彼は、道で見かけた外国人の女性が着ていた、ビニールのレインコートに対し、自分が強く心惹かれるのを感じた。それ以来、彼は雨が降る度に、ビニールのレインコートに身を包んだ女性の姿を、目で追い求めるようになったのである……。その後、彼はもはや、市電の車内でレインコートに触れるだけでは満足できなくなった。そして、女性もののビニールのレインコートを買い求め、それを身につけ、自慰行為をしたのである……。彼は近頃、敷き布団の上に白いビニールシートを広げ、女性用のレインコートを着てその上に横たわっている。そして、毛布にくるまるようにして、白いビニールシートで自分の体を覆う。じっとしている間に、ビニールは彼の体温によってしなやかさを増し、独特のにおいを発するようになる。そのにおいは、彼に快さを与えるものである。そして、彼はマゾヒスティックな想像に身を委ねる——彼は一人の女性であり、女性によって、体をもてあそばれているのである。快い性感によって得られる感覚は、ビニールがなければ弱まってしまうのだ。

ブライアンは、数多くのフェティシストに聞き取り調査を行った。彼らの多くは、自分のフェティシズムが形成された若き日の状況を、鮮明に覚えていた。ある人物は、革の服とコッドピース〔十五世紀から十六世紀に、男性器を覆うためにズボンにつけられていた布袋〕に身を包み、「奴隷」のガールフレンドに対して「主人」として振る舞いたいという自分の欲望が、コミックを読むことで目覚めたのだと語った。「もっとよく振り返って考えてみると、あれはまさに、未開人の奴隷の女の子だったね。そういうものを読み始めたばっかりの頃で——『英雄コナン〔他種族と戦う未開人、コナンを主人公にしたファンタジー〕』みたいな本をね——俺はそう、こんな具合だった。『僕の座ってるところからだと、かなり良さそうに見えるな』って。その奴隷の女の子が、男の脚の上に横たわっててさ。初めてそれを見た時、俺はまだ八つか九つだったけど、図書館の事務室で、俺はまあ、『そいつを続けてくれ！』って具合になってね」。そこで彼は、目に焼きつけた光景を自慰行為の材料として使い、その動きを続けたのだ（彼にとって幸運なことに、彼のガールフレンドも似たような過程を辿ってきていた。違った点は、彼女のほうは奴隷の女の子になりたがっていたことだ。人には、どこかに必ずぴったりの相手がいるものである）。

ロープ・フェチの女性たちは、ロープをよじ登り、そのごわごわした表面が、自分のクリトリスをこする感覚を説明する。ポニーへの乗馬で興奮するフェティシストたちは、ポニーに乗り、性的興奮がかき立てられる感覚について語る。叩かれることで興奮する人々は、子供の頃に叩かれたことを振り返り――そうした経験は、一般的な意味での気持ちの高ぶりを生じさせるものだ――その仕打ちを、性的な文脈の中に置くようになる。靴フェチの男性は、もしかすると、母親のクローゼットで、母親の靴に囲まれて自慰行為をしていたのかもしれない――これは、ありうるシナリオの一つである。

「私は、報酬を得た時にそこにあったものは、それが何であれ、脳内で報酬との結びつきをある程度、高めるのだと考えています」とファウスは言う。

痛みには、それ自体、交感神経系を活性化させる働きがある。もし、痛みが、性的に興奮した人物に一線を越えさせ、最終的にオーガズムに到達させた場合には、それがフェティシズムの対象になる。「痛みが、性行為の一部として固定されうるのです」とファウスは論じる。そして、エイブラハム・アレグザンダーがそうであったように、もし、オハイオ州コロンバスにいる「レディー・セイジ」がそうした痛みを授けてくれるとなれば、あなたは彼女の元を訪れたいという、強い決意にとらわれてしまう。たとえ、そのために必要な金を、職場から横領しなくてはならないとしても。

セックスそのものではなく、その報酬こそが「性的な」行動を生み出すのだという証拠として、ファウスは様々な量のモルヒネ（鎮静剤）をオスのラットに投与し、続いて彼らを、アーモンドの香りをつけた発情期のメスたちに引き合わせた。多量のモルヒネを投与された場合、このオスたちは、香りつきのメスたちに対して強い選好性を示したのだ。彼らは薬物であまりにハイになり過ぎていて、セックスはまったくできなかったのだが。

フェティシストたちは、時に破滅的な所にまで行動を極めてしまうことがある。そうした行為は身に危険を及ぼすという、自身の理性的な考えにもかかわらず。

カリフォルニア州のある男性は、自分の所有する油圧式ショベルに、愛の詩を捧げていた。しかし彼は、そのショベルによって首を締めながら自慰行為をしようと試みていた時に、うっかり首を吊った状態で亡くなってしまった。アレグザンダーは、自分を雇っている財団から金を横領することが間違っていると、確実にわかっていただろう。しかし、彼は調教の場であるオハイオ州へ飛んでいきたいという、自らの欲求に打ち勝てなかった。キャンプは在職中、薬物犯罪を犯した何人もの人を刑務所に送ってきた。アベラールは、自分が直面している危機を自覚していた。しかし、彼らの理性的な脳は、欲求の力によって口をふさがれてしまったのである。

〔肉欲への罰を描いた〕ダンテや、法廷でのキャンプの抗弁を嘲笑した人々と同じく、私たちも、セックスによって生じた物事の相対的な善悪を、個人の倫理観の強さに起因するものだと考えがちだ。しかし、報酬の魅力に対する個人の反応は、その人の脳がどのように形成され、その人の中でどのような遺伝子が働いているかに大きく影響される。ラットが、学習行動の中で、本来は報酬と無関係のはずの物事（例えば、エヴァリットの実験のライト）を「報酬」として記憶する度合いは、遺伝的な特性によって変わってくる。ファウスの実験での言葉に置き換えてみれば、あるラットは他のラットよりも、ジャケット・フェチになる傾向が有意に高く、その感度が非常に強いラットの場合、強力に動機付けられてしまうことがある――あまりに強力で、その動機が行動を支配してしまうのだ。

近年ヒトで行われている脳活動の画像化研究では、辺縁系からの欲求に耐える能力に、前頭前皮質と側坐核のつながりの強さが影響することが示されている。また、別の画像化研究により、過度に大食いの人々は、一般的な肥満の人に比べて、食べ物の情報に反応して放出されるドーパミンの濃度が、著しく高いことが示された。精神病質者（サイコパス）の脳では、欲求を呼び起こす刺激（例えば、金銭）を示された時、通常の人々に比べて、最大で四倍ものドーパミンが放出されるという。ドーパミンの量が多ければ、ゴールが何であれ、それを達成したいという意欲も高まり、投じるコストは気にならなくなる。ローウェンスタインが、ノートパソコンでポルノを見ている若い男性に見出した〔普段よりも異常な性的嗜好を示す〕現象が、さらに極端な形で起こるのだ。

時に、病気や外傷によって、報酬に対する渇望は、過度な衝動に変わってしまう。二〇〇二年、テキサス州の医師らは、多発性硬化症によって、視床下部の右側部分に病変が生じてしまった男性の事例を報告した。彼の中には、女性の胸に触ることに対する、飽くなき欲求が芽生えてしまった。また、カリフォルニア州の五十九歳の男性は、パーキンソン病の治療のために、脳の手術と、Lードーパ（ドーパミンに変化する物質）という治療薬の投与を受けていた。手術によるものか、薬によるものか、あるいはそれらの組み合わせによるものかはわからないが、彼の主治医たちは「この患者が、自分の四十一歳の妻に対し、一日に最大で十二、三回も、オーラル・セックスを求めるようになった」ことを報告した。「妻には重大な心臓の疾患があるにもかかわらず、彼は自分とのセックスを強制した。彼は頻繁に自慰行為をし、妻の友人たちにも、セックスをしないかと持ち掛けた……。彼はストリッパーたちを雇うようになり、売春婦を探して車で街を走り回るようになった。何時間もインターネットを使い、セックスを求めたり、ポルノ商品を買ったりした。ある時、この患者の妻は、彼が自分の五歳の孫娘の写真を見て、性的欲求を慰めようとしているところを目撃した」。前頭前皮質の外傷もまた、この領域が「ノー」と判断する能力を損ねてしまうことがある。そうなれば、報酬系は自由奔放に走り続ける――キャンプの弁護人たちが示唆したように。

一方で、報酬系における不具合は、病的なほどの抑制につながりうる。報酬への免疫ができてしまっているために、行動を起こすことにとても難儀してしまう人がいる。そうした人々は、重い腰を上げる代わりに、行動の結果として起こりうるすべての結末を、いちいち強迫的に分析してしまうのだ。また、ある一群の抗うつ剤（SSRI：選択的セロトニン再取り込み阻害薬）を服用している人々の中には、性欲減退の副作用が出る人もいる。このタイプの薬は、セロトニンを神経にとって利用可能な状態に保ち、抑うつ状態の人によく生じる失望感を和らげるのだが、絶頂後に性欲を落ち着かせるのとまさに同じように、セックスへの衝動も抑えてしまうのだ。

私たちの多くは報酬に対して敏感で、それに反応して、強い好みを自分の中に育んできた。私たちは、自分の脳がもつ好みを満たすために、ほとんどいかなる代償をも払う。それが、雑誌――十一インチ〔三十センチメートル弱〕の、私たちの願望を反映したインク染み――を買うための五ドルであれ、それよりも多額の、売春婦に会うための、ストリッパーに薬物を買ってやるための、あるいは、女王様に調教を受けるための金であれ。どの例でも、私たちは自分の強い欲求を満たそうとしている。そして、その欲求を満たしてくれる誰かに出会った時、私たちは、行為を遂げることによる報酬を、何度も繰り返し得ようとする傾向がある。パートナーに対する好みを、どんなフェティシズムにも劣らぬほど、強力に発達させていくのである。

例えば、あなたが、ボブという男性とのセックスで、二、三回オーガズムに達したとしよう。それらは、事後の笑顔と優しいキスとを伴う、素敵な経験だった。進化的な観点からいえば、あなたが子供を作るためにボブは必須の存在というわけではない。相手は、ロドリーゴであっても構わないのだ。だが、今やあなたの欲求は、単にセックスをしたり、絶頂を味わったりするところに向いているわけではない。その欲求は、ロドリーゴではなく、特にボブとの間で経験するオーガズムに向けられているのである。ボブを好むあなたは、ロドリーゴを避けてしまう。ボブはあなたの扁桃体の中に根づいている。あなたは、パートナーとしてのボブに対する選好性をもっている。あなたはボブに対するフェティシストになったのだ。

ジャケット・フェチに何の進化的意義もないように（本物のジャケット・フェチは、ジャケットなしではセックスができなくなってしまう）、ボブ・フェチにも意味はない。どちらも、「繁殖の面で非効率的」なのだ。しかし、ジャケット・フェチのラットにジャケットを与えれば、彼らのセックスはそれでうまくいく。あなたにボブを与えれば、あなたもまた、うまくいく。あなたは恋に落ち始めているのだ。ただし、それはただの始まりに過ぎない。欲求、そして、一人の人物への執心は不可欠だが、ラリーはまた、ジェンダーに特有の、いくつかの驚くべきしくみも、ヒトの愛が花開くのには必要だと考えているのだ。

第4章　母性を生む回路

マリア・マーシャルの深い赤褐色の瞳は、美しさと、戸惑いを引き起こす奇妙さを併せもっている。誘惑や、恥じらいや、ひらめきや、好奇心があるはずのその場所には、謎めいた球体が二つ、はめこまれている。人が、何がしかの結びつきを求めてその中を覗きこめば、それらは途端に逃げまどい、警戒と不安の色を示す。まるで、持ち主のマリアが舞台の上にいて、次の台詞を忘れてしまったかのように。

初めて顔を合わせてからしばしの間、マリアは、幸せで自信のある若い女性の姿を見せる。彼女は「お会いできて嬉しいです」と挨拶し、握手をしてくれる。あなたが「ご機嫌いかがですか」、「今日はいかがお過ごしでしたか」などと尋ねれば、マリアは返事をしてくれるだろう。しかし、その言葉には、やりとりを丸暗記したような、独特の奇妙な調子がある。そして、そうした決まり文句を言い終えてしまえば、彼女の話はおしまいだ。返答はない。「移動は快適でしたか?」も、「今日はどんなことがありましたか?」も、何もないのである。

二十二歳のマリアは、ペンシルヴァニア州東部の田舎町に、養母のジニー・マーシャル、養父のデニー・マーシャルと共に暮らしている。ヒマラヤスギでできた彼らの家は、チェスター郡とランカスター郡の境目にある、三エーカー〔約三千七百坪〕の森の中に建っている。マーシャル家の近所に住んでいる人々の多くは、馬車を使い、農地を手ずから耕す、アーミッシュ〔キリスト教の一派で、近代文明を避けた独特の暮らしを送る〕の農民たちだ。この環境には、「子供を育てるのにぴったり」と言われる土地がもつ、牧歌的で安心できる雰囲気がある。

マーシャル夫妻がかつて住んでいたフィラデルフィア州を離れ、森の中の土地を買い求めた理由の一つは子育てだった。自分たちの生物学上の〔血のつながった〕子供を作るためには、体外受精が必要だとわかった時、彼らは養子縁組をすることに決めた。彼らは、多くの親たちが望むこと――愛を分かち合い、良い家庭を作ること――を望み、子供たちの生まれや人種は気にしなかった。そこで、彼らは韓国まで渡り、二人の息子、マイケルとリックを引き取った。下の娘のマリアは、東欧のルーマニアの生まれだった。彼女がその地で生を受けたのは、独裁者ニコラエ・チャウシェスクが失脚する前年のことである。

チャウシェスク政権の二十四年間は、その専制的で異様な諸命令により、ルーマニアの国に大きな傷痕を残した。そのうち最も悪名高いものの一つが、一九六六年に公布された、人工妊娠中絶とあらゆる避妊を禁じる命令である。十分な人数の子供を産んでいない女性は、罰せられた。チャウシェスクは、ルーマニアには労働力が必要だと確信しており、国民の個人的な願い、あるいは貧困さえも顧みずに、国のために働く人間たちをより多く育てようとしたのである。

あまりにも明白ななりゆきとして、多くの女性が、育てきれない赤ん坊を捨てることとなった。子供たちが、あまりに設備が悲惨な、職員不足で定員オーバーの養護施設になだれこんだ。一九八九年のクリスマスの日に、チャウシェスクは銃殺刑に処され、彼の在位は人民革命によって終わりを告げた。しかしそれまでの間に、ルーマニアの養護施設は、子供を詰めこんだ、劣悪な倉庫と化していたのである。

マリアは、そうした倉庫に押しこまれていた子供の一人だった。彼女は、マーシャル夫妻がルーマニアにやって来るまでの、人生最初の二十七か月を、養護施設の中で過ごした。マーシャル夫妻が降り立ったのは、ルーマニアのシギソアラという街である。この地は、ブラム・ストーカー〔小説家〕が『ドラキュラ』の物語を思いつく元となった、十五世紀の「串刺し公」ヴラドの生地である。

「私たちは現地で、あるアパートに滞在しました。私たちのいた建物の向かいに、施設がありました——マリアがいたのとは別の所ですけど」。養母のジニーはそう話す。「私たちは目覚めると、部屋の窓から、軽量ブロックでできていて、お互いに寄り添って建っている、この二つの建物を見ていました。建物には窓があって、そこから私たちは、施設の中を窺い見ることができました。建物の奥の壁までずっと、朝の光が射していたので、そこにいる子供たちを皆、見ることができたんです。後ろから光で照らされたその子たちは、膝立ちになって、前後にゆらゆらと体を揺らして、窓の向こうで、ただただ、頭を前後に行き来させているだけでした」。

マーシャル夫妻が、マリアの生まれ育った養護施設で彼女に出会った時、彼女もまた、同じことをしていた。「マリアのかかとの裏側は、お尻とぶつかって、硬いタコができていました」。ジニーは当時を思い出す。「彼女のお尻は、かかとに繰り返し打ちつけられて、ぺたんこになっていました。マリアはほとんど一日中、その動きを繰り返していたんです」。

養護施設の子供たちは、ほとんど面倒を見てもらうことがなかった。彼らは自分自身を落ち着かせるために、こうした奇妙な動きをしていたのである。マーシャル夫妻の所には、向かいにある養護施設から、子供の泣き叫ぶ声が何日も聞こえてきた。シラミの発生を減らし、シャンプーを使わなくて済むように──現実的に、シャンプーは手に入らなかった──、子供たちは古く刃こぼれしたバリカンで、ぞんざいに髪を刈られていた。マリアもまた、身寄りのない頃には同じ扱いを受けていた。彼女を含め、孤児たちは、一日のほとんどを床の上で、あるいは、外を歩き回れないように、金属製の柵のついた、上部を金属板などの蓋でふさがれたベッドの中で過ごした。マリアは生後二十七か月の時点で、アメリカの普通の子供でいえば、八か月の乳児並みの体重しかなかった。

一九九〇年にマーシャル夫妻がルーマニアに渡った時の写真には、やせ細り、ほとんど坊主に近い頭の、窮屈な服を着せられたマリアの姿が写しとられている。ある一枚では、マーシャル夫妻が写真を撮ることができるように、男性がマリアを抱き上げている。マリアの両腕は、まるで棒切れのように左右に突き出されていた。指は広がって突っ張り、背中は硬直している。彼女の顔には、恐怖の色が浮かんでいる。

「マリアを抱いた時、その体は板切れのようにこわばっていたんです。この子は私たちに触れようとはしませんでした。プラスチックの人形を抱いているような感覚でした。抱え上げた途端、体がこわばるんです」。そう言って、養母のジニーは短い笑い声を立てる。その声には、喫煙者に特有のいがらっぽさと、目にしてきた不条理への諦めの色が混じる。ジニーは、明るい色の短い髪をした外向的な女性で、前歯の間には、親しみやすさを感じさせる隙間が空いている。マーシャル夫妻は、もしマリアを養子に迎えれば、大きな試練を引き受けることになるとわかっていた。それでも、彼らは心を固めていたのである。「私たちは『自分たちにはできる』と言うタイプの人間だったんですよ」。ジニーはそう話す。彼らはただ、マリアを愛しさえすれば良いのだ。マリアが本当に必要としていたのは、母親と父親──そう言って、ジニーは再び、今度は自分自身に向けて小さく笑う。

マリアの著しく失われた乳幼児期、人間的な接触や愛情からほとんど引き離されて育った時間は、彼女が母子の絆を知らずに育ったことを意味する。この絆は、どんな経験にも先立つ愛の形であり、最も重要な社会関係であるといえる。その進化的な原型は大昔にまでさかのぼり、程度の差こそあれ、様々な動物種の間で共通に存在する。魚の中にも、親子の絆をもつものがいるほどだ。ほとんどの魚類は、卵を産んで、その未来に幸あれと願うだけで満足しているが、アマゾニアン・ディスカス〔平たい円形の体をした熱帯魚〕という魚の母親たちは、子供の傍を離れることなく、餌として自分の皮膚から分泌した粘液〔ディスカス・ミルク〕を与える。この粘液は、プロラクチンというホルモンの刺激によって分泌されるのだが、ヒトの女性の体内でも、プロラクチンはよく似た〔産後の乳汁分泌を促す〕作用をもっている。この相互依存関係が、母と子の間の絆を強めるのである。もし、アマゾニアン・ディスカスの母親を稚魚から引き離せば、母親は暴れ回り、パニックを起こす。

しかし、私たちはヒトや、ゾウや、魚の例を見た時に、母性愛の力を認識する一方で、母親が赤ん坊の面倒を見る理由については、あまり疑問にも思わない。私たちはただ、母親ならそうするものだと思うまでである。生まれたての子供を世話することは、かなり大きな行動の変化であるにもかかわらず。動物やヒトは、初めて出会った生き物のために、少なくとも一時的には、自分の利益を諦めなくてはならない。この変化は、赤ん坊の生命にとってのみならず、子供の未来、人間社会の未来にとっても、絶対になくてはならないものだ。私たちは、自分たちが自ら、子供を育てるという選択をするのだと考えたがる。もちろん、その通りだ。しかし、そうした選択の本質は、多くの人が予想するものとは少し違っている。母親の行動はこれ以上ないほどに大きく変化するが、その変化は、脳内のあまりにも微小な変化によって引き起こされるのだ。

このような状況を考えてみよう。あなたは今、乗客がぎっしり詰めこまれた飛行機で、泣き叫ぶ赤ん坊の前の座席に座っている。赤ん坊の泣き声は、まるでミラノのスカラ座で熱唱するソプラノ歌手のようだ。多くの乗客にとって、その泣き声は、よく考えても困ったものだろうし、最悪の場合は、恐ろしい悪意さえ呼び起こしてしまう。ところが、一部の人々は、この泣き声に対して寛容さを示し、赤ん坊に共感し、さらにはその泣き声を(少しの間なら)楽しみさえする。このような傾向が高いのは、母親になりたての女性たちだ。残りの乗客が、今すぐこの赤ん坊の背中にパラシュートを取り付け、大空へと飛び立たせたい……という衝動と闘っている中、新しい母親たちは、その赤ん坊を優しく抱いて、あやしてあげたいという気持ちに包まれているのかもしれない。

この違いは、母親たちが劇的な変化を経験したために起こる。「自分に子供ができるまでは、赤ちゃんや子供なんて、あんまり気にしたことがなかったんです」。シングルマザーのためのお見合いサイトに「SweetnessInFlorida〔フロリダの愛しさ〕」という名前で投稿した女性も、この典型的な変化の真っ只中にいる。

「子供が嫌いっていうわけじゃなかったんですけど、単に興味がなくて。〔子供ができるまで〕自分のことを、母親とか、子供の世話をする人っていう目で見たことはありませんでした。赤ちゃんに声をかけるとか、ベビー用品を見るとか、子供の面倒を見るとか、目をまん丸にして、にっこり笑った赤ちゃんをお店で見かけて、『わあ、かわいい!』って夢中になるとか、そんなことは全然なくて。むしろ、子供のオムツのことを考えたら、自分の輸卵管を縛りあげて、排卵を止めたくなっちゃいました。でも、予定外の妊娠があって、初めて自分の赤ちゃんを抱いた時に、自分の母親としての本能とか、愛情とか、温かくてふんわりした気持ちを、すごく感じたんです。そのおかげで、今は二人の子供がいて、できたらもっとほしいと思ってます！　今じゃ、暗い中でも、片手でオムツ替えができますよ！」

もちろん、この女性とは違って、実際に子供ができるよりずっと前から、母性的な欲求をもつ人々もいる。だが、この突然の変化を体験した女性たちの多くは、かつて、よだれと鼻水の工場でしかなかった代物が、かわいくて甘いカップケーキに変身してしまうことに驚かされるものだ（「○○ちゃん、かわいいねえ。食べちゃうぞ！」）。子供をもつまでは、赤ん坊に対して自信がもてない、あるいははっきりと嫌悪感を覚えてしまうことに悩んでいた女性も、自分自身の子供ができると、その赤ん坊にすっかり夢中になってしまい、その変化に面食らうことがある。気がつけば、赤ん坊のウンチの細かい色分析を始めてしまい、子供のいない友達を笑わせるようになる。母親たちは、自分の子供の瞳を覗きこみ、子育ての気持ちの高まりを感じる。彼女たちはその感覚を、体中に母性愛の波が打ち寄せるようだと述べる。

出産によって起きるこの反応は、ヒトという種が生き延びるためにはとても役に立つ。それは、すべての哺乳類にとっても同じだ。〔お見合いサイトに書き込みをした〕「SweetnessInFlorida」さんのように、毎年、何百万人もの女性が「偶然の」妊娠をしてしまう。それはもしかすると、ホルモンと脳内の報酬系による、性的な「玉突き事故」のせいかもしれない。実を言うと、アメリカの新生児のおよそ三分の一は——近代的な避妊法が発明されるまでの間、地球上のほとんどの出産がそうであったように——予定外の妊娠によって生まれている。それでも、つい九か月前には育てることについて考えてもいなかった、この注文の多い急な来訪者を、そうした母親たちの大部分は、喜んで世話するようになるのである。

しかし、別の考えを唱える人もいるだろう。そうしたヒトの子育ては、文化的な期待による圧力下での選択である、という説だ。最も有名なところでは、フランスの歴史学者であり、作家、フェミニストである、エリザベット・バダンテールが、ヒトに母性本能は存在しないと主張した。確かに、ヒトの社会は、母親の行動に対し、高い要求を課している。それに反する行動をとった女性は、まず間違いなく、厳しい社会的審判にさらされることになる。

観察の達人であったシェイクスピアは、子供を見捨てる母親に対し、人々が反射的に抱く〔批判的な〕反応をよく理解していた。「私はかつて、赤子に乳を吸われたことがありました。ですから、この身によって養われる乳飲み子を愛することが、いかに素晴らしいことかを知っています」。マクベス夫人は、夫に向けてこう伝えた。この時彼女は、二人で立てた王の殺害計画をやり遂げるよう、夫に促しているところだった。「しかし、赤子が私の顔を見て笑っている間に、私はその歯のない歯ぐきから自分の乳首をもぎ取り、その脳みそを叩き出すこともできましょう。もし私が、あなたのようにこの誓いを立てたならば」。マクベス夫人のこの言葉は、単に、王の殺害を企てたり、夫をなじったりするだけのものではない。シェイクスピアは、彼女の人物像を、文学史上最も忌まわしい悪女の一人として確立するために、この台詞を用いたのである。そして、これからご覧いただくように、シェイクスピアは生物学の幅広く正確な理解さえも有していた。その理解は、例えば、胸の重要性にも及んでいる。

母親はなぜ母親になる?

男の子が幼稚園に行く最初の日に、子供版のボー・ブランメル〔イギリスの伊達男〕のようなスーツを着ていくかどうか（あるいは、そもそも幼稚園に行くかどうか）には、文化による影響があるかもしれない。また、十二歳の少女、マドレーヌちゃんが、昼食と一緒に、小さなグラスに入ったワインを飲むかどうかにも、あるいは文化が影響するかもしれない。しかし、母性的な行動や、母子の間の絆というものの基礎は、先天的に備わった現象である。母親たちは、自分自身の脳により、母親という存在になる。そして、母性に関する文化は、単に自然の周りに組み立てられたものに過ぎない。実のところ、哺乳類の妊娠〔システム〕、胎児たち、そして後の赤ん坊たちは皆、この母親の愛を引き出すのに非常に長けている。これらが、メスたちの生理学的・神経学的な反応の流れを操作し、新生児の生存を保証するのである。

ラットは〔メスたちに対し〕、バダンテールなどの人々が論じたような、文化的、社会的、宗教的な期待をまるで抱いていない。彼女らは、自分たちが仔ネズミを愛するべきだ、あるいは世話すべきだとさえ考えていない。ほとんどのメスのネズミは、子供を産むまで、あるいはまったく、母性本能が働かない。実際、交尾を経験したことのないメスのラットやマウスは、通常、生まれたばかりの仔ネズミをひどく恐れ、逃げたり、攻撃して殺してしまったりする。しかし、自分自身の子供を産む前であっても、メスたちは巣を作り始める。そして、自分の子供が目の前に生まれ落ちれば、メスたちはその子たちの世話をする。多くの人間の女性たちが経験するのと同じ、「赤ん坊嫌い」から「養育者」への変化を、母ネズミたちも経ているのである。

一九三三年にはすでに、科学者らが、実験動物にこの変化が起きることを報告していた。彼らは、妊娠と出産に伴う何かが、メスがもつ行動の指針をひっくり返し、仔ネズミを、恐怖の対象から魅惑的な存在へと変身させるのだと結論づけた。とはいえ、このような主張がなされた後、メスを母親らしくさせるものの正体を、生物学者たちが真剣に探索し始めるまでには、まるまる三十年ほどがかかったわけだが。

ジェイ・ローゼンブラットという名の動物行動学者は、最も基本的な疑問を立てることで、この現象のしくみを解き明かす任務を引き受けた。母親は、なぜ母親になるのだろう？　彼が、赤ん坊のラットを、交尾を経験していないメスのラットと同じケージに入れると、メスは赤ん坊から距離を置くか、赤ん坊に対して攻撃的な動きを示すという、共通した行動をとった。交尾を経験していないこれらのメスは、怖がり、不安がっているようだった。

しかしながら、その恐怖は、徐々になくなっていくように見えた。数日の間に、メスは仔ネズミに近づき始めたのである。一週間ほど経つと、このメスは、ラットの母親に典型的な行動をたくさんとるようになった。授乳しているかのように、仔ネズミの上に覆いかぶさったり（もちろん、処女であるこのメスは、母乳を作ることはできないのだが）、仔ネズミをなめたり、子供が引き離されれば取り返したりした。これらのことにより、本当の母親になっていなくても、メスラットの脳内には、母親のように行動するために必要な神経回路があることがはっきりと示された。

ラットが実際に生きていく中では、仔ネズミは、母親が子育てを始める気になるのを待ってはいられない。仔ネズミは、生まれたその瞬間から、ヒトの赤ん坊のように、たくさんの世話と目配りを受ける必要がある。誕生と同時に子育てを始めてもらうためには、仔ネズミが生まれるより前に、何がしかが、母親の脳内に存在する回路を活性化させているはずだ。当時、〔ニュージャージー州の〕ラトガース大学で研究を行っていた、ジェイ・ローゼンブラットとジョセフ・ターケルは、この論理を文字通りにとらえ、妊娠後期のメスラットから採取した血液を、交尾を経験していないメスラットに注入した〔血中に、その「何がしか」が存在すると仮定したのである」。輸血を受けた処女ラットたちは、仔ネズミに対して母親のような行動をとり始めた。

これは一九六八年の出来事だった。四年後、ローゼンブラットとターケルは、さらに発展した研究を行った。彼らは、妊娠したラットと、交尾を経験していないラットの血管を縫い合わせた。母性行動を導く物質が、妊娠したラットの体内から、たとえ少しずつでも処女ラットの体に移動し、そちらの体内にも巡るようにしたのである。仔ネズミが生まれると、母親のラットはもちろん熱心な子育て行動をとったが、このラットと血管がつながった処女ラットのほうも、やはり同じような様子を示した。処女ラットが母親らしく振る舞い始めるまでには、一週間とかからなかった。彼女たちはすぐに子育てを始め、仔ネズミには事実上、二匹の母親がもたらされたのである。

ローゼンブラットは、この劇的な行動変化には、ホルモンがかかわっているはずだということを知っていた。しかし彼には、それがどのホルモンなのかはわからなかった。その後、ローゼンブラットと彼の弟子たちによる、数十年にわたる実験から、母性を作る神経回路のしくみについて、様々な詳細がわかってきた。

妊娠中、女性の体内では、ホルモンの満ち引きが起きている。その変化は、大部分が胎盤の細胞によって引き起こされる。胎盤は母親の体をハイジャックし、自らの求めに合わせた環境を作らせる。プロゲステロンは増加し、そして減少する。エストロゲンは穏やかに増えていき、出産が近づくと頂点に達する。こうしたホルモンの調整には、二つの働きがある。ホルモンの満ち引きは、女性の体を、赤ん坊を受け入れられるように準備するとともに、女性の脳を変化させるのだ。

妊娠後期には、エストロゲンの作用により、プロラクチンというホルモンと、それに対応した受容体が作られるようになる。プロラクチンは、乳房での母乳の産生を促すホルモンである。また、プロラクチンは子宮に作用し、そこにあるオキシトシン受容体の数を一気に急増させる〔これまでの章で、脳内でのオキシトシンの機能には少し触れてきたが、子宮にも、オキシトシンに反応するしくみが存在するのだ〕。オキシトシンは、その名前の由来であるギリシア語（「素早い出産」）の通りの働きをもつ。子宮の平滑筋の細胞を活性化させ、リズミカルに収縮させることで、胎児を産道から押し出すのである。女性が産みの苦しみを味わうまでの間に、子宮の平滑筋には、妊娠前の三百倍もの数のオキシトシン受容体が備わるようになる。オキシトシンはまた、乳房から母乳を押し出すためにも必要だ。したがって、オキシトシン受容体は乳房でも多く作られるようになる。こうした変化が計画通り進めば、胎児がこの世に生まれ落ちようとする時点で、メスのラットは、あるいはヒトの女性は、出産と子育てのできる身体状態が整うことになる。

しかし、体のほうでこのような準備がなされていても、女性に子育てをする気がなければ、すべてが無駄になってしまう。彼女が母親に「なりたがる」必要があるのだ。哺乳類の赤ん坊――そして、他の一部の動物（例えば、子育てをする魚の、アマゾニアン・ディスカス）の子供――にとっては幸運なことに、エストロゲン、プロラクチン、オキシトシンといったホルモンは、母親の脳を劇的に変化させる。この変化は妊娠初期に始まり、妊娠中期頃に、エストロゲンとプロラクチンの血中濃度が高まるにつれて加速していく。

哺乳類の母親が出産を行う時、その子宮頸管（けいかん）は「熟化」する（体の部位に使うには、奇妙な用語だ。バナナでもあるまいし……）。陰唇部と子宮頸部が開いていくと、脳の視床下部、詳しく言えば室傍核（ＰＶ

N）と、視索上核（SON：supraoptic nucleus）と呼ばれる領域に、神経を介して信号が送られる（39ページの図1を参照）。これらの領域で、神経細胞はリズミカルに、タイミングを揃えて興奮し、脳下垂体へとシグナルを送る。脳下垂体では、神経の末端から、脈打つようにオキシトシンが分泌され、全身へと送り出される。放出されたオキシトシンは〔血流に乗り〕、子宮の平滑筋に新しく増やされた、あのたくさんの受容体に到達する。こうして、子宮の収縮が始まるのである。うまくいけば（私たち著者は、女性から、出産が楽だったという話を聞いたことはないが）、赤ん坊は全速力で外に押し出される。今日では、毎年、何百万人もの女性が、陣痛・出産を促すために、人工的に合成されたオキシトシンの投与を受けている。一方、出産までの間に、プロラクチンは少なくとも何日か分泌され続け、乳房に母乳を作るよう刺激を与えている。

プロラクチンとオキシトシンは、体内に放出されるばかりではなく、脳内で母性的な行動を引き起こすための回路、言うなれば「お母さん回路」の、極めて重要な構成要素に作用している。

ローゼンブラットの教え子の一人だった、マイケル・ニューマンは、この「お母さん回路」の中枢が、意識や意思決定にかかわる脳領域ではなく、〔報酬系に関与する〕内側視索前野であると証明した。彼がこのことを示すのに使った方法は、内側視索前野を分離することだった。ニューマンが、実験動物の内側視索前野を、回路の他の領域（例えば、室傍核や視索上核）から切り離すと、母親はまったく母親ではなくなってしまった。その後ニューマンらが発見したのは、エストロゲン、プロラクチン、その他の、胎盤で作られる乳汁分泌ホルモンが、内側視索前野の神経細胞を物理的に変化させるということだった。

メスのラットが見知らぬ仔ネズミのにおいを嗅ぐと、その嗅覚刺激が情報となり、嗅覚器官（鼻）から脳の扁桃体に運ばれる。扁桃体は、これまでに嗅いだことのないにおいを受け取ると、そこから感情や恐怖といったニュアンスを読み取る。そして、防御反応や攻撃行動を引き起こす、脳の他の領域へと信号を送るのだ。メスは、受け取った脅威に対して、後ずさることも、反対に飛びかかることもある。しかし、妊娠が予定通りに進んでいる時には、プロラクチンとオキシトシンが、新しく母親になるラットを恐怖から遠ざけてくれる。妊娠が間近になると、プロラクチンは内側視索前野を刺激し、扁桃体へと信号を送らせる。このことにより、母親が嗅いだもの、見たものに含まれる恐怖の要素が、扁桃体で抑えられるのである。メスは穏やかになり、危険に対する過敏さが減る。そして、これから生まれる仔ネズミに対して、より集中できるようになるのである。

ネズミの赤ん坊は、生まれていくらも経たないうちに、乳首を探して、母親の体毛の中を這い回り始める。目指すものを見つけると、仔ネズミはそれを捕まえ、吸い始める。乳首には、はるばる脳へとつながる神経細胞があり、母親は授乳をしている感覚を受け取ることにより、体にも、脳にも、オキシトシンが放出される。こうして、母親はミルクを出す。穏やかで、赤ん坊に集中し、うるさい音や、その他の危険のしるしに対して驚きにくくなる。

プロラクチンとオキシトシンは、どちらも母性を生み出すために必要であり、かつ強力なホルモンである。プロラクチンがなければ、ラットの母親は子育てをしない。一九七九年、アメリカのノースカロライナ大学に在籍していたコート・ペダーセンは、オキシトシンもまた母性行動を引き起こすことを、はっきりと証明してみせた。彼は、オキシトシンを脳に注入した処女ラットに、仔ネズミのきょうだいたちを見せてみた。実験に使った十三匹の処女ラットのうち、六匹はすぐに「母親」へと変化した。このメスたちは仔ネズミを運び、その上に覆いかぶさり、体をなめてやった。一方、ペダーセンが別の処女ラットのグループに生理食塩水〔オキシトシンは含まれていない〕を注入した場合には、用いた十二匹のうち、一匹も母性的な行動を示さなかった。発情期のメスは、さらに劇的な反応を見せた。エストロゲンが、オキシトシン受容体のあの密度上昇を引き起こしたのだ。メスのラットのグループに、エストラジオール〔エストロゲンの一種〕を与えてからオキシトシンを投与すると、十三匹のうち十一匹が完全な母性行動を示したのである。

母親は、単に子育てを「しても構わない」と思うだけでは不十分だ。「したい」とまで思わなければ、子育てを続けることは難しいだろう。では、ほんの数週間前まで見知らぬ赤ん坊を恐れていたメスのラットは、どのように子育てへの欲求を育むのだろうか?

前の章でつい先ほど見てきたように、脳は、欲求を満たすための行動を、報酬を介して生み出すしくみをもっている。エストロゲンによって、プロラクチンとオキシトシンに対する感受性が非常に高まった内側視索前野は、子供からの刺激を受けて活性化される。活性化した内側視索前野は、ドーパミンを作る領域である、腹側被蓋野へとシグナルを送る。腹側被蓋野は、ドーパミンを側坐核〔報酬系の一部をなす〕にドッと放出する。すると今や、メスのラットは、赤ん坊の泣き声とにおいに強く心惹かれ、仔ネズミを連れてくるためなら、電流の流れる金網の上を通ることもいとわなくなる。そして、ひとたびその欲求を満たして、子供を運んだり、なめたり、授乳したりという行動をとると、脳内の報酬が、子育てがいかに素晴らしいことかを教えてくれる。ラットの場合、母性行動の火つけ役は、エストロゲン、プロラクチン、オキシトシンといったホルモンだ。これらのホルモンの量が最初に急上昇することで、ラットは子育てを行うようになる。もしこれらを遮断すれば、母性行動を妨げることができる。ラリーと日本の共同研究者たち〔東北大学の西森克彦教授ら〕が、遺伝子操作によってオキシトシン受容体を変異させたマウスを作ってみたところ、そのメスたちは「できの悪い」母親になった。また、ペダーセンが腹側被蓋野のオキシトシン受容体の働きを阻害したところ、やはり、母性行動が見られなくなることがわかった。しかし、母性行動を〔開始させるのはこれらのホルモンだが、〕維持させるのは、脳内の報酬なのである。

母性行動は二つの個体〔母と子〕が関与する、社会的な行動である。「お母さん回路」は、社会性にかかわる回路である。ニューマンが、ラットの内側視索前野を脳から切り離すと、メスは子育てをしなくなったが、食物の報酬に対してはなおも追い求め続けた。すなわち、ニューマンの実験操作によって妨げられたのは、広く報酬一般ではなく、特に他の個体とのかかわり合いから得られる報酬だったといえる。

「お母さん回路」の基礎的な部分について言えば、ヒトの母親は、一般に予想されるほど、ラットの母親とは違わない。まさにラットと同じように、エストロゲンが上昇し、ホルモン分泌や、身体的状態や、脳の活動に対して、ラットと同様の変化をもたらす。妊娠中、女性は自分の子供に対し、まだ生まれてもいないのに、「母性的」な感覚をもつようになるかもしれない。例えば、赤ん坊の部屋を整えたり、ベビー用品を買ったり、名前を考えたり、オーガニック・コットン製のベビー服の長所と短所を取り憑かれたように見積もったり……といった儀式に夢中になるという具合に。

母親の出産予定日が近づくと、プロラクチンが母乳の産生を開始させる。出産の間、子宮頸管が熟化してくると、神経の信号が脳へと駆けのぼり、再びオキシトシンが脈打つようになる。

ラットの母親は子供の上に覆いかぶさり、ヒトの母親は本能的に子供を胸に抱きかかえる。そして、ヒトの赤ん坊は、どこかラットの子供に似て、自然に食料を探し始める。生後およそ二十五分で、赤ん坊はその手を母親の胸へと伸ばし、乳輪と乳首を撫で始めるのである。

スウェーデンの研究者たちが、ヒトの新生児と母親との触れ合いの様子を録画して観察したところ、赤ん坊には戦略があることが判明した。母親の血中のオキシトシン量を測定すると、赤ん坊による乳房のマッサージにより、母親の脳に信号が送られ、オキシトシンが放出されることがわかったのだ。赤ん坊が、ご馳走の鐘を鳴らすのである。乳房を撫で始めてから数分後には、赤ん坊は舌を伸ばして、その舌先で乳首に触れようとする。ひとたび目的地に達すれば、その子は乳房をなおもマッサージしながら、乳首をなめ始める。吸われた乳首はぴんと立ち上がり、乳首にある神経細胞は、母親の脳に信号を送り続ける。生後一時間か、九十分ほどの間に、赤ん坊はついに母乳を吸い始める。この行動はまた、母親と赤ん坊の両方において、オキシトシンを上昇させる。


ここで起こっている現象は、単なる出産と哺育にとどまらない。母子の間では、非常に重要な社会的情報が交換されているのである。あなたが例えば、自分たちに子供が生まれるとわかった瞬間に、教育費のための口座を用意し、イェール大学の学校案内を取り寄せるタイプの親の一人だとしよう。アイビー・リーグに属する名門大学の学費を支払おうというのだから、あなたはもちろん、ニュー・ヘイヴン〔イェール大学の本拠地〕には、間違いなく自分自身の子供を送りこみたいと願うはずだ。産科で隣の部屋に入院している女性の、冴えないありふれた子供では困る。この心配を取り払うためには、自分の赤ん坊を、その他大勢から見分けるだけではなく、隣の子供よりも自分の子供を優先して養育しなくてはならない。

ヒツジもまた、子育ての場面では似たような問題に直面する。ヒツジでいっぱいの放牧地に足を踏み入れたことがある人ならわかることだが、事実上、あるヒツジを他のヒツジと見分けることは不可能だろう。出産の時期には特にそうで、すべての仔ヒツジはほとんどまったく同じように見える。同じような月齢の仔ヒツジたちが動き回る、大きな群れの中で、母ヒツジはどれが自分の産んだ子かを判断しなければならない。

げっ歯類はこのような問題に出くわすことはない。というのも、ネズミの赤ん坊はほとんど動かないからだ。自分の巣の中に仔ネズミがいるのなら、それは自分の子供だろう。実際に、研究者たちがネズミの子供を入れ替える実験をしたところ、巣にいる母ネズミは、別の母ネズミが産んだ子供を受け入れた。「近所のお母さん」が、ふらりと家に来た子供に、だれかれ構わずご飯をあげてしまうという具合だ。

メスのヒツジの場合は、どんな子にも授乳してやるわけではない。彼女は、自分自身の子供を養いたいのである。ヒツジは、出産後すぐには、主に鋭い嗅覚によって子供を「見分けて」いるが、次第に顔つきによっても判断ができるようになる。メスのヒツジは、出産時に出てきた仔ヒツジの胎盤を、滋味豊かな乳と蜜のように味わう。草食動物にしては奇妙な行動といえるかもしれない。しかしともかく、母ヒツジは自分の赤ん坊をなめてきれいにしてやり、その胎盤をほとんど食べて、仔ヒツジの香りを吸いこむのだ。

ヒトや他の霊長類の母親は、視覚や聴覚により重きを置いた、やや異なったしくみをもっている。ヒトの母親が赤ん坊を胸に抱いてやる時、母親は赤ん坊の顔と目を見つめ、赤ん坊もしばしば、母親の顔を見つめ返す。母親は赤ん坊の泣き声や、赤ん坊の声に耳を傾け、自分からも声をかけてやる。絶えず赤ん坊に触れ、髪を撫でてやり、抱きしめてやる。いくつかの研究では、血中オキシトシン濃度が高いほど、女性はこうした行動をとりやすい傾向があると示されている。赤ん坊からの信号が、母ヒツジの嗅球〔嗅覚情報を処理する脳領域〕から届くのか、ヒトの母親の目や耳から届くのかという違いはあれ、脳にオキシトシンが流れこむことにより、扁桃体がこうした信号を受け取る準備は進む。母親にとって、赤ん坊からの信号は非常に目立つものになり、情動的な感覚と結びつくようになる。こうしたわけで、自分自身の赤ん坊に触れた母親の扁桃体は、特別な形で活性化されるのである。

ヒトとヒツジの母親も、ラットと同様に、赤ん坊の世話をする時に脳内報酬を受け取っており、そこには、ドーパミンによる同じ報酬系がかかわっている。母親は自分の赤ん坊の外見、におい、声を感じ取り、その感覚情報と、感情と、報酬を結びつける。この時、理性を司る前頭前皮質は口をふさがれてしまう。これらすべてが、母親の子育て意欲を高めるのだ。子育ては気持ち良い。それが自分の子ならなおさらだ。この報酬の効果により、新しく母親になった女性は子育てへの欲求を抑えられなくなる。まるで、セックスをするため、忌まわしいにおいへの嫌悪感を乗り越えた、ジム・ファウスの実験のラットのように、女性たちは嫌な感覚から解放されてしまう。よだれや、おしっこや、ウンチや、自分の乳首にぶら下がる八ポンド〔約三・六キログラム〕のお客様も苦ではない。

そう、胸部への刺激は、赤ん坊からの情報をこれほど際立たせる上で、重要な役割をもっているようだ。ミシガン大学のジェイムズ・スウェインらによる国際研究グループは、乳房から授乳する母親と、そうでない母親が、自身の赤ん坊と触れ合う様子をビデオ映像で観察した。この研究グループはまた、母親が自分自身の赤ん坊の泣き声と、そうでない赤ん坊の泣き声を聞いた時の、脳の画像を撮影した。すると、乳房から授乳した母親たちは、集団として見ると、彼女たち自身の赤ん坊の泣き声を聞いた時に、扁桃体を含む脳の特定の領域で、より大きな活性化反応を示す傾向があった。一方、乳房からの授乳を行っていない母親たちの脳は、他の赤ん坊の泣き声に対して、自分の赤ん坊の時と同じような反応を示す傾向があった。乳房から授乳した母親たちの方でより多く見られた、この、扁桃体でのより強い活性化は、母親たちが自分の赤ん坊と一緒に遊んでやる時に、彼女たちが子供に対して示す、愛情行動の増加と関連していた。

出産の方法も、オキシトシンによる報酬系を活性化させる上では重要なようだ。現在、アメリカでは全出産件数のおよそ三分の一が、帝王切開によって行われている〔日本では二割ほど〕。帝王切開は、産道を通さず、いわば脇道を作って子供を産む方法といえる。こうして脇道を通すことで、膣・子宮頸部から脳につながる神経の信号は妨げられ、室傍核からのオキシトシン放出が弱まる。先ほどと同様の脳画像を用いた研究から、スウェインは、産道から出産した母親よりも、帝王切開で出産した母親のほうが、自分自身の赤ん坊の泣き声に対しての、意欲と報酬にかかわる中枢の反応性が低いことを見出した。また、帝王切開を受けた母親は、抑うつ状態の指標が高い傾向もあった。

いずれの研究も、乳房での授乳をしなかったり、帝王切開を受けたりすることが、確実に母子間の愛情を薄れさせたり困難にさせたりすると証明するものではない。しかし、乳房をもんだり、子宮頸部や産道を刺激したりすることが、母子関係の促進に重要であると示唆する、思わせぶりな根拠を示していることは確かだ。興味深いことに、子宮頸部からの信号を遮る麻酔を受けて出産した母ヒツジは、オキシトシンの放出が抑制され、その後の母性行動が減少する。こうしたヒツジは、しばしば自分自身の子供を拒絶してしまう。

赤ん坊の写真を見ている女性の脳を、ｆＭＲＩの機器で撮影すると、自分自身の子供の写真を見た時と、他人の子供の写真を見た時とで、脳内報酬にかかわる領域は異なる活動の様子を見せる。ベイラー医科大学〔テキサス州ヒューストン〕のレーン・ストラサーンは、喜んでいる顔の赤ん坊と、悲しんでいる顔の赤ん坊に対する母親の反応を調査した。彼が被験者たちの脳を調べたところ、ドーパミンによる報酬系の相対的な活性化の度合いは、自分自身の子を見た時に高まるだけではなく、その子が笑っている時に、いっそう高まることがわかった。赤ん坊の幸せが、母親にとっての大きな幸せなのだ。赤ん坊を幸せでいさせるには、抱いてやり、触れてやり、お腹を満たしてやり、養ってやることだ。もちろん、どの母親も、自分が脳内の「賄賂」をもらって子育てをしているとは信じようとしない。しかし、母親の脳はまさに、報酬系によって買収されているのである。

自分の子供にまつわる情報に基づき、母親は赤ん坊への愛情を築いていく。この間、赤ん坊もまた、価値ある情報を集めている――母親についての情報だけでなく、自分を取り巻く世界に、何を予測しうるかについても。この情報収集は、母親や、他の養育者がどう振る舞うかに基づいて行われる。赤ん坊は、こうした情報への反応によって、絆を形成する（もしくは、形成しない）のである。ミルクをもらい、温もりや癒しをもらうために、赤ん坊は母親の「お母さん回路」を操ろうとするが、この子は同時に、母親に接近したいという強い欲求ももっている。そのしくみがうまく働けば、赤ん坊は母親の肌の温かさ、乳房から得られる栄養、声の優しさの中に、報酬を見出すのである。

二〇〇一年、イギリスの科学者、キース・ケンドリックらによって発表された実験結果は、赤ん坊にとって、母親との絆から得る報酬がいかに強いものであるかを示す、最も劇的なものかもしれない。ケンドリックらの研究チームは、生まれたばかりの仔ヒツジをヤギの母親に、生まれたばかりの仔ヤギをヒツジの母親に与えた（なぜ母ヒツジが仔ヤギを受け入れたのかは、次章で説明する）。すると、仔ヒツジ、あるいは仔ヤギたちは、種の異なる「養母」になじんでしまった。それればかりではなく、彼らは二つの種が入り混じった集団内で育ち、同じ種の子供たちを見て、彼らと触れ合えたのにもかかわらず、遊びかたや毛づくろいのしかたは、「養母」のそれと似ていた。仔ヤギがヒツジのように振る舞い、仔ヒツジがヤギのように振る舞うのである。後に「養子」たちがすっかり成長すると、オスのヤギはメスのヒツジと、オスのヒツジはメスのヤギと、メスのヤギはオスのヒツジと、メスのヒツジはオスのヤギと……どれも異様な、聖書の教えにもとるセックスをしようとする。成長後の三年間、自分と同じ種とだけ生活する日々を過ごしても、オスたちは養母と同じ種〔つまり、自分とは異なる種〕のメスと交尾することを選んだ（一方、メスたちは、同種との生活を三年間続けると、組織的な柔軟さを発揮して、同種のオスと交尾するという本来の形に回帰した）。簡単にいえば、母子の関係が、報酬系を介して、後の性的な動機付けや性行動を決定したのだ。この実験では、ヤギがヒツジ・フェチに、ヒツジがヤギ・フェチになったのだ。

「お母さん回路」についてのこの見かたに懐疑的な人々は、このように主張するかもしれない。ヒトは、ヤギやヒツジとは違って、オキシトシンのような神経伝達物質にそれほど頼ってはいない。ペプチドが運ぶ信号がなければ、子育てを始められないわけではない。私たちは、子育てをすべきだと知っているし、それが正しい行いだとわかっている。それに、fMRI実験のような検査は決定的なものではないし、ヒトに対する操作実験は、倫理的に許されず、したがって不可能だろう……。

こうした主張は確かに正しい。しかし、マリアや、他のルーマニアの孤児たちの体験は、意図せず行われた、悲惨な人体実験の一種なのだ。その結果、親による子育てから切り離された子供に何が起こるかが示されただけではなく、私たちが先ほど説明した、親子関係の中で働く信号や神経回路の重要性が、はっきりと示されることとなったのである。

「木々は、木々としての自然な身振りを示していた。しかし、人々は組織的な妨害に直面し、自然に起こりうるはずの物事すべてを妨げられていた」。チェウシェスク政権時代のルーマニアについて、作家のソール・ベローは自身の小説『学生部長の十二月（*The Dean's December*）』にこのように表した。

マリアはその人生の最初の二年間において、あらゆる形の自然な絆を作る機会を得られずにいた。そして、その後の二十年間にわたって、愛のある働きかけを——精神的な治療や、特別な学校教育や、コミュニケーション上の情操教育も——受けてきたにもかかわらず、マリアはずっと、幼少期の絆が欠けていたことによる影響を呈し続けている。

養父母の家があるペンシルヴァニアにやってきた時から、マリアはほとんどあらゆるものに対して怯えていた。近くの電波塔の上についている、赤い航空障害灯が、眠れなくなるほど彼女を恐れさせた。牛の鳴き声が、彼女の恐怖の叫びを引き起こした。養護施設での丸刈り頭からようやく髪が伸び、美容師の所に連れて行かれた時には、美容院の椅子に座ることをかたくなに拒んだ。初めて床屋に行くのを怖がることは、他の多くの子供たちと変わらない。しかし、他の多くの子供たちとは違って、マリアはその後も美容院を怖がり続けた。彼女があまりにもひどく震えるので、美容師はハサミを使って、そっと毛先を整えることを提案した。この作戦はうまくいったが、それも、別の美容師が電動バリカンのスイッチを入れてしまうまでのことだった。マリアは叫び、椅子から飛びのいた。

ブライアンが彼女を短いドライブに連れ出した時のことだ。彼女は当初、心地良くリラックスしているようだった。帰り道、マリアの暮らすマーシャル家に近づいていく途中、ブライアンは「もう少しこの道を行ってみようか？」と言った。

「私たちのうちの道があるでしょ！」

途端に、マリアはそう叫んだ。

「うん、わかるよ、でもあの農地をちょっと見てみようよ」

「うちの道を過ぎてるでしょ！」

半マイル〔約八百メートル〕ほど過ぎたところで、マリアは「戻ったほうがいいと思う」と言った。そこで、ブライアンは近くの家の私道に車を入れて、向きを変えようとした。すると「ここの人たちは嫌がると思う」とマリアは言った。彼女は、ブライアンが車を元の車道へと戻すために向きを変えていると、「今すぐ出ないと」と口にした。

マリアには強迫性障害などの診断がついている。私たちの訪問の前の週には、彼女は四日間のキャンプのために、二十二組もの下着を用意していた。

「マリアは、なぜかはわからないと言っていました」。ジニーはそう回想する。「でも、彼女は一週間ずっと、そのことを心配していたんです」。マリアには他にも、一連の不安がある。電気コードは彼女の心をかき乱す。病院のベッドや聴診器など、医療にかかわるものはなんでも、彼女のパニックの種になりうる。

私たちが彼女を訪ねた時、マリアは週に一日、地元の食料品店「ハーシーズ・ファーム・マーケット」で働いていた。彼女は主に、厨房の床にモップがけをし、調理器具を洗う仕事をしていた。ブライアンが彼女に、人生をどうしたいと思うかを聞いてみたところ、マリアはこう答えた。

「私は、将来について全然、考えない。将来が心配で、そのことを考えると頭がおかしくなる」

「自分の将来？」

「そう。自分の将来」

「君は何について心配しているの？」

「あの人たちが行っちゃうかどうか。彼女（養母のジニー）がどこかに行っちゃうか、私はそれを心配してる。あとは、天気がどうなるかとかを心配してる」

研究者のフランセス・シャンパーニュは、途方もなく長い時間を、不安を抱えたラットたちと過ごしてきた。そのため彼女は、マリアがなぜ極度の不安を示すのかについて、優れた仮説をもっている。ラットはもともと不安がちな生物だが、シャンパーニュが使っているラットの中には、他のものよりもずっと不安がるものがいる。彼女がラットの不安の研究を始めたのは、仕事が必要だったためだった。マクギル大学の心理学専攻での大学院生だったシャンパーニュは、妊娠中の合併症、母親たちのストレス、そして、その子供たちが後に統合失調症と診断されることの間に、何らかの関係が存在するのかを見出そうとするプロジェクトに参加していた。しかし、この研究は予算を使い果たしてしまい、シャンパーニュはマクギル大学の有名な神経科学プログラムに移ることになった。ここでは、動物の集団の記録を管理することで、いくらかの金を稼ぐことができたからだ〔欧米の大学には、日本とは異なり、大学院生が学部生向けの授業や研究補助を担当することで給与を受け取って自活できる制度がある〕。

「彼ら〔プログラムに参加していた研究者たち〕は、母親による養育が、子供の発達過程における長期的な変化に、どのように関係しうるのかを調べ始めていました」。シャンパーニュはこう振り返る。「そこで、私はラットが自分の赤ん坊たちと触れ合う様子を観察したんです」。彼女はすぐに、個々のラットが、それぞれの子育てのスタイルをもつことに気づいた。それにより、シャンパーニュは次のようなことに興味をもつようになった。なぜ、ある母親ラットは、自分の子供に決まったやりかたで接し、別の母親ラットは、同じラットであるのに、別のやりかたで子供に接するのだろうか。

記録員としての立場のおかげで、シャンパーニュはラットたちの家系を辿ることができた。母系の系列をさかのぼってみると、シャンパーニュは衝撃を受けた。母親の行動の癖がいかに娘の癖として表れ、娘の癖がいかに孫娘の癖として表れるか……。

「それは不変で、そのこと自体が私を魅了したんです――個々のラットの中にどう個性が表れるか、そして、ラットがその個性をどう子孫に伝えるか」

読者の皆さんの多くは、こんな疑問をもつかもしれない。ラットの娘たちは、母親がどう行動するかを見て学び、自分の娘たちにも同じように接し、またそれが繰り返されているのではないのだろうか。ヒトの家族でのやりかたについて、私たちがよく考えるのはそういうことだからだ。ところが、ラットについて明らかになった真実は、私たちをずっと困惑させることだった。

シャンパーニュは、マクギル大学のマイケル・ミーニーの研究室で、大学院生としての研究を終えた。この時、彼女はダーリーン・フランシス（後にラリーと共同研究をすることになる）が率いる研究チームの一員だった。フランシスのチームは、子供をなめたり毛づくろいをしたりする行動、そして、子供を包むように覆いかぶさる姿勢を多くとる母ラットに、脳内でどのような違いがあるのかを調べていた。このチームは、扁桃体のオキシトシン受容体の数が多い母ラットは、数が少なめの母ラットに比べ、なめたり毛づくろいをしたりといった行動を、かなり頻繁にとることを発見した。こうした行動を多くとる母親に育てられた仔ラットは、そうでない母親に育てられた仔ラットに比べ、大人になった時に、やはり多くのオキシトシン受容体をもつのだった。そこで、疑問はこうなる。何がこの違いを生み出すのだろう？

栗色の髪の人当たりのよいカナダ人、シャンパーニュは、現在、コロンビア大学で研究を行っている。マンハッタンのアッパー・ウェスト・サイド〔ニューヨークの文化的な中心地〕、アムステルダム通りに面した建物の、通路の突き当たりに、彼女のオフィスがある。彼女の研究拠点は地下に位置しており、そこでは大きな、互いにつながったり離されたりするケージに、たくさんのラットが暮らしている――建物の外に広がる都市生活の、ネズミ版だ。彼女はこうしたラットを使い、親子間で受け継がれる子育て行動の特徴を追いかけている。彼女が注目している要因は、学習でも、遺伝子の変異でもなく、社会的な経験が、その遺伝子の周辺のＤＮＡをどう変化させるかということだ。

生物が環境に接して何らかの変化が起きると、ＤＮＡの「メチル化」と呼ばれる作用によって、遺伝子は、その働きを弱められたり、止められたりすることがある。ある遺伝子がメチル化されると、その領域の何か所かを目がけて、化学物質の一団がぴたりと張り付いてくる。その様子はそう、ハリウッドのナイトクラブから出てくるセレブに護衛が張り付き、パパラッチを防ごうとする時と同じやりかただ。護衛の登場によって、ＤＮＡ上にある、この遺伝子のオン／オフのスイッチになる領域（専門用語では「プロモーター」と呼ばれる）には、ＲＮＡポリメラーゼ（この酵素が遺伝子の内容を転写して、タンパク質を作るための設計図として使う）の手が届きにくくなる。遺伝子は変わらずそこにあるのに、〔その情報に手が届きにくくなるために〕その働きは止められ、あるいは弱められるのだ。この現象を調べる学問〔及び、この現象そのもの〕を、エピジェネティクス（epigenetics）と呼ぶ。私たちは、両親から受け継いだ遺伝子の情報に加えて、両親が私たちにどう接してきたかにより、エピジェネティックな遺産も受け継いでいるのだ。

シャンパーニュは、子供の世話をあまりしないラットの母親から新生児を取り上げ、子供の世話をよくする母親に与えてみた。すると、この子供たち自身は、子供の世話を多く行う母親へと成長した。本来の、世話をあまりしない母親の所に残された子供たちは、あまり世話をしない母親になった。つまり、この違いを決めているのは、遺伝子そのものではないということになる。決め手になるのは、環境に反応して遺伝子に起こる変化だ。ネズミの場合、親子間でのこのエピジェネティックな遺伝形質の受け渡しは、生後一週間の間にほとんど完了する。それ以降は、メスの赤ん坊が、自分の子供に将来行う子育て行動は、かなり定まっている。あまり世話をされなかった仔ネズミは、あまり世話をしない母親になる。その母親は、次の世代の、あまり世話をしない子供を作る。こうした具合だ。

「母性回路について言えば、大事なのは生後のラットの経験で、生まれつきの何かではありません」。なぜ熱心な母ラットと、そうでない母ラットがいるのか、シャンパーニュは説明する。続いて彼女はこう述べる。「形成・活性仮説（organizational-activational hypothesis）から考えると、この生後の期間〔生後一週間〕が、エストロゲンのレベルが高いときに、エストロゲンへの応答性がより高くなるよう、母性回路を形成するのです。彼ら〔仔ネズミたち〕が大人になった時に、それらの回路が活性化されるように。なぜなら、〔エストロゲン情報伝達にかかわる〕遺伝子がメチル化されることで、これからどれだけ多くのエストロゲン受容体をもつようになるかの枠組みが決まるからです」。

世話をあまりしない母ラットは、世話をしたくないから、しないのである。シャンパーニュは、こうした母ラットの内側視索前野で、エストロゲン受容体の密度が低いことを発見した。エストロゲン受容体の活性化の度合いは、オキシトシン受容体に影響する。そのため、世話をあまりしない母ラットは、オキシトシン受容体の量も少ないだろう。オキシトシン受容体の密度が低いと、母ラットは子供に近づくのを嫌がるようになり、ドーパミンの量も少なくなり、子供の世話から受け取る脳内の報酬も減ってしまう。

「神経生物学的な変化のうち、ラットの母親の子育てにおいて自然に見られる違いとの間で、最も相関が高いものの一つが、側坐核から出されるドーパミン量です」。シャンパーニュはそう話す。「放出されるドーパミン量は、そのラットがどれだけ多く子供をなめてやるかに、とても強く関連しています。血中のドーパミン量は、子供をなめ始めるよりも前から上がります。つまり、ドーパミン量を上昇させるのは、子供をなめてやったことの産物だけではないということです——彼らがもつ、喉から手が出るような欲求です。彼らは刺激（子供）を目にして、それが報酬系の引き金を引くんです」。

シャンパーニュが、子供の世話を多くする母ラットを調べていると、このラットたちが、特定の場所——子供と触れ合った時に入っていたケージ——への選好を形成していることがわかった。ジム・ファウスの研究で、性的な報酬に伴って、交尾をした場所への好みが強まったのと同様の現象だ。一方、世話をあまりしないラットでは、場所への選好性は生じなかった。シャンパーニュが、仔ネズミのいるケージと、おもちゃの入っているケージの間に挟まれたケージに、世話をあまりしないラットを入れると、この母ラットたちはおもちゃのケージに行くことを好んだ。実のところ、この母ラットたちは、仔ネズミのいない所なら、ほとんどどこでも好んだのだ。「驚くべきことです」とシャンパーニュは言った。「子育てをあまりしない母ラットの子供たちが皆、何とか生き延びたのも、驚くべきことでした。この母親たちは、確かに辛うじて問題にならない程度の世話はしているのですが、隙あらば、どこかへ行こうとしてしまうんです」。

母性行動にかかわる神経回路は、他の行動にも深く関係している。そのため、仔ネズミの生涯において、この回路を活性化させられる臨界期は、その個体の性格にも強く影響する。仔ネズミ、あるいはヒトの赤ん坊は、母親を介して世界を理解する。母親の行動は、赤ん坊に対し、世界から何を得られるかを教える上で大きな役割を果たす。子の世話をあまりしない母ラットの子供にとっては、世界というものは恐ろしい。

人生最初の二十七か月間、マリアは辛うじて事足りる程度の食料と世話を得て生きながらえていた。しかし、彼女の社会的な経験――肌を触れ合わせ、髪をとかしてもらい、目を合わせるという、母子の絆の基盤となる体験――は、ほとんどまったくと言っていいほど失われていた。世界は実に、彼女にとって恐ろしい場所のように見えていた。

子の世話を多くする母ラットの子供は、より自信をもって世界を見る傾向がある。この仔ネズミたちは、あちこちをよく歩き回り、ひらけた場所にも積極的に出て行きやすい。もし彼らがヒトであれば、彼らはコロラド州ボルダー〔ロッキー山脈のふもと〕に暮らし、ロック・クライミングに出かけるだろう。

反対に、あまり世話をしない母ラットの子供たちは、不安で、攻撃的で、ストレスを受けている。「ですから、こうした仔ネズミを新しい環境に入れると、行動が妨げられてしまうんです」。シャンパーニュはそう説明する。オープン・フィールド〔ラットなどの行動テストに使う、蓋のない箱〕の迷路の中に置かれると、彼らは震えながら壁づたいに進もうとする。「もし、この仔ネズミたちをストレス源にさらすと」――例えば、大きな音や、地上から高い所に作られた通路――「彼らのストレスホルモン量は高まり、〔よく世話をされた仔ネズミよりも〕ずっと長い時間にわたって、その状態が維持されます」。

それは、彼らのオキシトシンへの反応――ストレスを減らす反応――が、低下しているためである。赤ん坊のマリアが知る限り、彼女が生まれ落ちた世界は、厳しく、寂しい場所だった。彼女には、物事を恐れるべき、あらゆる理由があった。

この作用の核心部には、ヒトとラットの繁殖戦略の違いがある。ラットは、「コストコ〔大型スーパー・マーケット〕」式の流派に属している――大量、低価格、少ない投資。彼らは一度にたくさんの赤ん坊を産み、次々とそれを繰り返す。一方、ヒト、類人猿、クジラ、ゾウ、ヒツジは、オーダー・メイド式の流派に属する。ネズミたちの大量生産方式と比べると、私たちは、子作りにおける、イタリアの仕立屋だ。私たちは繁殖に長い時間をかけ、多くの資源を投じる。このことは、世の中にロッドラーのビーカー〔三千五百ドル〔約四十二万円〕〕や、マンハッタンの特別な私立幼稚園があることを説明するだけではない。マリアがなぜ真の絆を――ジニーとの間にさえも――築けていないようなのか、その背景もまた、ヒトの繁殖様式によって説明される。

もしあなたがマウスやラットだとしたら、あなたはありとあらゆるタカの、ヘビの、イヌの、ネコの、コヨーテのご馳走だ。恐怖、不安、そして過度な警戒心が、とてもあなたの役に立つ。そして、外はあまりにも危険であるために、あなたは成長したら、できる限りたくさんの赤ん坊を作ろうとする。さて、最終的に何匹が生き残るか、誰が知るだろうか？　実際、シャンパーニュの研究で、高ストレス条件下で育ったラットは、成長してから行う子育て行動が少なかった。それは、この母親たちが、赤ん坊の世話よりも、その赤ん坊を孕み、産むためにすべての資源を使ってしまっているためであった。子供をなめたり、毛づくろいをしてやったりする行動の少ない母ラットは、血中を巡るテストステロンの量が多い傾向もあった。赤ん坊は胎内でより高濃度のテストステロンにさらされ、その結果、脳がオス化する。シャンパーニュは、このことがメスの胎児の脳内で、母性の神経回路を犠牲にして、性にかかわる回路を準備させるのだと考えている。

子供の世話を多くするラットもまた、ストレスを味わっており、それに応じて、同程度の量のストレスホルモンを分泌している。しかし、彼らはそのストレスを乗り越える。世話をあまりしないラットより、彼らは不安のボリュームを早く落とすのである。世話をあまりしないラットは、敏感で、一触即発のストレス反応を示す。ひとたびその反応が活性化されてしまえば、この仔ネズミたちはストレスを感じ続け、そのことで今度は、脳がさらに高濃度のストレスホルモン（グルココルチコイドという）にさらされることになる。

同様のしくみは、霊長類でも働いている。世話をあまり受けない環境と同じような条件で育ったサルは、シャンパーニュが実験したラットと同様の行動パターンを示す。もし、彼らが親から引き離され、同年代の個体と育てられると、より高い不安を示し、受けた危険に対し、より素早く、攻撃的に反応する。やはりこれも、予測できないものや見慣れないものに対し、すぐにパニックになりやすいという、マリアの反応とよく似ているように見える――彼女が不安を示すのは、ペンシルヴァニアに初めてやってきた時に見た、電波塔の上の赤いライトから、家へとつながる道を通り過ぎたこと、そして、ジニーが言うところの、彼女の「怒りの急所」となる物事にまで及ぶ。

マリアには知的な面での困難があるが、私たちが考えるような形の精神障害をもつわけではない。マリアがこうなっているのは、生まれてから二十七か月にわたって受けた扱いのためだ。アメリカとヨーロッパでの研究は、マリアの状態は、チャウシェスク政権時代の養護施設から引き取られた子供たちの間では珍しくないものだと示している。この子供たち――今では若者になっている――は、様々な困難を示している。必ずしも、そのすべてが絆の不足によるものではなく、例えば、栄養失調は、一部の孤児たちの知的な困難に、少なくとも部分的に影響しているだろう。しかし、こうした孤児たちの多くが示す一つの特徴には、彼らの社会的関係の欠如が、おそらく直接的につながっている。彼らには、共感する力が不足しているのである。

マリアは、誰に対しても、自分自身に対してさえも、共感することが難しいと感じている。彼女はしばしば、とりわけ、夜に一人でベッドにいる時に悲しみを覚える。そして、なぜなのかと彼女は頭を悩ませるのだ。

「楽しくなれるように頑張るの――たくさん」と、マリアは言う。しかし、彼女は自分の考えを前に向けて、将来の自分の姿に重ね合わせることができない。この思考は、ゴールを設定し、将来どんな人になるかを夢見るためには極めて重要な技術だ。その際には、私たちが将来の様々な可能性に対して感じる気持ちが、考えの元となる。

「自分がどうして悲しいのかって悩む時、何か答えを思いついたことはある?」

ブライアンはそう尋ねる。

「ううん、別にない」とマリアは答える。

マリアは確かに感情を抱いている。彼女はある程度の愛情をもつことができるし、直に話しかけられた時には、外向的で、親しみのある態度を示すことができる。しかし彼女には、しばしば、何らかの感情を自ら抱くというより、人が望むような反応を装っているように見えることがある。

養母のジニーが頭痛や風邪で寝込んでしまった時、マリアはよく腹を立ててしまう。「私の体調が良くなるかどうかは、あまり心配していないんです」とジニーは説明する。「マリアが心配するのは、彼女自身がどう感じるかということなんです。自分の問題なんです。私の病気は彼女に影響します。でも、それは『お母さんの気分が良くないから、私も辛い』ということではないんです。私は、マリアの合理的な考えに訴えかけて、誰かの具合が悪い時にとるべき行動は、共感することであって、怒ることではない、と彼女にわからせようとしています」。

ブライアンはマリアに、「お母さんのことが好き？」と尋ねる。

ぽかんとした様子で、マリアは彼を見つめ返す。

「そうだったり、そうじゃなかったりするんです」と、ジニーが助け船を出す。

「そうだったり、そうじゃなかったりするんです」と、マリアは繰り返す。

マリアは、他者とつながりを作りたがらないのではない。彼女はそうしたくてたまらないのだ――はっきりとはそうだと言わなくても。二十歳ぐらいの頃、マリアにはボーイフレンドがいた。彼の名前は仮にブラッドとしておくが、ブラッドはマリアと別れてしまった。そのことで、マリアはとても悲しんだ。彼女は、なぜブラッドが自分と別れたのかまったくわからないという――どんな理由も推し測れないと。しかし、ジニーにはその理由がわかる。ブラッドが教えてくれたからだ。マリアは、彼の愛情に応えてくれる様子がまるでなかった。彼女はブラッドに電話をしたことも、どこかに行こうと誘ってくれることも、彼の生活に興味を示すそぶりを見せることもなかった。「彼女は、どんな形でも、何かを返すことがまるでできなかったんです」とジニーは説明する。興味深いことに、ブラッド自身もまた、マリアと同じ時期に、ルーマニアの養護施設から養子にもらわれており、マリアがもつ特徴の多くをもっている。例えば、彼は人の目を見つめることが特に苦手だ。そして、マリアと別れた時には、彼は過去を振り返らなかった。彼は決断をし、それでもう終わりだった。二人はたまに出会うことがあるが、マリアは、ブラッドが彼女を「ゴミみたいに」扱うことに不満をこぼす。

数時間の会話の後、ブライアンはマリアに、何か聞きたいことはないかと尋ねた。「なんでもいいんだよ」と彼は言った。「僕の家族のことでも、仕事のことでも、なんでも。聞いてくれたら、必ず答えるよ」。

マリアは質問を考えつくことができない。

「僕に興味がある？」

「ううん」

「何も知りたくないの？」

「ううん。ごめんなさい」

共感には、他者の感情を感じ取る能力と、感情を感じ取りたいという欲求の両方が必要だ。私たちは顔、とりわけ目を、言葉と共に、他者の感覚を読み取る手がかりとして使っている。この能力は、まず、私たちが母親の腕の中で揺られている時に身につく。母親は私たちの顔を見て、私たちの声に耳を傾ける。私たちも、それに応じて母親を見つめ返す。この、オキシトシンによって促進され、脳内報酬によって動機付けられている行動が起こらなければ、感情を読み解くシステムは動かなくなるか、弱められるかしてしまい、結果が聞き取れなくなってしまうだろう（自閉症の子供がもつシステムを元通りにするというのが、ラリーの研究テーマの一つである)。

仮に、共感という現象を、子育てに対する意欲の高さを反映しているものとして見れば、子供の世話をあまりしない母ラットには、共感力が欠けていると言えるだろう。しかし、子供の世話を多くする部類の母ラットでさえも、ヒツジや、類人猿や、ヒトの母親ほどには子供と触れ合わない。それは、ラットの「コストコ」型の繁殖戦略のためである。どちらの子育てスタイルであっても、母親はこの上ない注意を子供に向け、我が子にかかわる感覚情報を取り込む。しかし、鼻を主な感覚器官として使う生き物であるネズミは、この情報収集を、個々の赤ん坊についてではなく、生まれた子供全体や、自分たちのいる巣そのもののにおいを使って、ひとまとめに行う。こうしたやりかたは、シャンパーニュのような科学者にとっては素晴らしいことだ。おかげで彼女らは、仔ネズミをある母親から別の母親へと移動させても、どちらもそのことは気にも留めない。しかし、それはつまり、ネズミの母親の多くは、自分の子供とさほど強く結びついているわけではない、ということを意味している。特に、長い目で見れば、なおのことだ。ある母ラットの子供たちを、丸ごと一腹すべて運び去ることもできるだろう。その母親はほとんどドキリともしないはずだ。もし子供たちが連れ去られてしまえば、彼女はまたすぐに発情期に入り、別の一腹をこしらえることのできる相手を探すまでのことだ。服喪の期間も、抑うつの兆しも、ふくれっ面も、そこにはない。

一方、ヒトの母親たちは、その子が何を感じているのかを解読するために、自らの脳で変換された、赤ん坊にかかわる情報を使って、絶えず赤ん坊の表情や動きを読み取っている。言い換えれば、ヒトの母親は自分の赤ん坊のために、強い共感力を発達させているのだ。それが今度は、子供たちが自分の欲求に応える際の助けにもなる。しかし、毛づくろいをあまりしないネズミと同じようなことをするヒト

――チャウシェスク政権時代の養護施設が、その極端な例と言えるだろう――に育てられた赤ん坊は、こうした養育を受けることはない。

これまでの研究により、オキシトシンと、それに対する脳の感受性は、表情を正確に読み取る能力を高めることが証明されている。ヒトの顔の、目の辺りを写した写真を見せられ、その表情が何の感情を示しているかを読み解く実験では、人々は、オキシトシンの投与を受けた時のほうが、高い正解率を示す。感情に訴えかけるような出来事についての会話において、他の人がどのように感じているかを判断する社会的リテラシー能力が――理由は何であれ――高くない人々も、やはり、事前にオキシトシンを投与された場合のほうが、うまく相手に共感することができる。乳幼児期に適切な養育を受けられなかった人々においては、もしかすると、オキシトシンによる反応が抑えられてしまっていたことで、ストレスを経験した際に心を落ち着けることが苦手だったり、他者に共感しにくかったり、自閉症で見られるものに似た、「社会的ブラインドネス（social blindness）」が生じたりしているのかもしれない。

信号機がたった一つしかない、ペンシルヴァニア州ランカスター郡ギャップ村。この村にあるカフェ、白馬亭（ホワイト・ホース）で、マリアはブルーベリーパンケーキとソーセージの朝食を食べながら、自分がクラリネットを始めた時のことを思い出す。彼女は一年間クラリネットを練習したが、その努力が十分なものになることはなかった。マリアは今、音階を吹くことさえできない。

「落ち込まなくていいよ」とブライアンは言う。「二年前、僕の友達が何人か、誕生日にブルース・ハーモニカを一揃いくれたんだ。アンプと専用のマイクと一緒にね。それから二年が経って、その間にたくさん練習して、とうとう僕が演奏できるようになったのは――素晴らしいできばえの、『漕げ漕げ、ボート〔とても簡単なわらべ歌〕』さ」。

ジニーは笑い、マリアの兄のマイケルも笑ったが、マリアは笑わなかった。代わりに、彼女は「なんてこと！」と口にした。まるで、ブライアンが、チャイコフスキーのヴァイオリン協奏曲ニ長調をマスターしたと告げたかのように。

皮肉というものは、文脈に依存する。表情や、声の調子、言葉同士のずれによって、皮肉は伝えられる――例えば、「一年が経って」、「たくさん練習して」、「素晴らしいできばえの」といった語句からは、何か壮大なものが予感される。しかし、最後に告げられるのは、たった四つ〔正式には五つ〕の音だけで演奏できるわらべ歌という、ちっぽけな到達点だ。しかしマリアは、こうした文脈の手がかりをほとんど認識できないため、皮肉に気づくことができない。彼女には、人物の表情から感情を読み取るのがとても難しい。ブライアンの自虐的な笑みは、マリアには誇らしげな笑顔に見えたのかもしれない。彼女は、「なんてこと！」と口にすることが、望ましい反応だと判断したのだ。

マリアの世界では、言葉が文字通りの意味になってしまう。彼女が幼かった時、誰かが、小さな子供たちの様子を「頭が吹っ飛ぶほど泣き叫んでる（crying their heads off）」と表現した。おかげでジニーは、恐怖にとらわれたマリアに対し「どんなに泣き叫んでも、本当に頭が吹き飛んでしまうわけではない」と、懸命に教えてやらなければならなくなった。

マリアのような障害は、一つにはオキシトシンと、母子間の絆にかかわる神経回路に由来すると考えられる。ヒトの研究から得られた、この説を支持する最も強力な証拠は、二〇〇五年に出された。この研究では、ウィスコンシン大学の研究チームが、アメリカの家庭に養子として受け入れられた、四歳半ほどの十八人の子供を調査した。彼らの多くはチャウシェスクの処刑後、ルーマニアの養護施設が状況改善に向けて奮闘している最中に生まれ、平均して十六か月強を養護施設で過ごした後に、アメリカへ連れてこられた。対照群の子供たちと比べて、彼らの平常時のオキシトシン量は同程度だった。

続いて、研究チームは、この子たちが養母の膝の上に座っている時に、コンピューターでゲームをさせてみた。数分おきに、各親子はゲームから離れて休憩し、互いの耳にささやいたり、額を触れ合わせたり、互いの指の数を数えたりと、あらゆる触れ合いを行った。対照群の子供たちのオキシトシン量は、母親と遊んでいる間に上昇した。ルーマニアからの孤児たちのオキシトシン量は、変わらなかった。

もちろん、共感を覚えるのに支障がある人や、不安をもつ人が皆、ルーマニアの養護施設で二年間を過ごしたわけではない。また、マリアが養護施設で過ごした日々によって受けたのと同じような影響を受けた人は、世の中には少ない。しかし、初期の養育様式に起因する可能性のある、様々な精神的、社会的障壁に苦悩している人々は多くいる。その中には、シャンパーニュのラットの中に見られたような特性に、不思議とよく似ているものもある。シャンパーニュの恩師であるマイケル・ミーニーの参加する研究チームが、自殺したヒトの脳を調べたところ、幼少期に育児放棄や虐待などを受けた人々においては、子供の世話をあまりしないラットと同様のエピジェネティックな変化が起きていたことを発見した。これはすべての自殺者に当てはまるわけではなく、虐待や育児放棄を受けた犠牲者だけに言えることだった。

かつてエモリー大学でラリーの同僚だった研究者の一人、クリスティン・ハイムは、幼少期に両親から虐待や育児放棄を受け、正常な親子関係を妨げられた女性たちのストレス応答が、非常に高いことを報告した。彼女とラリー、仲間の研究員たちは、幼少期に虐待を受けた経験のある女性たちに対する調査を行い、脳脊髄液に含まれるオキシトシン濃度が、虐待を受けたことのない女性たちよりも低いことを見出した。これは特に、身体的虐待よりも、精神的な虐待を受けた場合によく当てはまった。男性でも、同様の影響は起きていた。

虐待や育児放棄が脳の変化につながるということは、直感的に考えつきそうなことかもしれない。しかし、共感反応を鈍らせる上で、チャールズ・ディケンズ風の過酷な幼少期は、必ずしも必須のものではない。トッド・アハーンは、ラリーの研究室でも特に物議をかもす研究を行い、このことを発見した。プレーリーハタネズミは、親戚筋に当たるラットやマウスと同様、「コストコ」式の繁殖を行う。しかし、ラットやマウスとは違って、プレーリーハタネズミの家族は、「ビーバーちゃん（Leave It to Beaver〔一九六〇年前後に放映されたホーム・ドラマ〕）」に出てくる仲良しクリーヴァー一家の、ネズミ版である。メスのプレーリーハタネズミの多くは、妊娠・出産期に、脳内で鍵となる領域において、オキシトシン受容体の密度が比較的高くなる。結果として、彼女らは子供により多くの注意を注ぎ、よくなめて毛づくろいをしてやるようになる。さらに言えば、父親となったオスは、母親となったメスと交尾を行った途端、別のメスを求めて街から姿を消したりはしない。彼はその世帯にとどまりつつ、食べ物を探して働きに出るのである。母親が食事のために外へ出る番になれば、父親が銃後の役目を引き受け、子供に寄り添い、守り、なめ、毛づくろいをする。成長した子供たちは、お母さんとお父さんが新しいきょうだいを作り続けていても、そのまま家で暮らすことが多い。

この社会的なしくみを壊すために、アハーンは父親を連れ去るだけでよかった。父親のいないプレーリーハタネズミの家族では、父親の不在を、シングルマザーが自ら子育て行動を増やして補うことはなかった。つまり、子供たちに向けられる注意は〔父親がいない分〕減ってしまったのである。娘たちは、ほとんどすべてが赤ん坊を避けるようになってしまい、交尾を経て母親になってからも、あまり子育てをしなかった。彼女たちは、子供の世話をする意欲が低かった。意味深いことに、シングルマザーの家庭で育ったプレーリーハタネズミの子供たちは、オスもメスも、配偶相手との絆を築くのがうまくいかず、次の世代でも一人親の家庭になりやすい傾向にあった。

三十年近く前、当時のアメリカ副大統領だったダン・クエールは、テレビ・ドラマで人気の登場人物〔マスコミで活躍する未婚の母、マーフィー・ブラウン〕がシングルマザーであることを批判したために、非常に大きな騒動を引き起こした。多くの社会的リベラル派の人々は、クエールが一人親家庭の現実に対して無知であるとして非難した。社会的保守派の人々は、クエールは正しいと主張した。アハーンのハタネズミでの実験は、この問題をどちらに結論づけるものでもないが、これまでの研究からわかったのは、子供への愛着が薄い母親に育てられた子供、あるいは、ミーニーの自殺者の研究にも反映されていたように、虐待されたり育児放棄されたりした子供は、成人後に、抑うつ症状や、注意欠陥・多動性障害（ＡＤＨＤ：attention-deficit/hyperactivity disorder）を示す率が高く、女の子は、自分自身も子供とのかかわりが少ない母親になりやすいということだ。

ヒトのシングルマザーが、問題を抱えた子供を育てる宿命にあるというわけではない。シャンパーニュは正確に、子育てをあまりしないプレーリーハタネズミを生み出すのは、父親の不在それ自体ではなく、家庭内での通常の社会構造が乱され、その埋め合わせが起こらないという状況かもしれないと指摘している。ヒトとは異なり、ハタネズミには、いなくなった親が負うはずだった子育てを肩代わりしてくれる、友達や、おば、おじ、祖父母、あるいは保育士がいない。シャンパーニュはまた、このようにも論じている。ヒトの母親はハタネズミとは違い、こうした社会的援助がなくても、自身の大きな大脳皮質を使い、去ってしまった父親の分の時間と関心を補うために、自らの子育て行動を増やす必要がある、と理性的な判断を下すことができる。たとえ、子育てをする気がまったく起きなくてもだ。

そうは言うものの、今や、ヒトの乳幼児期における母子関係の影響が、後になって確かに表れてくる、と示す研究結果が相次いでいる。その影響は、私たちがどう他者を愛するか、どのような性的スタイルをとるか、どう自分の子供を育てるか、果ては、私たちの文化や社会がどう発展するかにもかかわってくる。

レーン・ストラサーン〔母親が自身の赤ん坊の笑顔を見た時、報酬系が活性化されることを見出した〕は、オーストラリアで小児科の研修を受けている間に、幼少期の生活が、成人後の行動にどう影響するのかを考えるようになった。奨学金を受けて、児童虐待や育児放棄について研究している間、すでに起きてしまった心身への傷害を目にした彼は、もどかしさを募らせていた。ストラサーンは、そうした傷害に至った経緯は何なのか、また、そもそも、傷害をその発端から防ぐにはどうしたらよいのか、知りたがった。

ストラサーンがアメリカに移ってから初めての脳の画像化研究によって、実験動物と同様に、ヒトの母子関係にも脳内報酬系が重要であることが確かめられたようだった。しかし、その実験結果からは、なぜ一部の母親が、他の母親に比べて、自分の子供への愛着が薄いのかということについて、十分には理解できなかった。ラリーや、ミーニー、シャンパーニュらが運営・所属しているような、他の研究室での研究にも触発され、ストラサーンは、母親が子供時代に受けた養育の経験が、母親自身の子育てスタイルに影響するのかどうかを知りたいと考えた。

まず、彼は妊娠中の母親たちに、心理学の標準手法である「成人愛着面接(Adult Attachment Interview)」と呼ばれるテストを行った。この面接では、被験者に、幼児期の最も古い記憶について尋ねたり、両親との関係を表すような言葉を考えさせたり、子供時代の不安や失望に両親がどう対応してきたか、ケガをした時に両親はどう反応したか、両親と離れた時に自分はどう感じたかなどを聞いたりする。面接では続いて、被験者に彼ら自身の子供との関係や、子供の将来についての希望を尋ねる。ゴールは、被験者を愛着のスタイルによって分類することだ。ストラサーンは三つのカテゴリーを用いた──「安定型」、「不安定/軽視型」、「不安定/とらわれ型」である。

安定型は、つまり、安定しているということだ。不安定/軽視型の人については、他者の感情表現に左右されず、ミスター・スポック〔「スター・トレック」シリーズの登場人物〕のように、見たところ無感情であると、ストラサーンは述べている。例えば、泣いたりわめいたりすべきではない、と厳しくしつけられた子供は「笑顔を作って頑張り続ける」のかもしれないと、彼は説明する。また、不安定/とらわれ型の人はその反対で、感情を表に出し、ほとんどその場の衝動だけで決断を下してしまうという。

さて、被験者となった母親たちは、赤ん坊を産んだ後に研究室を再び訪れた。ストラサーンは、彼女たちの平常時の血中オキシトシン量を測定した。ウィスコンシン大学での研究で、身寄りをなくした子供たちが平常時のオキシトシン量には何の違いも示さなかったのとまさに同じく、安定型、不安定型の母親の間にも違いはなかった。続いてストラサーンは、それぞれの母子のペアを五分間ずつ遊ばせた。安定型の母親たちは、不安定型の母親よりも、より大幅なオキシトシン量の上昇を見せた。

「赤ちゃんと直接に触れ合った、この時間にだけ、オキシトシンの反応に違いが出たのです」とストラサーンは話す。「この結果は、乳幼児期の経験がエピジェネティックな変化を与え、オキシトシンによって働くしくみを形成するという、げっ歯類のモデルとよく合致します」。

　fMRIを使って被験者の脳を画像化すると、安定型の母親たちは、自分の赤ん坊の写真を見た時に、視床下部のオキシトシンを生み出す領域が顕著に活性化していた。報酬系の中枢は、どの母親でも活性化していた。この結果は、ストラサーンの最初の脳画像化研究で、母親たちが自分の赤ん坊を見た時に示した反応と同様だ。しかし、自分の赤ん坊の笑顔を見た場合の反応は、安定型の母親で、不安定型の母親よりも強かった。

　驚くべきことに、自分の赤ん坊の泣き顔を見た時には、不安定／軽視型の女性たち——ミスター（あるいは、この場合は「ミズ」とするべきか）・スポックたち——の脳では、島（insula）と呼ばれる領域が活性化していた。この「島（島皮質）」は、不当な扱いを受けたり、うんざりしたり、身体的な痛みを覚えたりといった感覚に強く関連している。安定型の母親たちの報酬中枢は、泣き顔を見てもまだ活性化している。もし、このfMRIのデータが、脳内で本当に起きている出来事を反映しているとすれば、安定した愛着パターンを示す母親の脳は、彼女たちに、悲しみ、動揺した自分の赤ん坊に近づくよう伝え、一方、不安定型の愛着パターンを示す母親の脳は、自分の赤ん坊たちを避けるように伝えているということになる。

「私の感覚では」とストラサーンはつぶやく。「不安定／軽視型の母親たちは、自分の赤ちゃんが苦しんでいるのを見た時に、脳が、その子に近づいて助けるように、その子が必要としていることは何でもするように、と信号を送る代わりに、自分自身が尻ごみするような反応を活性化させてしまうのではないでしょうか。その時、脳がこう言うのです。『これは苦痛で、不快で、大変だよ』と」。

　もし、これらの結果が現実の因果関係を本当に描き出しているのだとしても、それは必ずしも、不安定型の母親が子供を助けるのを拒んでしまうことを意味するわけではない。それが意味するのは、感情のレベルでいえば、この母親たちには、さほど子供を助ける動機付けがないということだ。彼女たちの報酬学習系は故障してしまっている。そして、母親が軽視型であろうと、とらわれ型であろうと、子供はそのうまく働かないしくみに対し、感情を出すか、しまいこむかして、うまくやっていく道を見出さなければならない。

「私は、これが脳の形成だと思います」。そうストラサーンは話す。「私たちは『障害』ということを話題にしますが、私の考えでは、これは当事者の赤ちゃんにとって、その時点では適応的な〔生きるのに適した〕ものなのです」。生活環境が混乱していたり、秩序を失ったりしていたら──例えば、そう、保護者がコカインを使っていたり、家庭内暴力が行われていたら──「赤ちゃんは注意を惹き付けるために、感情を鋭く強調し、大げさな反応をしてみせなくてはなりません。『自分はここにいるぞ！　やってほしいことがあるんだ！』と言うために」。反対に、母親や父親が冷たく、赤ん坊を相手にしてくれない場合には、赤ん坊は自分も冷淡で、無関心になることで、環境に適応しようとするかもしれない。

赤ん坊にとって、こうした行動は適応的かもしれない。しかし、後に学校において、恋人との関係において、あるいは自らの子供との関係において、こうした行動は非適応的になりうる。「私たちは注意欠陥・多動性障害（ＡＤＨＤ）の子供を診察しますし、他にも、反抗挑戦性障害（oppositional defiant disorder）や、その他の呼称を子供たちにつけるのです。そうした行動が何に由来するのか、理解しているわけではありません」とストラサーンは言う。「私が思うに、医学の専門家である私の同僚たちの中で、こうした理解を持ち合わせている人々はごくわずかです。彼らにとっては、遺伝子がすべてです。彼らは、私たち自身の置かれた環境が、遺伝子の働きを変えるということを認識していないのです」。

こうした適応的な変化は、性行動にも影響しうる。マリアの極端な体験は、彼女の極端な反応につながっている可能性がある。マリアは、以前交際していたブラッドとキスをするのは（ほんの数回のことだ）大丈夫だったが、彼が自分に触れようとするのはとても嫌だったと述べる。彼女は「何がなんでも、うえっ、絶対」セックスはしたくないと言う。別の若者――名前はウォードとしておこう――も、マリアとデートしようとした時に、やはり彼女に触れようとした。マリアは今でも、彼のことを『ぞわぞわする手の』「ウォード」と呼んでいる。

しかし、反対の結果のほうが、より一般的かもしれない。やはり、マクギル大学でミーニーの研究室に在籍するニコール・キャメロンの実験では、子供の世話をあまりしないラットの娘たちは、性体験をより多く、そして早くから経験していた。シャンパーニュが説明するように、この反応はストレスの多い環境への適応である。

「もしあなたがラットやマウスだとしたら、あなたはとても不安になって、たくさんセックスをする必要があるでしょう」とシャンパーニュは言う。このような適応は、ラットのメスが生き延び、子供を残すためには役立つかもしれない。しかし、それがヒトの女性であったら、私たちは「この人は自己評価が低くて、父親へのコンプレックスを抱えている」と言うことだろう。

あなたは、前の章で紹介した、メスのネズミが性交渉のペースを調節したがるという話を覚えているだろうか。彼女らは、可能ならば、断続的な刺激を受けることを選ぶ。そうして間を空ければ、刺激をより楽しむことができるからだ。間隔を調節できる場合には、メスたちは交尾の場所や相手への好みをより強める。また、子供の世話を多くするネズミに育てられた娘たちは、性交の間に、より長い時間をとらせようとする。もしそうできない場合、あるいは、そもそもオスとセックスをする気がまるでない場合には、フライ級のボクサーのように後ろ足で立ち上がって、オスに対して攻撃的に振る舞い、相手をぶちのめそうとする。ある実験では、世話をよくするネズミの娘たちは、実験時間の半分の間、オスとのセックスを拒んだという。

世話をあまりしない母ネズミに育てられた娘たちは、めったにオスを拒まない――一回の実験時間の中で、セックスを拒んでいた時間はたったの十パーセントだった。彼女らは、オスたちに好きなやりかたでセックスをさせ、あまりペースの調節にこだわらなかった。オスがセックスのために現れるが早いか、このメスたちは前彎姿勢をとった。彼女らは尻軽で、子育てを多くするネズミの娘たちよりも、早い時期からセックスをし始めた。母親のいない環境で育てられたアカゲザルも、オキシトシン濃度の急低下を示し、より攻撃的で、非常に衝動的であり、楽しい経験を追い求める場面では、自分をほとんど制御できなかった。

社会科学者らは、不穏な親子関係の家庭で育った女の子が、同年代の他の女の子に比べ、初潮を迎えるのが早い傾向にあることを見出している。彼女らはより早い時期にセックスをし始め、パートナーの選り好みをあまりしない。結果として、こうした少女らは十代で妊娠し、ゆくゆくは、その傾向を自らの子供にも受け渡すリスクが高まる。

ストラサーンは、性的な衝動の高まりもまた、状況への対処メカニズムの一つかもしれないと考えている。不安定／とらわれ型の愛情を受けて育った人々は「ただ流れに身を任せるタイプになるかもしれません――行く手に現れる人なら誰とでも、セックスをするのです。なるようになるさ、というわけです。なりゆきを考えることなどありません。不安定／軽視型の愛情を受けた人々についていえば、彼らは経験的知識に基づいてセックスを利用するタイプかもしれません。『私はこの目的を達成したい。そして、この人物とセックスをすることは、自分の求めるものを得る手段の一つだ』というように。彼らにもやはり同様の行動上の問題が起きるかもしれませんが、脳で起きているしくみは異なります」。

彼はまた、家族のストレスや、現代社会における一般的なストレスが、実験室のネズミたちの体験を、ヒトの中で再現しているのではないだろうかと考えている。「あのネズミたちが経験したような、生後の早い段階でのストレスにさらされることが増えているために、生じた作用なのかもしれません」と、彼はその考えを示唆する。「私の推測では、ヒトにおいても、ストレスは同様の働きをします。ストレスが多く、危険な環境にいれば、元気に生き延びる子供を残せる可能性は下がります。ですから、早くから子供を作ることが、適応的になるのです」。

ストラサーンは、自分が推測を述べているに過ぎないことを認めるが、このように、研究室での実験とヒトでの証拠を結びつける推論は、魅力的かつ困難な問題を提起する。例えば、シャンパーニュは、彼女が蓄積する実験結果や、そもそも彼女の研究の性質自体が、政治的、社会的な摩擦を孕んでいることを痛感している。彼女はそのことを考えると、抗議の声を上げる群衆が、〔彼女の研究室がある〕アムステルダム通りを行進する様子を想像し、胃が痛くなる。「自分がラットで研究しているのは、ありがたいことです」。彼女は微笑みながらそう明言する。「ラットを使っていて、あまり大変なもめごとに巻き込まれることはありませんから」。それでもなお、彼女は自分や、他の人々の研究が、子育ての傾向が及ぼす影響をどれほど解き明かせるものか、考えを巡らせずにはいられない。

まだマクギル大学にいた頃、シャンパーニュは百二十人の大学生を対象とした研究を行っていた。被験者の学生たちは、子供時代に母親から受けた世話や愛情について、自分がもつ認識を回答した。母親から受けた愛情が少ないと答えた学生は、不安を引き起こすような課題を行った時に、より多くのストレスを、より長い時間感じた。

シャンパーニュが笑いながら言うには、一方、彼女が研究室で飼っているラットの中には、ひたすら子供の世話を焼くものもいるという。

「マザコンの男の子と、そうでない男の子ができるんです。世話をたくさんする母ラットの子供を見ると、本当におかしいんですよ。その子たちは、おっぱいをちゅうちゅう吸ってばかりで、母親もそれを止めないんです。子供の視点からすれば、何かいけないの？ と思いますよね。母親に面倒を見てもらえるなら、どうしてそれを止めるの？ と」

この仔ネズミたちは、まるで、我が身に悪いことなど何も起こりえないかのように行動する傾向がある。シャンパーニュは、その様子から、ある学生たちのことを考えた。その学生たちは、芳しくない成績をとった時に、しばしばショックを受けているようだった。そして、そうなった時には、シャンパーニュはしょっちゅう、学生の親からかかってくる電話をさばくはめになった。「本当に、たくさんの電話を受けるんですよ。それで私たち教授陣は、もう親と話してはいけないことになったんです」。

「子育ての方法は変わります。そして、個人的に見聞きしたことを言えば、今の学生たちは、大学という環境の中でさえも、私の世代に比べて人に頼りがちになり、要求が多くなったと思います。私は他の教員たちとも話しますが、皆、周りのヘリコプター・ペアレント〔子供に何かあるとすぐに飛んでくる、過保護な親〕のことを口にしますよ」

（興味深いことに、いくつかのネズミの種で、母ネズミの子育て行動とオキシトシン量の多さが、他者に対する彼女たちの攻撃性と関連していることを示す研究がある。これは、オキシトシンと絆によって引き起こされ、母親を、より激しく赤ん坊を守り抜くように駆り立てる、適応的な行動なのかもしれない。）

シャンパーニュはまた、子育てや家族構造における文化的な違いが、民族の性格にどれほど影響しうるのかに興味をもっている。そして、ある世代から次の世代へ、脳内の分子的な変化を介して受け継がれる、感情的、社会的な損失の連鎖を食い止める一助として、政府による取り組みの必要性に想いを巡らせている。例えば、シャンパーニュは、子育て行動の少ないラットの子供に対し、幼少期に介入「子育て行動の多い母親に預けるなど」を行うことで、ある程度、彼らの不安行動を変えられることを示している。ラリーの研究室でのある実験も、その考えに沿う結果となっている。

二〇一一年、ラリーの研究室にいたポスドクの一人、アレーン・キーボウは、乳離れをしたばかりのメスのプレーリーハタネズミに対し、人工的にオキシトシン受容体を増やす操作を行った。このメスたちは、成長すると、見知らぬ赤ん坊に対しても、子育て行動を多くする母親と同程度に、積極的に世話を行うようになった。ラリーの推測では、たとえ子供であっても、オキシトシン受容体が受け取る刺激が――ありうることとしては、きょうだいとの遊びを通じて――高まると、その後にわたって社会的な人格を形成することがあるのかもしれない。

ストラサーンもまた、治療で人々を助けられることがあると信じている。「私たちは、彼らが適応し、失われたものを埋め合わせる方法を身につける手助けをすることができます」と、彼は話す。多くの人々にとっては、しかし、それはもはや遅過ぎる。「埋めこまれた行動の型はもうそこにあり、それを覆すのは難しいこと、あるいは不可能なことなのです」。

行動の型を変えることが――少なくとも、限られた例のヒトの試験で、一時的に――示されている方法の一つは、オキシトシンの投与を含むものである。一方、ジニーとデニーのマーシャル夫妻は、マリアを昔ながらのやりかたで支えようとしている。「夫と私は言ったんです。『まあね、愛と優しさがあれば、マリアは良くなるよ』って」。ジニーはそう振り返る。「そして、彼女は良くなったんです。ある程度は」。

マリアはめったに泣かないが、ともかくも、彼女が涙をこぼすようになったことは、ジニーにとって大進歩だった。マリアはまた、自分自身の恐怖とうまく闘えるようにもなった。彼女は圧倒的な不安を感じながらも、献血を行った。「マリアは、信じられないような恐怖をもっているんです」とジニーは言う。「でも、彼女は、いくつかのことについては、逆境に耐えられる我慢強さをもっています。たとえ恐ろしくても、何かをやろうとするのです」。また、マリアは、もはやカメラを怖がることはない。彼女はあらゆるカメラのレンズに、おどけた表情をしてみせる。そして、私たちがマーシャル家を訪れる少し前、ジニーが言うところの「マリアのメルト・ダウン」の最中に、彼女はそう、抱きしめてくれるようにジニーに頼んだのだった。「私は『いいわよ!』って」。今度は心からの笑顔で、ジニーは笑う。「一刻も早く、そうしてあげたかった」。

第5章　私のベイビー

H・W・ロング医師は、その手のひそひそ話にうんざりしていた。彼の同業者たちは、患者たちが経験している様々な性的な問題について、噂を交わしていた。また、セックスについて、純粋に専門家だけに向けて書かれた冊子や本もあった。しかしとにかく、医師たちは、この話題について、患者と率直に話をすることは、まったくゼロではないにせよ、めったになかった。ロング医師は、一般公衆が性についてひどく無知であるのはそのせいだと考えた。そう、今や時代は変化している。休戦協定により、第一次大戦は終わりを迎え――この戦争の間、アメリカ政府自体が、多くの国民が性病にかかり、兵士が足りなくなることを恐れ、広く一般に向けて、セーフ・セックス運動を行った――古い社会的慣習はぼろぼろに崩れ去りつつあった。そこで、ロング医師は、一九一九年に、すべての人々に向けてこのような本を出版した。

『健全な性生活と健全な性様式：性の本質と機能について、すべての健全なる人々が知るべきいくつかの事柄――生活経済における性の位置づけ、その適切な訓練、高潔なる実践』

その本は、一九六〇年代のセックス革命の指導者たちが記した、どんな手引書にも劣らないほどわかりやすい。挿入の角度から、妻がどのように「その尻を上下させ、あるいは左右に揺り動かし、あるいは円を描くように『ぐるぐる』回す」かといったことに至るまで、すべてについて、詳細であからさまな説明が記されている。

ワーオ！

セックスにおいて可能な体位はいくつもあると認めながら、ロング医師は頑として、互いに向き合いながら行う性交渉の長所を主張していた。

顔を向き合わせたこの体位においては（特筆すべきことに、ヒトの一族のみがこの性交姿勢をとることができるのである！　単なる動物の間では、オスが常にメスの後ろにまたがる。彼ら、単なる動物は、事の間に、互いの目を見つめ、口づけを交わすことは決してできない！　これもまた、ヒトと、それ以外のすべての動物の間にある、明らかで非常に顕著な違いである）、ここまでに記したように、適切な準備が整っている時には、両者の器官が自然かつ容易に結ばれる。女性はまた、自身のかかとを、愛する人の膝窩に置き、両腕で彼の体を抱きしめるべきである。

ロング医師は、この方法を、夫婦が互いに見つめ合っている間に「関連するすべての器官を興奮させ、さらには膨張させる」ためのものであると記した（現在の私たちは、互いに向き合ってセックスをするのがヒトだけではないことを知っている――ボノボ〈ピグミー・チンパンジー〉はいつも「正常位」で交尾をする）。

ジョイ・キングには、ロング医師の助言にあった「興奮」だとか「膨張」といった部分での問題が起きることなど、めったにない。しかし「互いに向き合う」という部分は、彼女が厄介な代物だと感じているところだ。キングは、世界有数のアダルト映像製作会社の一つであるウィキッド・ピクチャーズで、特別プロジェクトの担当副社長を務めていた。彼女は現在、同社の顧問として働いている。彼女は一九八〇年にキャリアをスタートさせて以来、普通のポルノ愛好家がどんな商品を買うかについての、ちょっとした目利きとして名を知られるようになってきた。無名のストリッパーで、女優志望だったジェナ・マリー・マッソーリを、主流メディアに君臨する、「ポルノの女王」ジェナ・ジェイムソンへと変身させたのが、キングである。

ウィキッド・ピクチャーズが製作する商品のほとんどは、いわゆる「カップルもの」と呼ばれる映像作品である。より無難で、多くは異性愛のファンタジーが好まれるこのジャンルでは、過激さや、SM趣味のとっぴなシーンは避けられる。そのため、キングは男性のみならず、女性にとっても魅力的な映像を作ろうと試みている。彼女は、よくファン向けのショーや、集会、店頭でのイベントに出向く。また、インターネットのソーシャル・ネットワーキング・サービス（SNS）によく現れ、消費者、特に女性と対話し、どんな映像を見たいかを尋ねている。

一般化するのは難しいとキングが認めているものの、多くの女性が同意するであろうことがある。男女の体、あるいは体のパーツの描写も良いが、最も重要なのは表情であるということだ。

「私は最近、私たちのために新しい作品を撮ってくれる予定の女性監督に会ったのですが、この業界について私たちが議論したことの一つが、アイ・コンタクト、そして、アイ・コンタクトを撮ることの重要性です」と、キングは教えてくれた。

「私たちは二人の人物に、互いの目を深く見つめ合ってもらいたいのです。妙な話ですが、その女性監督は、自分の作品の出演者にやらせるのが最も難しい動作の一つが、互いの目を見させることだと言っていました」

キングは、かつて独自の実験を試みたことがある。行列に並んでいる時、道を歩いている時、カフェにいる時、そして仕事の時に、出会った人々の目をじっと見つめるのだ。彼女は、その視線が人々を気まずくさせるのに気づいた。

「目を見つめると、相手の人々は視線をそらしてしまうんです」と彼女は言う。しかし、彼女は誰かと性行為に及んでいる時にも、よく目を見つめている。その時には、相手の男性のほうも彼女の目を見つめるだろう。その視線は心地良く感じられるだけではなく、なくてはならないものに思える。キングは、人々が一般的には他者の目を見つめないものだと気づいた――動物の世界では、その行為が脅威と見なされることも少なくない――「お互いがある種の関係性で結ばれているのでなければ。特に、恋人同士であって、セックスをしている両者の間でなければ」。

そうとは思えないかもしれないが、ジョイ・キングのポルノにおける問題と、ロング医師の百年前のアドバイスは、どちらも、マリア・マーシャルが他者に共感するのが難しい理由、母親が自分の赤ん坊を見つめる理由、そして究極的には、ヒトの情熱的な愛の起源と、直接つながっている。

母子の絆と同じように、恋愛は社会的な過程である。愛は、私たち自身と同じような形で誕生する。私たちの脳が、私たちが生まれてもいないうちに形成された、あのやりかたに従って。ステロイドホルモンによって欲求が活性化されると、愛は性欲の背中に乗って、私たちの脳へとやってくる。脳内報酬にそそのかされ、私たちの〔漠然としていた〕性欲は、〔具体的な対象に向けた〕集中を高めていき、ついには、ひりつくようなむき出しの情熱を発散させ、より深く、より豊かで、より抗いがたいものへと向けられる。

プラトンは、恋に落ちた魂について、パイドロス〔プラトンの著作『パイドロス――美について』の登場人物。作中では、ソクラテスとパイドロスが愛について語り合う〕にこう語っている。「そして、その美しい人を眺めることができると思う場所であれば、どこであろうと、その魂は欲望に駆られて走り出す。そして、彼を見た時、また、美の泉に身を浸した時、その魂のこわばりはほぐれ、心は新鮮になり、苦しみや痛みはなくなる」。

哲学者プラトンが綴った、恋に落ちた人物の行動と、新しく母親になった女性が子育てへと心を向かわせる様子が似ているのは、偶然のことではない。

ロニー・スペクター〔一九六〇年代の女性歌手グループ「ザ・ロネッツ」のリード・ボーカル〕は、ヒット曲の中で、愛する男性に「私のベイビーになって（Be My Baby）」と懇願していたが、それはまさに的を射た表現だ。本書の著者の一人であるラリーは、愛とは、特定の神経回路に作用する分子から生まれた新たな特性である、という信念をもっている。この考えから導き出される結論は、私たちが情熱的な愛と呼ぶものは実のところ、進化の過程で母子の絆を生みだす神経回路に起きた適応――微調整――の結果だということだ。そして、私たちの体そのもの――特に、男性のペニスと、女性の膣や胸――は、この「お母さん回路」が、セックスの時に活性化するのに役立つよう進化してきた。

私たちが「女性の脳にとっては、恋人の男性は赤ちゃんなのだ」という主張をすると、コメディ番組でよくあるような、男性が体調を崩した時に赤ちゃん返りをして、おしゃぶり代わりにテレビのリモコンを握りしめる――といった冗談にさらされる。しかし、私たちは「お母さん回路」が、恋に落ちた時に〔男性ではなく〕女性の行動に起きる劇的な変化を説明するものだと考えている。

医学部に通う若い女性がバーニング・マン（Burning Man〔初秋にネヴァダ州の砂漠で行われる野外イベント。一週間、見知らぬ参加者同士が架空の街で共同生活を送り、最終日に、街の中心にあった人型の像を燃やす〕）に参加し、高校を中退してヴィンテージのベスパ（イタリアのスクーター）愛好家のためのウェブサイトを運営している若者と、肉欲的なひと夏のセックスをした後、彼と共にフィッシュ（Phish〔アメリカのロック・バンド〕）のコンサートに出かけるため、大学を中退すると宣言する――その時、彼女は完全には、自分の理性的な脳の管理下に置かれていない。まるで、子供をもつことを決断しきれていないようだった女性が、のちには赤ん坊への愛で満ちあふれるように、この医学生も「変身」してしまったのだ。

確かに、セックスは、私たちが通常、ヒトの情熱的な愛だと考えるものを成立させるための、前提条件ではないかもしれない。セックスをするよりもずっと前に「ひと目見ただけで」恋に落ちたという人もいる。騎士道精神についての文献には、肉体的な情熱をまったく伴わないながらも、相手への不変の愛を抱き続ける話があふれている。今日でも、人々は同僚、結婚した友人、あるいは、自分の気持ちに応えてくれない相手――決して性的な関係にならない人たち――に対して、愛着をもつ。こうした「はるか遠くからの愛」は存在するかもしれないが、しかしそれは、私たちが普通、燃えあがるような愛として想定するものではない。

例えば、モード・ゴン〔英国生まれのアイルランド革命家、女優〕は、偉大なアイルランド作家のウィリアム・バトラー・イェイツを「愛して」いた。彼らの関係は五十年近くも続いた。一八八九年の最初の出会いから、一九三九年のイェイツの死まで、二人は、情熱と苦痛が交互に現れるパ・ド・ドゥ〔男女一組での舞〕を踊り続けたのである。

美人であり、女優であり、知識人であり、熱心なアイルランド独立運動家、ローマ・カトリック信者であり、神秘主義者であったゴンは、イェイツとの愛とロマンスの、肉体的な側面を追い求めることは決してなかった。彼女は、イェイツとの関係が、幽界の霊的な愛によって彩られた、現実世界での友情の一つであることを強調し、彼を寄せつけなかった。ゴンいわく、神秘的な愛とは、卑しい性的な結びつきが達しうるどんな基盤にも勝る、本質的に純粋なものである。彼女はイェイツに、そうした隔たりを置いた愛によってこそ、彼は大志の実現を狂わせかねない官能的・感情的な関係に押しこめられることなく、自由に文学活動を追求することが可能になるだろうと語っている。

ゴンのこうした姿勢は、イェイツをとてつもない欲求不満に陥らせた。彼はゴンに何度も結婚を申し入れ、ゴンは毎回それを拒んだ。その結果、イェイツは彼女を、あるいは彼女の何らかの化身を、自身の詩の一行一行に織りこんだのである。その間、イェイツからは、二人の霊的な愛を肉体的に成就させようという申し出が続けられたが、ゴンはこれをあっさりと断っている。イェイツが得ることができたものといえば、一八九九年の、唇へのキスだけだった。

ゴンは、誰にでもこれほど冷たかったわけではない。フランス人ジャーナリストとの短い情事により、彼女は息子を授かった（しかし、この子は二歳で亡くなってしまった）。息子の死後、ゴンとその恋人は、亡くなった彼の墓の上でセックスを行った。ゴンは、この時の結びつきによって授かる子が、亡くなった男の子の生まれ変わりであることを願っていた。だが、この性交によって生まれたのは、女の子であるイザルトだった（イェイツは、のちにイザルトにも結婚を申しこんでいる）。

一九〇三年、ゴンは、アイルランド独立運動家である、ジョン・マクブライドと結婚した。この関係は幸せなものではなかったが、ゴンはロマンスを求めてイェイツの所に戻ることはしなかった。彼女はイェイツを友人として扱い続け、手紙の中でもそのように呼び続けた。一九〇八年四月、ゴンがイェイツに、当時住んでいたパリから書き送った手紙は「私の親愛なるウィリーへ」と始まっていた。友人同士の間で送られる、話題でいっぱいの手紙の書き出しのようだ。彼女はその手紙に「常にあなたの友人たる、モード・ゴン」と署名していた。

ゴンは六月にも、「友人の一人」に対して手紙を書いている。続いて七月に送った手紙では、イェイツは「ウィリー」だった。この七月の手紙の中で、ゴンは再び、肉体的な結びつきのことを考えることでもたらされる苦悩のことを綴っている。彼女は、幽界での霊的な結合に比べ、セックスは「似て非なるもの」であろうと宣言している。この手紙に、彼女が「モード・ゴン」と署名した。

この手紙を受け取ったイェイツは、手帳に「肉体的な愛に対する古い恐怖が、彼女の中で呼び覚まされた」と記している。

十月に書かれたゴンの手紙は「親愛なるウィリー」に宛てられ、再び「常にあなたの友人たる、モード・ゴン」と署名されていた。

そして、わずか二か月後の十二月、ゴンはイェイツに「最愛の人」と呼びかけた。肉体的に彼を待ちこがれていると、彼女は記した。突然、彼女はイェイツに対するあまりに強い地上的欲望を抱き、それが取り去られるよう願っているのだという。ゴンはその手紙に「あなたのモード」と署名した。

この行動の変化はかなりのものである。二十年を経て、イェイツはいかに「友人」、「ウィリー」から「最愛の人」へと変化したのだろうか？　なぜゴンは突然、イェイツと離れていることが苦しくなったのだろうか？

ゴンが「最愛の人」への手紙を書いた数日前――彼との間で、精神的な関係のみに限った愛を強く主張してから二十年後――ゴンとイェイツはついに、性交によって二人の関係を成就した。この営みが、ゴンに感情的な変化を与えたようである。今やゴンは、二十年間に及ぶ霊と肉の分離が決して果たしえなかった形で、イェイツへの愛を感じている。

二〇一一年、マサチューセッツ工科大学スローン・マネジメント・スクールのジョシュア・アッカーマンが率いる、複数の大学の社会科学者によるチームは、このような「変身」についての研究を行った。彼らの研究では、女性は性交前よりも、性交後に、パートナーの男性の「愛してるよ」という言葉を聞くほうが、より幸せに感じることが示された。また、この研究の対象となった女性たちは、自分のパートナーの男性が、初めてセックスをした後、それまでよりも心を込めて、愛の言葉を告げてくれたと思うと話した。このことは、調査対象となった女性たちが恋人に対して抱く信頼が、セックスをした後で増したことを暗示している。経済的な観点から言えば、研究チームは女性たちの姿勢の変化を、（もしかすると無意識の）経済的な意味づけによるものと見なした。彼らは、ひとたび「資産（セックス）」を投資した女性たちが、その投資で利益が得られた〔パートナーが自分を愛してくれている〕ことを知って幸せになったのだ、という仮説を立てた。最初のセックスの前の「愛してるよ」は、女性をベッドに誘いこむための、インチキなセールス・トークかもしれない。

確かにそうかもしれない。しかし、無意識に行われている脳内の働きも、この変化を支えている。

恋に落ちたハタネズミ

劇作家、サラ・ルールの「ステージ・キス」には、こんな場面が出てくる。夫が、他の男とベッドにいる妻を捕まえる。夫は彼女に、「これは愛じゃない。オキシトシンなんだ」と語っている——。この笑える台詞には、オキシトシンが愛のホルモン、あるいは愛の薬だという認識がどんどん広まっていることが表れている。ただ、現実はもう少しだけ複雑だ。私たちは、オキシトシンを愛の「ドアマン」として考えたい。

世の人々が、オキシトシンの「愛」の効果について知っていると思っている内容のほとんどは、プレーリーハタネズミの研究に由来している。プレーリーハタネズミは、彼らがあなたの家の庭を掘り返しでもしない限り、つい好きにならずにはいられない生き物だ。彼らはげっ歯類で、つまりはラット（大型のネズミ）の親戚なのだが、かわいさという基準で言えば、シマリスや赤ちゃんリスよりもはるかに上をいく。彼らは小さい、ふわふわした鞠だ——体を伸ばせば、およそ五インチ（約七・五センチメートル）。小さくてつぶらな黒い目がついている。

生物学者は長年、研究に使っている動物モデルによって、自分たちを、ショウジョウバエ「の人」、マウス「の人」、ラット「の人」、センチュウ「の人」——と分類してきた（一部の研究者が、ショウジョウバエのセックスについていかに詳しく知っているかを聞いたら、あなたはきっと驚くだろう）。

ハタネズミ「の人」は、一九八〇年頃、イリノイ大学の動物学者ローウェル・ゲッツが、若手科学者のスー・カーターを雇い入れるまではいなかった。ゲッツは長年、野生のハタネズミを研究していた。主な理由は、農家の人々がハタネズミを害獣として考えていたためだ。しかし、カーターがやってきてからは、ゲッツの研究室では人工飼育のハタネズミを使った実験を行い、その変わった行動を明らかにしようとする試みが始まった。

ゲッツが、アメリカ中西部の草原にある生息地で、ハタネズミを研究のために捕まえていた時、彼はよく、一つの罠で二匹のハタネズミを捕らえることがあった——オス一匹とメス一匹だ。とても興味深いことだった。やがて彼は、自分が、しばしば同じオスとメスのつがいを捕まえていることに気づいた。好奇心に駆られ、彼はより熱心にプレーリーハタネズミのつがいの習性に着目し、ひと度、オスとメスのペアが交尾を行うと、共に巣を作り、一緒にいることを発見した。この発見は、プレーリーハタネズミが一夫一婦制であることを示唆していた。

プレーリーハタネズミの男女関係には、ヒトのものと強く共通している点が複数ある。彼らは「デート」をすることさえある。オスが魅力的なメスを見つけると、彼は彼女に求愛する。これはラットの、発情したメスの脇腹を何度か撫で、おがくずの中に転がりこんで素早くセックスを済ませ、手を振って颯爽と次のメスを探しにいくだけの、いいかげんなデートとは違う。プレーリーハタネズミのオスは、モーリス・シュヴァリエ〔二十世紀、フランスとアメリカで絶大な人気を博した俳優〕を地でいくのだ。オスは自分の彼女に鼻をすり寄せ、毛づくろいをしてやり、熱心にハタネズミ流の前戯を行う。続いて、相手に身を寄せて、一日か二日も続くことのある、いささか長いダンスを踊る。メスはわざと気のないふりをする。彼女の性行動の回路が、オスに対して、求愛によって彼女をセックスに誘いこむよう強いるのだ。他のげっ歯類は、四晩ごとに発情期を迎え、多かれ少なかれ、時計じかけのようなところがある。しかし、プレーリーハタネズミのメスは、ラリーがテキサス大学で研究していた、求愛を受けるまでは卵の発生が進まないトカゲに少し似ている。彼女らは、求愛するオスのフェロモンのにおいによってエストロゲンが活性化されるまでは、発情期に入らない。オスのにおいがメスのスイッチを入れるのだ。

これがアメリカハタネズミの場合であれば、事情はまた異なる。オスは射精し、「また後で電話するね」という約束すらせずに、別のメスを探しに出かけてしまうのである。一方、彼のかつての恋人は、出産して子供を育てられるような巣を探して、一人ぼっちで辺りをさまよう。そして、彼らの「子育て」は、申し訳程度のものに過ぎない。アメリカハタネズミのメスは、最小限のことしかしない母親なのだ。彼らは子供の世話をするが、二週間もすれば満足して、赤ん坊を置き去りにしてしまう。彼らは愛着という面で、いくつか重大な問題を抱えているのだ。

一方、プレーリーハタネズミはといえば、真の家庭を構えるのである。赤ん坊は、哺乳専用の歯を使って、お母さんの乳首にしっかりとしがみつく。そして、お父さんは近くにいて、赤ん坊の世話と保護に協力するのである。

違うのは家族構成だけではない。プレーリーハタネズミは社会的なつながりを求めるのだ。可能な限り、彼らは一日のほとんどを仲間と共に過ごす。一方、アメリカハタネズミは一匹狼で、一人さまよう『荒野のストレンジャー』〔一九七三年の映画〕的なところがある。ある所、ある行きずりの交尾から、別の所、別の出会いへとさまようのである。

また、それぞれのプレーリーハタネズミの個体の中にも、重要な行動の変化がある。その変化は、彼らが交尾を経験したかどうかによるものだ。野生では、交尾を経験したことのないプレーリーハタネズミは、オスもメスも自由に交流し、一匹のパートナーへの特別な愛着を示すことなく、どちらの性の個体とも、少しずつ時間を過ごす。みんながお友達なのだ。しかし、セックスの後では、新しいカップルは安全で心地良い家を探し求め、家族を養うためにそこを整える。オスは食べ物を探すために家を留守にするが、しょっちゅう家に戻ってくる。このつがいの絆は、ラリーがヒトの愛の原型だと考えているものを示している。彼らの絆はあまりに強く、もしオスがタカの餌食にされてしまった時には、その花嫁はほとんどの場合、現れる求婚者をすべて退け、残りの生涯を独身で過ごす。

この、情動的で社会的な関係性によって、プレーリーハタネズミは哺乳類の中でも特別な位置づけにある。げっ歯類の一夫一婦制は極端に珍しく、すべての哺乳類の中でも、推定で三から五パーセントほどしか、一夫一婦制の種は存在しない。アメリカハタネズミ（meadow vole〔直訳すると「牧草地のハタネズミ」〕）と、サンガクハタネズミ（montane vole）は、名前からすると、シスター・メアリー・キャサリン〔テレビ番組「サタデー・ナイト・ライブ」に登場していた、カトリック学校の女生徒のキャラクター〕並みにお堅く聞こえるが、科学者らに言わせると「乱れている」という。彼らは多数のパートナーと交尾し、一人の相手に落ち着かない傾向がある。プレーリーハタネズミは、一夫一婦制のお手本なのだ。（しかし彼らは、一部の人々が彼らに押し付けたロール・モデルに、ぴったり当てはまるわけではない。一部の社会的・宗教的保守派や、禁欲一辺倒の性教育信奉者たちはよく、現実離れしていたり、誤解を招いたり、あるいはそれ自体が完全に誤っていたりする宣言と一緒に、ラリーの名前を使っている。しかし、彼らのプロパガンダに反して、「一夫一婦制」というものは、生物学者にとって、必ずしも厳密に排他的な性関係を示すものではない。よく、ヒトは一夫一婦制の生き物として考えられているが、少なくとも、一人の生物学者の立場で定義すれば、過去にも現在にも、その基準を満たさない社会が存在する。旧約聖書のアブラハム。初期のモルモン教徒。いくつかの国の、ムスリムの男性たち。十九世紀アメリカの、オナイダ・コミュニティ〔キリスト教の一分派がニューヨーク州中部に作り上げた共同体〕。インドのトダ族の間では、一人の女性が複数の男性と結婚する。時たま発生する、アメリカのカルト宗教。放浪する少数部族。大学のキャンパス。一九七〇年代後半の、スタジオ54〔ニューヨークのナイトクラブ〕。二十一世紀の性文化の中では、ほとんどのヒトが、その人生の少なくとも一時期において、相手を一人に限らずに性的な関係をもっている。これは、その人が感情的に、そして社会的に一人の人物と結びついている場合ですら当てはまるかもしれない。ある種のプロゴルファーたち、たくさんの政治家たち、そして、伸縮性のあるTバックを穿いた、中年の遊び人たちが目に浮かぶ。後で、極端な一夫一婦制の例も見ていこう。今のところは、メスがどのようにオスとつがいの絆を作るかということを理解してもらうため、私たちは感情的・社会的なつながりについてのみ話を進め、必ずしも性的な排他性のことは〔「一夫一婦制」についての〕話題に含めない。こうした絆を、プレーリーハタネズミとヒトは、共通してもっているのだ。）

プレーリーハタネズミとアメリカハタネズミの間には、単に行動だけではなく、社会構造にも大きな違いがある。ところが、彼らは見た目にはほとんど同じで、遺伝的にも驚くほど似ているのだ。

この、つがいの絆を誘発するものを見つけるために、カーターは一九九四年にある実験を行った。その結果があまりに鮮やかだったため、カーターの実験は、社会的愛着を研究する分野全体の基礎となった。コート・ペダーセン、そしてキース・ケンドリックが、ラットとヒツジで母子の養育行動を調べた時のように、カーターは、「その気」になっていないメスのプレーリーハタネズミの脳に、オキシトシンを注射した。通常、こうした受け入れ態勢にないメスは、どんな求愛もはねつけ、オスと情動的なつながりを作ろうとはしない。予想通り、カーターがこれらのメスの所にオスを放しても、メスは交尾しようとしなかった。しかしながらメスたちは、対面したオスと、まるでセックスをした後のようにつながいを作ったのだ。ある化学物質を脳内で増やすことによって、ハタネズミの生きかたは完全に変わり、突如、彼らにハタネズミ版の「愛」を生じさせた。そしてこの結果は、思いがけず、大衆文化におけるオキシトシン・ブームを引き起こしてしまっている（いくつかの誇大な報道については、後で論じよう）。

一九九四年、トーマス・インセル（本書の執筆時点で、彼はアメリカ国立精神衛生研究所の所長を務めている）の指揮の下、ラリーとその同僚、ツオシン・ワンは、イリノイ州で捕獲したハタネズミを使い、エモリー大学でコロニーでの飼育を開始した。その後、このコロニーは、おそらく世界で最も有名なハタネズミのコレクションとなり、現在では多数の個体が飼育されている。ブライアンが初めてそのコロニーを見に行った時、各個体は皆まったく同じものに見えた（ハタネズミはハタネズミで、やっぱりハタネズミだ）。しかし、ラリーのコロニーの中には、［プレーリーハタネズミだけではなく］アメリカハタネズミもいた。この両者の間の途方もない行動の違いを生み出すものを探る、ラリーの研究は、マリア・マーシャルが人々をうつろな瞳で見つめる理由や、正常な母子の絆が生まれる過程や、人々が恋に落ちる理由を解き明かすものだ。

ラリーはインセルと共に、メスのプレーリーハタネズミの脳内のどこでオキシトシンが作用して、オスとの情動的なつながりを引き起こすのか、不思議に思っていた。これまで見てきたように、脳内報酬回路に存在するオキシトシン受容体は、母子の絆形成の動機付けを手助けする。そこでまず、エモリー大学の研究チームは、プレーリーハタネズミはアメリカハタネズミに比べて、脳内により多くのオキシトシン細胞や神経線維をもつはずだと踏んだ。ワンは、そうではないことを示した。その代わり、インセルは、オキシトシン受容体をもつ脳内の領域が、二つの種の間で劇的に異なることを発見した。そしてラリーは、プレーリーハタネズミの側坐核では、オキシトシンに対する感受性がいっそう強いことを発見した。こうして、側坐核が新たな容疑者となった。側坐核と直接つながっている前頭前皮質は、やはりオキシトシン受容体を多数もっており、同様に有力な候補であった。ラリーと研究チームのメンバーたちは、オキシトシンの拮抗阻害剤（受容体をふさぐ物質）、あるいはダミーの注射を、側坐核と前頭前皮質、そして、この現象にはまったく関係ないと判断した脳領域にも、比較のために打ち込んだ。

続いて、彼らはメスにエストロゲンを与えて発情期にさせ、オスを受け入れられる状態にした。そして、セックスを経験済みのオスを相手に、二十四時間のデートを手配してやった。その後、研究チームは、パートナー選好性テストを実施した。彼らは、三つの部屋に分かれた長方形の箱の一端に、先ほどメスと一緒にいたオスをつなぎとめ、反対の端には新しいオスをつないで、真ん中の部屋にメスを入れた。全体として、側坐核や前頭前皮質以外の所に注射をされたメスは、それがダミーの薬剤でも、オキシトシンの拮抗阻害剤でも、新入りのオスより、もともとのパートナーに寄り添って、そこで二倍以上の時間を過ごした。彼女らは、自分のパートナーと強力な絆を作ったのだ。しかし、側坐核や前頭前皮質のオキシトシン受容体がふさがれてしまったメスたちは、両方のオスの所で同じだけの時間を過ごした。彼女らは選好性を形成していなかったのだ。

このことから、メスのプレーリーハタネズミがオスとの絆を作るとしたら、彼女たちの脳内では、報酬中枢のオキシトシン受容体が活性化されているはずだということが示された。しかし、この結果からは、交尾そのものが活性化を引き起こしたのかどうかはわからない。

のちに、ラリーともう一人の同僚、ヘザー・ロスは、〔プレーリー〕ハタネズミのメスがオスに接した時に、脳の側坐核に放出されるオキシトシンを、連続的に採取する手法を開発した。まず、メスにエストロゲンを投与してその気にさせ、お見合いの前には、ロスが平常時のオキシトシン量を測定した。その結果は、何と、何の変化もなかった。側坐核に存在するオキシトシン量はあまりにわずかで、彼らが使用した、二十五マイクロリットル当たり〇・〇五ピコグラム（一ピコグラムは、一グラムの一兆分の一）の物質でも嗅ぎ取ることのできる微小透析法によっても、何も感知されなかった。

続いて、性欲に満ちあふれたオスを金属のケージの中に入れ、そのケージを、メスがいるケージの内側に入れる。こうすることで、二匹の恋人予備軍は、においを嗅いだり触れ合ったりと、ハタネズミらしいやりとりを、いくらかすることができる。ただし、彼らはセックスをすることはできない。二時間後、一部のメスはごく微量のオキシトシンの分泌を示す。しかし、統計的に言えば、この制限された触れ合いの中では、実験開始時との間に、オキシトシン量の実質的な変化はまるでない。メスたちは、オスに会う前には、検出可能な量のオキシトシンを分泌しておらず、性的に制限された状況でオスと対面した後も、ほとんどオキシトシンは出ていなかった。

最後に、ロスはケージからオスを出して、オスとメスの両者が、望むことをなんでも——セックスも——できるようにした。多くのオスは、彼らのオスたるところを発揮して、勇ましく求愛を試みた。すべてのメスが同じようにそれを受け入れたわけではない。しかし、性交を許したメスの中では、四十パーセント近くが、交尾中に検出可能な量のオキシトシンを分泌していた。ラリーとロスが、交尾をしたメスたちと、そうでないメスたちのオキシトシン測定結果を比較すると、側坐核で検出可能な量のオキシトシンを分泌した個体が、有意な数だけ見つかったのは、交尾をしたメスのグループのみだった。性交渉によってオキシトシンが分泌され、それが側坐核を刺激する。側坐核は、脳内の報酬中枢の一部であり、赤ん坊の世話や、コカイン摂取や、もし、ジム・ファウスの実験のフェチ・ラットであれば、小さなジャケットの着用――によってもたらされる快感にかかわっている。

しかし、この話には穴がありえた。アメリカハタネズミもセックスによる脳内報酬を受け取っているはずなのだが、彼らは絆を結ばない。現在、フロリダ州立大学にいるワンは、ラリーとロスが、オキシトシンの放出と絆の形成について調べた時の方法を、ドーパミンの放出と絆形成の関係に応用することで、この問題を解決した。セックスをしたメスは、脳内でのドーパミン放出量が五十パーセント上昇する。もちろん、セックスによってドーパミン放出量が増えたからという理由だけで、ドーパミンが絆の形成に必要だと言い切れるわけではない。そこでワンは、異なるグループのハタネズミに、異なる薬剤を投与した。活性化するドーパミン受容体の数を増やす薬剤、ドーパミン受容体の活性を上げるがオキシトシン受容体をふさぐ薬剤、何もしない薬剤（偽薬：プラシーボ）。そして、彼はラリーがハタネズミの色男を使って行ったのと同じような実験を行い、ドーパミンが絆の形成に必要だということを証明した。ワンは、発情期に入っていないメスを、たった六時間オスと一緒にするという実験も行った。この時間は、ハタネズミにとって、セックスをせずに絆を作るには短過ぎるし、実際、このハタネズミたちはセックスをしなかった。それでも、ドーパミン受容体の活性化物質を投与されたメスは、オスとの強い絆を形成したのである。カーターが、セックスをしていないのに、オキシトシンを投与されたメスに見出した「オスへの愛着を示す」現象と、まさに同様である。

端的に言えば、メスのハタネズミが絆をもつためには、オキシトシンとドーパミンの両方が必要で、それらはどちらもセックスの時に放出される。ここで前章の内容を思い出してほしいのだが、ドーパミンとオキシトシンの両者はまた、母性行動にも不可欠なのである。

とはいえ、これら二つの神経化学物質の存在そのものが、絆の形成を引き起こすのではない。プレーリーハタネズミ、アメリカハタネズミ、ラット、そしてマウスは、皆、視床下部（主に、その中の室傍核）に由来する、オキシトシン分泌神経細胞をもっている。風の強い日に、藁が干し草の山からふわりと舞い飛ぶように、これらの神経細胞から伸びる、見たところ無関係な神経線維が、他の脳内構造へふらりと辿り着くのである。その神経線維の一部は、側坐核に到達する。オキシトシンと神経線維の分布は、先ほど挙げた動物種の間で、さほど変わらない。つまり、一夫一婦制の絆を作らない、ラット、マウス、アメリカハタネズミ、サンガクハタネズミは皆、ドーパミン、オキシトシン、そして、それらに対応する受容体を頭の中にもち、また、セックスをする時には、これらの化学物質を脳内で放出するということだ。プレーリーハタネズミは、しかし、もっとずっと多くのオキシトシン受容体を、側坐核の中にもっている。

だが、つがいの絆形成には、さらにもう一つの分子が欠かせない。ラリーの研究室で働くジェイムズ・バーケットは、もし絆の形成に脳内報酬系の活性化が伴うなら、脳内麻薬――オピオイド――も必要になるのではないかと推測した。ジム・ファウスの実験で、ラットが性的な選り好みをもつには、オピオイドが必要だったように。

第3章で説明したように、セックスもまた、私たちの脳内にオピオイドを一発打ち込む働きがある。セックスをとても気持ち良くさせるのは、オピオイドのこの高まりだ。バーケットは、オピオイド受容体を遮断すると、メスのプレーリーハタネズミはちゃんとセックスをするが、その後、相手のオスと絆を形成しないことを発見した。彼女たちは、脳内ヘロインの一撃を受けられなくなっていたのだ。

そういうわけで、オキシトシン、ドーパミン、そしてオピオイドはどれも、メスのプレーリーハタネズミが「愛」を起動するのに必要だ。オキシトシンは、異性へのアプローチを促進する。オピオイドは受容体に作用し、セックスの「ああ」を作り出す。ドーパミンは、脳が刺激——特定のオス——と報酬の結びつきを刷りこんで、その「ああ！」をまさに作り出すものを学習するのを手助けする。

繰り返すが、マウス、ラット、ハタネズミ、そしてヒトは皆、オキシトシン、ドーパミン、オピオイドをもっている。しかし例えば、ふしだらなラットのメスと、プレーリーハタネズミのメスとでは、ドーパミンとオピオイドの一撃を受けた後の反応に、大きな違いが存在する。メスのラットは、性交によるその素晴らしい感覚を、セクシーなオスたちのにおいと結びつけて記憶する。オスのラットはその感覚を、発情したメスたちのにおいと結びつけて記憶する。ラットたちは、どの特定のオスやメスが、そのにおいの源であるかは気にしない。良いにおいがするパートナーなら、誰でもよいのだ。しかしプレーリーハタネズミは、脳内報酬系回路で、オキシトシン受容体をすべて活性化させている。そして、ラリーと彼の仲間たちが発見したように、オキシトシンは単なる母性ホルモンではなく、また、単に他者への働きかけを促進するだけの分子でもない。オキシトシンは、絆の形成と一夫一婦制の、究極の秘密に不可欠なものなのだ。その秘密とは、社会的記憶である。

社会的記憶とは、他の記憶、例えば、私たちがどこに車の鍵を置いたかとか、もしその鍵を見つけたなら、幹線道路でひっくり返ったマットレス会社の輸送トラックを避けるには、どの抜け道がうまくいくだろうかとか、そういった記憶とは違っている。脳内の、右側紡錘状回と呼ばれる場所（顔の認識を助ける領域）に傷を負った人々は、自分がザワークラウト〔キャベツの漬け物〕を嫌いだとか、水曜日に仕事のミーティングがあるとか、ワールド・オブ・ウォークラフト〔オンラインゲーム〕の初心者レベルをクリアするにはどうするかといった記憶には、通常、問題がない。しかし彼らは、自分自身の母親を、あるいは他の重要な人物を——その顔を見ただけでは——認識できない。あるいは、これまで会ったことのある、どんな人物でも。彼らのもつ症状は、相貌失認と呼ばれる。

相貌失認をもつ人々は、困難な場面に出会うことはあるものの、健康に生きることができる。それは、社会、そして友人や家族が、症状からくる困難を補ってくれるためである。神経学者で作家の、オリヴァー・サックスは、その良い例だ。彼は、自分自身の相貌失認と、彼がどのようにそれを克服しているかについて書いている。しかし、アフリカの草原、あるいは森で生きる動物にとっては、社会的記憶の欠如は大きな不幸となりうる。もしあなたがゴリラで、群れのボスである、平均的な顔の一頭を見分けることができなければ、殴られてしまうかもしれない。フラミンゴやペンギンもまた、社会的記憶に頼っている。ほとんど同じに見える鳥たちが、数千羽の群れで生活しているのである。それでも、彼らの脳は社会的記憶の処理と、その情報を記憶に残すことに長けているため、つがいの相手をその群れから見つけ出すことができる。

げっ歯類もやはり社会的記憶を必要とする。彼らの社会的記憶は、主に嗅覚によって形成される。ある一匹のオスが、別の一匹のオスのケージに入れられると、ケージの住民である一匹は、相手の排泄・生殖器を熱心に「調査」し始める。街角で出会って挨拶するイヌたちのように、このネズミは相手の尻と性器のにおいを嗅ぐのである。十分間、よそ者のネズミをケージから出し、また入れ直すと、住民のネズミは、いいかげんにひと嗅ぎかふた嗅ぎするかもしれないが、それは、こいつに会ったことがあると確かめるためだけのことだ。相手を認識すれば、彼はぺちゃくちゃとネズミ版の世間話を始める。

しかし、ラットやマウスは、確かに社会的記憶をもちはするものの、その記憶力は、とんでもなく衝撃的なこと——例えば、残虐な戦い——が起きた場合でもなければかなりお粗末なものである。口達者なハリウッドの業界人たち、シャンパン・グラスが合わせられる、ゴールデン・グローブ賞授賞式の最初の数分間での、あちこちにキスを振りまく「あなたの最高の友人」は、次の日に、昨日の「素晴らしい映画のアイデア」を売りこもうと電話をかけたあなたのことを、すっかり忘れている。彼らのように、ラットやマウスたちはすぐに忘れてしまうのだ。よそ者のネズミをケージから出す時間を、十分間ではなく一時間にすると、住民のオスは、戻ってきたよそ者を再び激しく検査し始める。入ってきたのが誰だか、さっぱりわからないからだ。メスのげっ歯類はオスよりもましな社会的記憶をもっているが、彼女らもそのうちに忘れてしまう。

ラリーの同僚のジェニファー・ファーガソンは、扁桃体で働くオキシトシンが、個体についての記憶を形成する能力において、重大な役割を果たすことを裏づけた。まず、彼女は遺伝子操作によってオキシトシン遺伝子を欠損させることで、マウスに相貌失認と同じ症状をもたせた。彼女は、すでに学習済みの迷路を素早く通り抜け、前と同じ場所に辿り着いて食べ物を得ることができるが、ついさっき出会ったばかりの他の個体のことは絶対に思い出せない、というマウスを作ったのだ。このマウスたちの社会的記憶はゼロだ。このマウスが、名札代わりにレモンやアーモンドの香り付けをされると、記憶はましになるが、それは不自然なにおいを思い出しているためで、マウスの社会的な手がかりによるものではない。これは、オリヴァー・サックスが学会で会った昔からの友人を思い出せなかったが、その名札を見て温かい握手を交わせたことに似ている。

ファーガソンが、この遺伝子組み換えマウスにオキシトシンを投与すると、彼らの社会的記憶は回復した。しかし、これらのマウスを別のマウスに会わせた後でオキシトシンを与えると、何の助けにもならなかった。第4章で紹介したマイケル・ニューマンが、ラットの内側視索前野を切り離すと、母ネズミが育児をやめてしまう一方で、食べ物の報酬をなおも求め続けることを発見したように、オキシトシンは社会的な情報の処理には不可欠だが、他の種類の情報に対してはそうではなかったのだ。

四半世紀の研究ののち、今やハタネズミの「愛」と一夫一婦制は、ある決まった成分の組み合わせに分解できることが明らかになった――気持ち良さという報酬、そして、その報酬が生じた時に特定の個体に関連付けられた、強力で際立った、情緒を伴う記憶。これが「愛」のカクテルなのだ。

ヒトへの橋渡し

ふわふわの小さな生き物でのこうした研究は魅力的で、しかし絶対に、ヒトにはさほど応用できない。多くの人々は、科学者も含め、一度は（そして多くは今でも）そう考える。大きく、理性的な私たちの脳は、動物的な衝動から何とか自分たちを引き離したのだと、彼らは主張する。この話を信じる人々は、ある明白な事実に頼っている――ヒトでの実験が、まるでなかったということだ。そしてもし、ハタネズミの愛がヒトの愛とどうにか似ていると証明できなければ、彼らとの議論は止まってしまう。

マルクス・ハインリクスには、厳密に言えば愛に取り組むつもりはなかったが、動物での実験とヒトの間にある隔たりを結ぼうとする意志があった。当時はドイツのトリーア大学の博士課程に在籍する若い大学院生であり、現在ではフライブルク大学の行動心理学科長であるハインリクスは、先述したような動物研究の論文を読むと、ヒトにオキシトシンを与えて、行動面で何かしら同様の影響が出るのかどうか調べようという訴えを始めた。

「でも、誰もやりたがらなかったんですよ」と、フライブルクの新しいオフィスの一室に腰掛けたハインリクスは振り返る。「指導教員の所に行って、『これを調べたいんです』と言うと、彼は『いや、そんなことをする奴はいないぞ』と言ったんです」。

なぜ誰もやらないのか、理論的な理由はあるが、強力な現実的理由もあった。オキシトシンのようなホルモンは、脳と体の両方に作用するため、血液にそうしたホルモンを注入することで、体には望ましくない副作用が生じうる。また、これらのホルモンの分子は大きいため、血液脳関門〔血液から脳の髄液へ送りこまれる物質をふるい分ける機構〕を通過できないように思われる。つまり、オキシトシンを血管に注射するのは、どのみち無意味のはずなのだ。加えて、ある一種類の分子がヒトの行動に強い影響を与えられると考える者は少なかった。

背が高くて人懐っこい、童顔のハインリクスは、二十世紀初頭の中央ヨーロッパの思想家のような、古めかしい丸眼鏡を好む男だ（もしかすると、自らに重々しさを与えるためなのかもしれない）。彼は、オキシトシンが、社交不安や自閉症のような精神の不調を抱えた人々の助けになりうる――あるいは、少なくとも、そうした難解な症状の背景にあるしくみの一部を解明できる――と確信した。心を決めたハインリクスは五年間、いくつもの学術会議に出かけては、自らの指導教員を含む、その分野の科学者たちを口うるさく悩ませ続け、反対者が疲れ果ててしまうほどの厄介者となった。ある権威からは「もしそのことに何か意味があったって、そんなことはアメリカで誰かがやってるさ！」と言われたと、ハインリクスは頭をのけぞらせ、大笑いしながら振り返る。最後にとうとう、彼は小規模な試験を行うことを許可された。

ヒトに投与したオキシトシンを確実に脳まで届ける方法がなかったため、そして心身への悪影響の心配を避けるため、実験の被験者には授乳中の女性が使われた。というのも、胸からの授乳により、自然にオキシトシンの濃度が上がることが知られていたのだ。女性たちは、自分の赤ん坊に授乳するグループか、単純に自分の赤ん坊を抱っこするグループに振り分けられた後に、ストレス耐性テストを受けた。トリーア大学で作られたそのテストでは、無表情の面接官たちが並ぶ前で、被験者に、自分自身について話をさせ、次いで、ある大きい数から、十七ずつ減らした数を順々に数えさせる。その間、誤りがあると、面接官に突然それを正され、また、どんどん速くやるようにと促される（試してみるといい。かなりストレスのかかるテストだ）。

胸から授乳した女性は、ストレス下での不安のレベルが有意に低かった。ハインリクスは、少なくとも短い時間の中では、乳首を吸われる行為により、通常のストレス応答が抑制されると結論づけた。どちらの被験者グループでも、血中のオキシトシン濃度は変化しなかったため、授乳によってもたらされた、〔体を巡る血液中ではなく〕脳内のオキシトシン上昇によって、ストレス応答の違いが説明されるものと考えられた。まったく同様のことが、授乳中のラットとハタネズミでも起きた。授乳中のラットは、深刻な危険が迫った時以外は、ストレスになるような刺激を無視した。授乳をしていないラットも、脳にオキシトシンを注入されると、やはりストレスへの反応が鈍くなった。

一九九六年、ドイツの科学者たちが、血液脳関門を迂回〔して、脳内に分子を導入〕する方法を報告した。ただ、その手法は、二〇〇二年に、他のドイツ人研究者らが同じ案を論文にするまで、あまり注目されないままだった。それは、おかしみさえ覚えるほどの簡単な技術だった。彼らは、ペプチドを含んだ鼻腔内スプレーを考案したのだ。それを鼻の中に吹きかけると、およそ三十分後に、脳脊髄液――脳から体へ向かうルート──の中にその薬剤が現れることを、彼らは発見した。

ハインリクスはすでにチューリッヒ大学に移っていたが、トリーア大学でしていた研究を続けていた。彼はその中で、男性たちにオキシトシンのスプレー、あるいは偽薬のスプレーを投与し、トリーア大学のストレステストを行った。その結果は、授乳中の女性での実験で得られたものと同じだった。

ハインリクスは、ラリーが動物から得たような実験結果が、人々を救う道を照らし出しうるものだと考え、長年、ヒトのオキシトシン実験を実施するために奮闘してきた。しかしながら、彼は、自分自身の実験結果をなかなか信じられなかった。

「あまりに強力な影響が出たので、その結果は再現されないんじゃないかと心配したんです。行動面での、とても強い影響だったんです」

心配する必要はなかった。鼻腔内オキシトシン投与による最初の結果を再現するような結果が、何度も何度も得られた。動物での発見がヒトにも強く共通していることを、科学が示したのだ。

社会的記憶は、ハタネズミの愛を構成する材料の中で、ヒトにおいて、鼻腔内オキシトシン投与によって、真っ先に探索されるべきものの一つだった。げっ歯類は、見知らぬ個体となじみのある個体を区別する上で主ににおいに頼っているのに対し、私たちは特に、自分たちの目に依存している。私たちは、自分の目を社会的記憶と組み合わせて、今見ているヒトが仕事仲間なのか、夫なのか、あるいは母親なのかを判断するのに使う。また、私たちはこれらの道具を、他者の気持ちや意図を見抜くのにも使う。彼は浮気をしているのだろうか？　彼女は怒っているだろうか？　あの男は私を襲おうとしているだろうか？　私の赤ちゃんは悲しんでいるだろうか？

ニューサウスウェールズ大学の心理学者、アダム・ガステッラは、二つのグループのボランティア被験者たちに、中立的な表情を示しているヒトの顔写真を見させた。特に怒っても、喜んでも、悲しんでもいない顔だ。ガステッラは、鼻腔内のオキシトシン投与を受けたグループは、「そうでないグループに比べて」ずっと長い時間、写真に写った顔の目を見つめていることを発見した。たとえ、口だけを見るように指示されていてもだ。オキシトシンは、被験者の脳を、他者の目に視線を向けさせやすくしているようだった。写真に写った顔には、明確な感情や意図のしるしが見えないため、被験者たちは魂の窓である目を見つめて、考えを読もうと——他者の感情を推測しようと——していた。偽薬のスプレーを投与された被験者たちは、さほど目には視線を留めなかった。

スイスでのある実験では、人々の、以前見た顔を思い出す能力だけでなく、その顔を識別する能力までもが調べられた。被験者の男性たちは、二つのグループに分けられた。あるグループはオキシトシンをひと吹きされ、もう片方のグループは偽薬のスプレーを投与された。続いて、研究者らは、被験者に、家、彫刻、風景、顔などを含む、いくつかの写真を見せた。顔の写真は、それぞれ、ネガティヴ、ポジティヴ、あるいは中立的な表情をしているものだった。被験者は、写真に写っていた物や顔に対して感じる親しみの度合いに点数をつけるように言われるが、その課題は、被験者にそれぞれの写真をよく見させるために考えられたものだ。

翌日、研究者らは同じ写真のセットを見せるが、視覚的なノイズを作るため、その中に新しい顔や物を放りこんで、被験者を驚かせた。そして、被験者に、その写真をはっきり覚えているか、漠然と記憶にあるものの、どんな場面で見たかは覚えていないか、あるいは新しいものだと思うかを答えるよう求めた。物を思い出す場面では、オキシトシンを投与されたグループとそうでないグループに違いはなかった。しかし、オキシトシンのグループは顔を覚えるのに長けていた——オキシトシン遺伝子欠損マウスが、どんな種類の情報でも覚えたのに、他の個体のことだけは覚えられなかったのとは正反対だ。さらには、二つのグループの男性たちが、顔への親しみの度合いをどう評価したかにも、劇的な違いがあった。偽薬のグループの男性たちは、以前には見たことがない、新しい顔を見ているのに、その顔を知っていると言うことがよくあった。オキシトシンのグループの男性は、こうした間違いははるかに少なかった。彼らは顔の区別に長けていたのだ。

オキシトシンを投与された人々は、また、親しい相手と隠し事なく、前向きに意思疎通をしやすい傾向にある。「カップル35番」を例に見てみよう。三十歳ぐらいの、黒いズボンを穿き、時計をはめて、白黒のシャツを着た彼氏が、突然、部屋で座ってこの会話を続けるより、歯を削られるほうがマシだと言わんばかりに、いじけた男に世界共通の態度をとる〔前かがみで、肩を落とし、うつむく〕。やはり三十歳ぐらいで、ジーンズと緑のセーターを着た、彼と長年の付き合いの彼女は、彼にこんな反応を起こさせるようなことは何も言っていない。

彼をそうさせたのは、彼女の〔発言の内容ではなく〕言いかただった。彼は「僕がどうしても友達と出かけたいっていう時に、君は僕を『支配』し過ぎているよ」と主張した。すると、彼女は、たまに自分を楽しませるようなことをしてくれさえすれば、付き合っているのはこの上なく幸せなのだけど、と答えた。これは協調的な発言のように見えるかもしれないが、私たちはこの彼氏のように、あることに気づいている。彼女はあごを突き出し、頭を揺らし、わずかに嘲るような調子の声で話している。さらに、彼はつい先ほど、鼻の中にオキシトシンをひと吹きされたことで、彼女の示す全部のしるしに対して、過敏になっているのだ。

私たちはチューリッヒ大学の、暗く、小さな講義室に座っている。私たちは映像を見ておきながら、そこに出てくる落ち込んだ若者に、少々のすまなさを感じている――そしてふと、彼は頼まれてそうしているのだと思い出す。彼は自ら実験への協力者として志願したのだ。心理学の教授で、ハインリクスのかつての学生、そして、ラリーのかつての共同研究者の一人である、ベアーテ・ディッツェンは、このカップルを部屋に入れ、十分間、二人のもめごとの種について議論するように頼んだ。そのため、この彼氏は、自分が何のためにいるかを知っている。ディッツェンは、オキシトシンが――研究室の経済状況や、写真の目を見つめるテストだけでなく――ヒトの実生活上の関係に、実際に何らかの影響を与えるのかどうかを見出そうとした。なぜなら、自身の学術的な研究に加えて、彼女はカップルをカウンセリングしているからだ。

数分後、ディッツェンはカップル35番の映像を止め、カップル31番へと飛んだ（彼女は、全部で四十七組の異性同士のカップルをテストした）。このカップルは、偽薬のスプレーを投与されている。彼らは十分間、カップルの永遠の争いの種について話し合う。そう、家事だ。女性は彼氏が家事を好まず、したがって家事をやらず、それを彼女任せにしていると主張する。彼の返事は、僕は喜んで家事をやるよ、だけど……。そして、スケジュールの問題や、技術的に込み入った皿洗いの技に必要なスキルの不足といった、男性の薄っぺらな言い訳が続く。

このカップルのボディーランゲージや声のトーンは、カップル35番が示していた社会的手がかりと、ほとんどまったく同じものだ。私たちは、誰が薬剤を投与され、誰が偽薬を投与されたのかわからない。ディッツェンにもわからない。彼女にも、後になって記録を調べなければわからないのだ。オキシトシンが「愛の媚薬」であるという一般的なイメージがあるおかげで、あなたは、薬剤を投与されたカップルが、互いの腕の中に飛びこみ、喧嘩のことなど忘れてキスをすると予想するだろう。しかし、オキシトシンが増えることによる影響は、ずっと些細なものだ。実験操作とは無関係の第三者が、映像を注意深く解析して、「ポジティヴ」な行動（見つめ、微笑み、相手に触れ、相手を誉め、心を開く）と、「ネガティヴ」な行動（心を閉ざし、相手を批判する）を調べて初めて、ディッツェンは非常にはっきりとした結果を得ることができた。オキシトシンを投与されたカップルの人々は、相手に対して、ネガティヴな行動よりもポジティヴな行動を多く示した。偽薬を投与されたカップルでは、ポジティヴな行動よりもネガティヴな行動を多く示した。ここでも、オキシトシンがヒトの脳に作用し、実際の人間関係にとってポジティヴなほうへとバイアスをかけたのである。また、先行研究と同様に、オキシトシンはストレスを和らげ、ストレスホルモンであるコルチゾールの血中濃度を、大きく低下させた。つまり、オキシトシンを投与されたカップルは防御心が下がり、より開放的になったということだ。

ディッツェンの結果を確かめるように、ネブラスカ大学のアダム・スミスとジェフリー・フレンチは、一夫一婦制のマーモセットのカップルでの実験を行った。スミスは、何匹かのマーモセットの鼻にオキシトシンを噴霧し、また何匹かのマーモセットには噴霧しなかった。すると、オキシトシンを投与された個体は、そうでない個体に比べて、より長い時間、パートナーと身を寄せ合っていた。しかし、オキシトシン受容体の阻害剤を投与されると、パートナーと食べ物を分け合うことさえしようとしなかった。

こういった結果を踏まえると、二〇一二年の初頭に、イスラエルの科学者チームが、オキシトシンの血中濃度によって、人間関係がうまくいくかどうかを予測できると報告したことは不思議ではない。この研究チームは、新しく付き合い始めたカップルのオキシトシン濃度を測定し、それから六か月、彼らを追跡調査した。六か月後も関係を保っていたカップルは、実験開始時に最も高いオキシトシン濃度を示していた。
オキシトシンは、脳を前向きな社会的コミュニケーションをとる方向へと促し、相手の考えの読み取りを促進するだけでなく、実際に、私たちが内にもつ、感情を検出する能力の精度を高める。「たった一回分のオキシトシン投与で、感情の読み取り能力が五十パーセント高まるということに、今でも、私はいつも仰天させられます」。ハインリクスはそう驚嘆する。

オキシトシンによって感情を読み取る精度が向上する一方で、そこにはどうやら、ある種のバイアスが存在するようだ。オキシトシン投与を受けた人々の脳をfMRIで調べると、被験者が、怯えた顔を見ているか、幸せそうな顔を見ているかによって、扁桃体の活動が異なっていた。扁桃体の活動は、怖がっている顔に反応して少し下がり、幸せな顔に反応して高まった。このことから、オキシトシンは、脳の関心を、笑顔や輝く目などのポジティヴな社会的刺激に近づけ、ネガティヴな刺激からは遠ざける傾向があることが示唆される。

別の実験では、他人の顔を見せられた場合に、オキシトシンを投与された人々（男女とも）は、偽薬を投与された人々よりも、相手（男女とも）の顔を信頼できると評価することが示された。顔がより信頼できるように見えただけではなく、オキシトシンを投与された女性には、男性の顔がより魅力的に見えた。鼻腔を通じたオキシトシン投与の影響について、ハインリクスが彼の最初の研究を発表した後、チューリッヒ大学の経済学部の同僚らが、「投資家」と「（投資ブローカーのような）受託者」の間でやりとりされる、本物の貨幣を使った実験を行った。この研究チームは、本物のオキシトシンをスプレーされた被験者が、偽薬をスプレーされた被験者よりも、「受託者」に多くの金を渡すことを発見した。被験者たちは、初めてのセックスをした後、男性の「愛してるよ」により耳を傾けるようになった女性たちのように、相手をより深く信頼したのだ。この作用は、被験者たちがコンピューターを使って投資をすることになった時には、消えてしまった。オキシトシンは、リスクを引き受けることへの抵抗を、どんな場合でも下げるわけではないのだ。効果があるのは、ヒト対ヒトの状況下においてのみだ。

これらすべての実験の被験者たちは、自分の鼻の中に何がスプレーされたのか、まるで知らなかった。ディッツェンの実験に参加していたカップルたちに現れた影響の違いが、ごくわずかであったことが示唆するように、被験者たちは行動面のどんな影響にも気づいていない。

「私たちはいつも、〔実験に参加した〕すべての人々に、偽薬とオキシトシン、どちらを投与されたか尋ねているが、彼らが正しく答えられたことはない」とハインリクスは報告する。「十年前なら、私は、一つのホルモンがこうしたことを全部やっているとは考えにくい、と言っただろう。今や、証拠はあり余っている」。

オキシトシンにより、社会的手がかりへの意識が、ポジティヴな手がかりへのバイアスつきで、高められる。このことが不安を軽減し、人々に、他者との関係を作りやすくさせる――ちょうど、そうした意識の高まりが、母親たちを、自分の赤ん坊に働きかけて世話するよう後押しし、また、ハタネズミを互いに仲良くするように駆り立て、性的な脳内報酬の一撃に対して敏感にさせてしまうように。

この作用は、しかし、いつも誰にでも同じというわけではない。マリア・マーシャルの体験は、ヒトのオキシトシン機構のヴァリエーションがいかに表れるかを示す、強烈な例だ。また、オキシトシン受容体のレシピを含む遺伝子の微細な変化が、個々人の愛や絆における、より典型的なヴァリエーションを説明するのに役立つという証拠が、蓄積されてきている。

イスラエルの研究チームは、男女の被験者に、「独裁者ゲーム」と呼ばれる経済学の実験に参加してくれるよう依頼した。これは実際には、あまり「ゲーム」とは言えないようなものだ。「独裁者」である一人の被験者は、ある額の金を渡される（この実験では五十ポイント。一ポイントが、一シェケル〔約三十円〕に相当する）。そして、この金額をもう一人の被験者とどのように分けるかを決めるように言われるのだ。もう一人の被験者は、その決定を受け入れなければならない。これだけのことだが、このゲームは利他的な行動の強さを調べる上で、良い指標になることがわかっている――より多くの金が分配されるほど、「独裁者」はより利他的だと言える。

研究チームは「社会価値オリエンテーション」と呼ばれる、二つ目の課題も使用した。この課題は、他者に対する配慮を調べるものだ。おわかりかもしれないが、ここでは、被験者が他者への配慮をより強く示すほど、より多くの金額が分配される。これら二種類の指標は、オキシトシン受容体遺伝子の型（一塩基多型、SNP〈スニップ〉と呼ばれる）のうち、ある特定のものと有意に相関していた。そのタイプの遺伝子型をもたない人々は、他者への配慮が少なく、分配する金額は少なかった。女性のみを調べると、さらに強力な結果が得られた。オキシトシン受容体遺伝子の、ある特定の配列の型をもっている女性では、他の参加者に分け与えた金額が、平均して十八・三シェケルだった。一方、もう一つの型の女性では、平均で二十五シェケルだった。

こうした、ある遺伝子上に自然に存在するヴァリエーション（多型）が、実生活における愛に何らかの違いを作り出すだろうか？　スウェーデンの研究チームは、男性同士、女性同士の双子のペアを対象とした、巨大なデータベースを使うことで、それらを関連付けた。〔オキシトシン受容体遺伝子の〕ある特定のSNPをもつ女性たちは、自分の配偶者に対する愛情が少なかったり、夫婦間の危機を経験する確率が有意に高かったり、少女時代には人間関係の問題をより多く経験したり（あまり世話をされなかったネズミへの影響を思わせる)、自閉症様行動の指標で、コミュニケーションのスコアがいくらか低くなったりする傾向があった。男性は、特に影響を受けていないようだった。

「興味深いことに」と、この研究チームは記している。「この研究結果は、一夫一婦制ではないハタネズミの種が、生まれたその日からすでに、一夫一婦制のハタネズミの種に比べて、[毛づくろいなどの]親和行動をとる回数が少ない、という研究と合致している」。

なぜ男性は大きなペニスをもち、なぜ女性は大きな胸をもち、なぜヒトの女性はヒツジに似ているのか

男女は、相手と親しくなって信頼を築いたり、交際を始めたり、恋に落ちたりするために、鼻にオキシトシンをスプレーしたりはしない(だからと言って、バーに入り浸る人々に「オキシトシン」を売りつけようとする、節操のない商売人たちを止めることはできていないが)。私たちには代わりに、新米ママの中で起きているのと同じように、脳内にオキシトシンを一服盛るようなしくみが必要だ。幸い、私たちはそれをもっている。ヒツジもだ。

ヒツジ農家にとって、出産期は重大な時期だ。その年に利益を上げられるか否かは、生き残る仔ヒツジの数にかかってくる。仔ヒツジが死ぬ場合、それは大抵、生後三日以内に起こる――多くは、母親が死んでしまったり、何らかの理由で育児を拒んだりするためだ。どちらの場合も、孤児になってしまったり、見捨てられてしまった仔ヒツジを、別のメスたちに何とか養わせることができれば、ヒツジ農家にとっては儲け物だ。しかし、先に説明したように、メスのヒツジは、自分の子供以外に授乳しようとはしない。そして、彼女たちは赤ん坊ヒツジでいっぱいの草原にいても、あの強力な感覚的・情動的な

刷りこみ――ヒツジの社会的記憶――によって、自分の子を他の子から見分けることができるのである。仔ヒツジたちによるその刷りこみは、例の、においを嗅ぎ取り、胎盤を食らうという母性行動のすべてを通じて、母親の脳に形成されている。

遠い遠い昔、あるヒツジ飼いが、メスのヒツジを養母にさせる方法を見つけ出した。このヒツジ飼いが正確には誰であるのか、そして彼がどのようにその技を見つけ出したのかは、霧の中に失われてしまった。もしかすると、彼の名誉のためには、私たちが彼の身元を知らないほうが良いかもしれない。というのも、彼の技には、産後すぐの母ヒツジの、ヴァギナと子宮頸部を刺激するという手順が含まれているからだ。彼がヒツジのヴァギナと子宮頸部を刺激した正確な方法はわからないが、しかしおそらく、彼は自分がそうしてやった場合、近くに身寄りのない仔ヒツジがいると、母ヒツジが見知らぬ仔ヒツジに乳を与えてやるようになると気づいたのだろう。

キース・ケンドリックと、彼のケンブリッジ大学での同僚だったバリー・ケヴァーンは、ヒツジの絆形成の背景にあった、数多くの科学知識を開拓してきた。なぜ、このいにしえのヒツジ飼いの技が効くのかを解明したのは、ケヴァーンだった。

一九八三年、ケヴァーンと研究員たちは、普通とは違った研究器具の買い出しに出かけた。彼らはアダルトグッズの店に入り、すぐに巨根のディルド（張り形）を抱えて出てきた。そう、テレビのミスター・ウィザード〔身近な道具で科学実験をしてみせる、一九五〇～六〇年代の子供番組〕は正しかったのだ――身の回りにあるものは何でも、科学をするのに使える。ともかく、彼らはその巨根の自慰グッズを使って、メスのヒツジのヴァギナと子宮頸部を刺激した。そして、出産をしたことのない（しかし、エストロゲンとプロゲステロンを投与され、擬似妊娠状態になった）ヒツジまでもが、「ヴァギナと子宮頸部の刺激から五分で……母性行動の全要件」を示すことを発見した。新しく母親になったヒツジは、ホルモン投与をまったく必要としなかった。ケンドリックは、出産後二十七時間までなら、ヴァギナと子宮頸部への五分間の刺激により、メスのヒツジと見知らぬ仔ヒツジとの間で――たとえ、自分の子供との間ですでに絆が生まれていても――絆を作り出せることを見出した。続いて多くの研究者が、自分の手や「研究器具」を、他のたくさんの動物のヴァギナに突っ込み、ヤギやウマでもこの刺激が効くことを発見した。

別の言いかたをすれば、ケンドリックとケヴァーンは、出産時の自然な刺激をまねることで、メスのヒツジに、自分自身の子供と絆を結んでいるかどうか、そして、そもそも実際に出産を経験しているかどうかにかかわらず、見知らぬ仔ヒツジとの間で絆を作らせることができると発見したのである。こうなると、出産は母子の絆形成とは無関係になりうる。ヴァギナと子宮頸部の刺激、そして、こうした刺激によって引き起こされるオキシトシンの放出こそが、絆の形成過程を引き起こすというわけだ。

実際、局部の刺激に比べると、面白さの点では程遠いが、室傍核は、オキシトシンを脳、特に室傍核に注入するだけで、メスのヒツジの絆を誘発することはできる。ホルモンを与えたメスのヒツジにオキシトシンが生まれる領域だ。ホルモンを与えたメスのヒツジにオキシトシンを投与すれば、一分足らずのうちに、よそ者の仔ヒツジを受け入れるようになる。

ヴァギナと子宮頸部の刺激はまた、メスのラットの社会的記憶をみなぎらせる。局部の刺激マッサージを、もうすぐ発情期に入りそうなメス、あるいはすでに発情期に入っているメスに施し――どうやるのかと思われる方のために説明すると（気になるのは当然！）、実験者は自分の手ではなく、小さな棒を、ラットに使う――、続いて、子供のラットを前に置くと、マッサージを受けた大人のメスラットは、五時間が経っても、まだこの仔ラットのことを覚えている。この結果から、ヴァギナと子宮頸部の刺激が、脳内のオキシトシン放出を引き起こし、報酬学習を促して、社会的記憶と、絆形成への意欲を高めることが検証された。

神経が、ネズミの脳内にあるオキシトシン産生領域（室傍核）に性器をつないでいる。この事実は、ラリーの妻であるアン・マーフィーと、その研究室のメンバーによって発見されたものだ。これらの信号がオキシトシン産生細胞に与える影響は、オスよりもメスで大きい。エストロゲンがオキシトシン受容体の発現を増加させることから考えると、これは納得できる結果だ。マーフィーがどうもそうらしいとにらんでいるのは、オキシトシン産生細胞が、社会的行動を制御する脳内の領域、要するに、ネズミのセックスと愛を結びつける領域へと線維を伸ばしているということだ。

ラリーたちが行ったような実験は、セックスをしているハタネズミが、自然にオキシトシン、ドーパミン、オピオイドの作用を脳に受ける――そして、これらの化学物質はハタネズミを愛へと駆り立てる――ことを示した。しかし、こうした実験を、ヒトで行うことは不可能である。したがって、私たちは、モード・ゴンがイェイツへの態度を変えたのは、この二人が性交をしたからだ、と証明することはできない。しかし、ヒトの脳内で、セックスとオーガズムの最中にオキシトシンが放出されていることに対しては、疑いの余地は少ない。

人々がセックスをしている時に、オキシトシンが血中に放出されることが知られている。何世紀にもわたって、助産師は女性に対し、性交を行うと出産が早まることがあると伝えてきた。近代では、産科医が子宮頸管拡張器と水入りのバルーンで、同じ仕事を行ってきた。こうした道具がなぜ機能し、なぜ性交によって出産が始まることがあるのかというと、セックスをしたハタネズミや、局部を刺激されたヒツジがそうであったように、どちらもヴァギナと子宮頸部が刺激されるためである。また、マーフィーがげっ歯類の研究で示したように、脳内のオキシトシン産生中枢が性器に直接つながっていて、オキシトシンが同時に脳内にも放出されている、という可能性も大いにありうる。

ヒトは、特にこの回路を活用しつくすように進化してきたようだ。

多くの男性にとって朗報となりうる話だが、体の大きさに対し、私たちは非常に優れたものを授かっている。私たちは、霊長類最大のペニスをもっている。勃起したゴリラのペニスの平均的なサイズは、たった一・五インチほど〔約三・八センチメートル〕だ（ただ、この話を聞いて、うぬぼれてはいけない。フジツボは、体長の八倍の長さにも達するペニスをもつ）。そしてまた、サイズが重要なのも事実だ。

垂直方向に恵まれた体をもったエイブラハム・リンカーンが、人間の足の長さはどのくらいであるべきかと尋ねてきた男性に返した答え（「地面に着くのに十分な長さ」）を、ひねってみる。生殖の目的に対しては、ペニスは、精子を子宮頸部の入り口近くに残すのに十分なだけの長さがあればいい。ヒトのヴァギナは、一番後ろの子宮頸部から、一番前の膣口（処女膜がありうる場所）まで、平均して約六十三ミリメートル（約二・五インチ）の奥行きがある。ポルノ男優ではない普通の男性の勃起したペニスが、平均でおよそ十三センチメートル（約五インチ）であることを考えると、ヒトのペニスは、進化が私たちの道具を立派に作り過ぎてしまった例のようだ。ヴァギナは信じられないほど柔軟で（そのため、八ポンド〔約三千六百グラム〕の赤ん坊がそこを通り抜けることができる）、おかげで、化け物のような巨根にも対応することができる。女性が性的に興奮している時には、特にそうだ。しかし、ほとんどの男性が、精子をあるべき場所へと運ぶために必要な長さより、著しく長いペニスをもっているという事実には変わりがない。

進化論の研究者たちは、長年、私たちがなぜ霊長類の親戚たちよりも長いペニスをもっているのか、疑問に思ってきた。

ある理論では、男性はその長いペニスを、アンソニー・ワイナー〔アメリカの元下院議員。自分の股間の写真を、ツイッターの女性フォロワーなどに送ったことで辞任。後にニューヨーク市長選挙に立候補した際にも、同様の行動が発覚して落選した〕的な「俺を見ろよ!」という誇示――自分は侮れない男らしい男だ、と他の男たちに示す、ライオンのたてがみのようなシンボル――に使っているとされている。より長いモノをもっていたご先祖様が、ライバルの男たちを女から追い払ったということだ。別の理論は、より長いペニスが男性において進化したのは、私たちの精子が、他の男性――自分の直後に、同じ女性と交わるかもしれない人物――の精子と、膣の中で競合するためだと示唆している。卵子を目指して泳ぐビッグ・レースでは、子宮頸部のより近くに精子を置いてこられるほど、他の選手に比べてより有利なスタートを切れるということだ。三つ目の理論は、女性は選り好みするものだという考えを述べている。他の多くの霊長類のメスとは違い、ヒトの女性は何度もオーガズムを迎えうる。もし、男性のペニスが、そのオーガズムを促すのに便利な道具だと気づけば、女性は立派な道具を備えた男性を選ぶということだ。

――ヒトの大きなペニスを説明するのに、もっと良い道があるはずだ。すなわち、はるか昔の一九一九年、ロング医師は、自分が何のことを語っているか、理解していたのである。ラリーは、ヒトのペニスが、女性のヴァギナと子宮頸部を刺激する道具として進化し、それにより、女性の脳内にオキシトシンが放出されるのだと考えている。ペニスが大きいほど、性交中にオキシトシンの波を引き起こすのに効果的だというわけだ。オキシトシンの奔流は、女性が抱きうる懸念や不安を和らげ、愛する人の情動的、社会的な手がかりを受け入れやすくする。彼女は彼の顔や目に引きこまれ、その情動的な状況を扁桃体に強く刻みこむ。おそらくは、ドーパミンとオピオイドが放出されているだろう。彼女が、別の場面であれば相手を当惑させてしまうような形で、愛する人の顔をじっと見つめている間、彼女は喜びを感じ、その感覚を、母親が赤ん坊に対してするやりかたで、特別に彼と結びつける。ヒツジ飼いがメスのヒツジを手で刺激して、養子をとらせたことに比べると、これははるかにずっとエロティックで快い話だ。しかし、両者のしくみはほとんど同じなのである。

ウェスト・オブ・スコットランド大学のステュアート・ブローディが実施した研究では、オーラル・セックスも、マスターベーションも、他のどんな性的な行為も、どれも楽しいものではあるが、ペニスとヴァギナでのセックスが作り出す、「パートナーを身近に感じること」を含んだ、全体的な関係への女性の満足感には及ばないことが示された。

正常位を推奨しているように聞こえるのは承知の上で話すが、顔を向き合わせてのセックスには、別の利点がある。女性の胸に手が届きやすいのだ。

第3章で、私たちは、胸へのこだわりが、女性を恋愛対象とするヒトの男性にとっては生まれつきのものであり、ヒュー・ヘフナーがそれを追求したことで大金持ちになったことを論じた。私たちの歴史の最も初期から、胸はヒトがもつ性的なイメージの中心にあった。

しかし、男たちは胸を見たがるだけではない。私たちは言うまでもなく、それらと戯れたい。なめたい、甘噛みしたい、ラジオのダイヤルのようにひねりたい。それがマイクであるかのように「マイ・ウェイ〔フランク・シナトラのヒット曲〕」を歌いかけたい。そんなことをしてセックスをする必要はないのに、しかし、私たちは特にセックスの最中にそうするし、私たちはそういうことをする唯一のオスの動物である。繁殖の上で、これは無意味だ。

それでも、セックス中の胸を使ったプレイは、ほとんど世界共通のものである。シェフィールド大学〔イギリス〕のロイ・レヴィンと、テキサス大学のシンディ・メストンは、三百一人（うち百五十三人は女性）に、胸とセックスについての調査を行った。その結果、およそ八十二パーセントの女性で、胸や乳首の刺激が性的興奮を高めることがわかった。六十パーセント近くが、自分の乳首を触ってもらえるよう、はっきりと頼んでいた。

男性のペニスの長さのように、こうしたヒトのおっぱいに関する奇行も、進化生物学者たちを長く悩ませてきた。ある学者たちは、豊かな乳房は必要な脂肪を蓄えており、それは回り回って、男性に対し、この女性が健康で、それゆえ彼の子供を産み、育てるのに最高の人材であると伝えているのだという仮説を立てた。ただ、男性はセックスの相手について、さほど強くは選り好みしないことが知られている。もし、男性にとってのセックスのゴールが、自分の遺伝子を次に渡すことであるなら、相手が先月のプレイメイトのような外見かどうかにかかわらず、できる限り多くの女性とセックスするほうが合理的だろう。

別の仮説は、ロング医師が述べていたように、ほとんどの霊長類が、オスが後ろから挿入する形でセックスをするという事実に基づいている。これは、メスのサルの中に、お尻で念入りにアピールするものがいることとの説明になるかもしれない。この主張から導き出される話は、ヒトの男性が、ご先祖様のかつてのやりかたを思い起こさせるような、少々の性的誘惑を必要としている、ということだ。こうして、正面にある二つの乳房が、女性のお尻の輪郭を模して大きくなったのだ、と。
しかし、ヒトがこのように変わり者であることについて、神経科学的な面からなされている説明は、これまでにたった一つしかない。前の章で見たように、新生児は、ミルクを手に入れるためだけではなく、母親のオキシトシンを放出させ、絆の形成を促進するためにも、かなり入念に母親の乳房をいじりまわす。赤ん坊もまた、脳内報酬と安心感を受け取る。それにより、母親は、情動に動かされるままに赤ん坊に近づいて、その感覚的な手がかり（においや声など）を、自らの扁桃体に刻みこむ。男性が胸に夢中になるのは、ここに起因する。

のちに、こうした幼い日々を反復して、私たちは情熱的な絆を作り、保つために、胸を使うようになる。胸はペニスと同様、母子関係の神経回路を通じて、オキシトシン放出を促す道具へと進化してきたのだ。

胸を触ることでオキシトシンが放出される。それを成し遂げるために、赤ん坊に授乳をしてやる必要はない。先史時代から、授乳は、性交と同じように、出産を誘発するために用いられてきた。いくつかの古代文化では、助産師が分娩を早めるために、難産と闘っている女性の乳首の所に、乳飲み子をあてがった。それ以来、吸引カップや、乳房マッサージや、パラフィンに浸した脱脂綿で乳首をこすることさえもが、どれもそのような目的のために使われてきている。一九七三年には、イスラエルの医師グループが、通常の搾乳ポンプ（被験者の女性たち自身が操作する）を使った実験を行い、六十九パーセントの例で出産が誘発されたことを見出した。

乳首と、オキシトシンを分泌する脳内の神経細胞との間には、神経の直接のつながりが存在する。ラトガース大学（アメリカ）のバリー・コミサラクと、（ウェスト・オブ・スコットランド大学の）ステュアート・ブローディは、女性たちに様々な方法で自分自身の体を刺激してもらい、その最中の脳活動を可視化した。彼らは、乳首への刺激が、子宮頸部への刺激とかなり似た形で脳を活性化させることを発見した。彼らは、げっ歯類での場合と同様、こうした刺激が室傍核からオキシトシンを放出させるのではないかと推測した。

胸とオキシトシンの間のこのつながりは、なぜ私たち男性が唯一、胸に夢中になる哺乳類のオスであり、なぜ女性たちが唯一、授乳をしていない時でも胸が大きい哺乳類のメスであるかを説明してくれるだろう。ヒトは、女性の二次性徴の中で胸の膨らみが見られる、唯一の動物である。

ヒトのセックスでは、愛を生み出すために母子の絆形成回路が使われている。その根拠をさらに補強する結果がある。ユニヴァーシティ・カレッジ・ロンドンの神経科学者チームは、女性たちにｆＭＲＩ装置の中へ入ってもらい、これまでに取り上げた別の研究のように、彼女たちの赤ん坊の写真を見てもらった。得られた脳活動の画像は、他の実験と同じようなものだった。脳の同じ領域が光り、母子の絆形成回路の存在を再確認する結果だった。続いて、研究チームは、被験者の女性たちにもっと多くの写真を見させた。ジョージ・クルーニーのそっくりさんや、まったく知らない他人や、親戚や、彼女たちの夫や恋人を含む写真だ。クルーニーを見るのは、自分の赤ん坊を見るのとは違った様子だった――他人を見る時とも違えば、親戚を見る時とさえも違っていた。しかし、彼女たちが自分の夫や恋人の写真を見た時には、脳の活動パターンが、自分の赤ん坊を見た時のものと、不思議なほどに一致していたのだった。

ラリーと研究員たちがプレーリーハタネズミで行った類いの実験を、ヒトに対して試みることのできる人はいないだろう。ゆえに、ここに示した証拠も、確定的な科学的証明ではない。この結果は仮説を立てるものだ。しかし、プレーリーハタネズミが交尾する時には、視床下部から脳下垂体へと向かう神経細胞の一群が興奮する。神経線維は中枢神経系の神経線維束から脳下垂体へと漂流した後、側坐核に辿り着いて、そこでも興奮する。fMRI画像は、自分の子供と、自分の夫や恋人を見ている女性は、同じ脳組織を使っていることを示した。ハタネズミとヒトの両方で母性行動を司る、同じ脳領域、同じ神経細胞だ。

もしラリーの仮説が正しければ、なぜ、ジョイ・キングの下で働くポルノ俳優たちは、お互いの目を見つめるのに苦労するのかという質問が出るかもしれない。なぜ、演技をする度に恋に落ちてしまわないのだろう？　なぜ、ウィリアム・バトラー・イェイツは、ゴンが彼と再び距離を置くようになった時、彼の最も有名な詩の一つ、「二つ目のトロイアはない」（この詩は、「なぜ私は彼女を責められようか　私の日々を彼女が　悲惨さで満たしたからといって？」と始まる）を書いたのだろうか？　なぜ、ヴァカンスでのセックスが、必ずしも愛のこもった一対一の関係へとつながらないのだろう？

すでに述べたように、重要なのは状況だ。ポルノ映画のセットは、必ずしもロマンティックではないし、あまりセクシーですらない。さらに重要なのは、ファウスのラットが示したように、フェティシズムを形成するには、ある程度の実践が必要だということだ。ドアマンとしての役割を果たすオキシトシンは、ただ愛への入り口を開くだけだ。人はその入り口を何度か、適切な状況下で通り抜けなければならない。それでもなお、定期的な更新が必要だ。一夜限りのセックスで、あなたは恋に落ちたと思うようになるかもしれないし、そうならないかもしれないが、そのセックスの効果はいずれ弱まる。

ヒトのセックスは、私たちの生殖と、遺伝子の受け渡しのためだけのものではない。ほとんどの哺乳類は、生殖可能な時にしかセックスをできる状態にならない。しかしヒトは、たとえ卵細胞を受精させることが不可能な時でもセックスをする。すると、セックスには、より多くのヒトを作る以外の、何か他の目的があるはずだ。私たちは、すべての哺乳類が共有している母子の絆形成のしくみに、ヒトの進化の過程でひねりが加わって、女性がセックスを絆の形成や維持に使えるようになったのだと考えている。

別の言いかたをすれば、男性はそのペニスと、パートナーの胸を、女性をそそのかして自分の面倒を見させるために使っている（女性のあなたは、今度、自分の胸の谷間で、男性が口で「ブルルルン」とモーターボートのような音を立てた時に、このことを肝に銘じておきたいと思うかもしれない）。女性ももちろん、何かがほしい。そして、これから見ていただくように、女性たちもまた、それを手に入れるため、オスたちが大昔からもつ回路を利用しているのである。

第6章　自分だけのもの

マルクス・ハインリクスが、彼自身の手で実験を行う前にはそうだったように、あなたもやはり、一つの分子、あるいはひと組の分子のグループですら、実際に、ヒトの愛ほどの複雑さをもつものの根底にあるとは思えないかもしれない。そうした説は、私たちの人生で最も重要な決断における、自由意志の役割をおとしめてしまうように思える。私たちは、いつセックスをするのかを選んでいる。私たちは、誰とセックスをするかを選び、誰を愛するかを選んでいる。これが、ほとんどの人々が信じていることだ。

私たち著者は、自由意志が何の役割も果たさないとほのめかすつもりはない。しかし、ヒトが神経化学物質に強く影響を受けること、ヒトの愛は、実際には頭の中の決まった回路で働く、これらの化学物質のもたらす結果であること、そして、愛が「どのように」起こるのかには——私たちがどれだけ本当に一対一の愛に専念できるのかということにさえ——、私たちが自分ではほとんど制御できない、遺伝的、環境的な事柄による個人差があることを、この章で示したいと思っている。

神経化学物質がまさにどれほど強力な役割をもつかを知るために、そして、どれほど長くその役割が続いてきたかを見ていくために、私たちは、太平洋を見下ろす切り立った台地の上にある、カリフォルニア大学サンディエゴ校の、キャシー・フレンチの研究室にやってきた。フレンチはヒルを研究している。彼女は何年もヒルを研究していて、そのことで少々変人のように思われてしまう。しかし、彼女は人々が思い描くような、陰鬱で、不気味で、厭世的な、吸血ヒルのマニアとはまったく違っている。彼女は高校でチアリーダーをしていたことがありそうな、元気で、小柄で、エネルギッシュな金髪の女性だ。

フレンチとポスドクのクリスタ・トッドが、私たちをヒルの飼育室である、小さな、蒸気のこもった部屋――まるで大きなクローゼットだ――に連れて行ってくれた。そこには、並んだ棚に置かれた小さなガラスの水槽の他に、取り立てて見るべきものはなかった。それぞれの水槽の中で、少しの水と苔と一緒に、数匹のヒルが――まあ、何もしていなかった。

もしこのヒルに態度があると言えるなら、彼らの態度は「わがままで傲慢」と言えるだろう。甘やかされ、殻を外されたエスカルゴと間違われやすそうだ。縮みあがった時の体長は、およそ三インチ〔約七・六センチメートル〕だ（ほとんどの時間はそうしているが、八インチ〔約二十センチメートル〕かそこらまで伸びることができる）。誰かがつつきさえしなければ、彼らのやることと言えば――時折補給される血液をすすり上げる合間は――、中南米のアルバで休暇をとるジャバ・ザ・ハット〔映画『スター・ウォーズ』シリーズに出てくる、ナメクジのような体をもつ悪漢〕のように、水辺で動かず、だらだらすることだけだ。

しかしフレンチは、こんなヒルに関する数々の知識を、ジャスティン・ビーバー〔人気歌手〕の髪型について話す十三歳の少女のように、興奮いっぱいにまくしたててしまう。医療用ヒル（学名：ヒルド・メディシナリス *Hirudo medicinalis*）は、環形動物と呼ばれる動物のグループに属している。ミミズがこの環形動物であり、ヒル自身も、こうしたうねうねした虫の仲間なのだ。ヒルが進化的にどれほど古くから存在するのか、正確に知る人はいないが、ともかく彼らはとても、とても古い。化石になった環形動物が、およそ五億年前のカンブリア紀の岩石から見つかっている。ヒルド科そのものは、おそらく、そこまで昔から存在したわけではない。それでも、フレンチの研究室の水槽でだらだらしているヒルたちの先祖は、ハタネズミやヒツジやヒト、あるいはどんな哺乳類が地上を歩くようになるよりもはるか昔に、じめじめした沼の近くで同じように横たわっていた。彼らは生ける化石なのである。

ヒルド科のすべての種は雌雄同体だ。それぞれの個体は、オスとメス、両方の生殖腺をもつ。これはかなり便利に思えるかもしれないが、両性の性器を備えているにもかかわらず、彼らは自家受精ができない。実のところ、ヒルのセックスはまったくもって不恰好なものだ。

まず、ヒルはパートナーを探さなければならない。彼らは目をもたないため、フレンチは、ヒルがおそらくは唇の化学受容器を使い、周囲の環境を「味わって」、近くのパートナー候補を探していると考えている。ヒルが味わっていると彼女が考えるものは、彼らの体の下にある穴から放出される、尿である。ヒルはその気になると、頭をコブラのように持ち上げ、歯のないおばあさんが空気を噛むように、唇をチュパチュパと開閉して、美味しい尿と、その中にある、誰かが交尾の準備ができているというしるしを見つけようとする。受け入れ可能な状態にあるパートナーの、社会的な情報を探しているのだ。フレンチはまだそれを証明できていないが、しかし彼女は「彼らにはその何らかの感覚があるはずですよ。そうでなかったら、いつもお互いをレイプする羽目になるはずですから」と言う。

ひとたび相手を見つけると、ヒルはかなり複雑なダンスを行わなければならない。やはり体の下にある、生殖孔と呼ばれるいくつかの穴が、性器へつながる道となる。ペニスは、第五体節の生殖孔の中にある。女性器は、もう一つだけ下の第六体節にある。そういうわけで、もしもあなたがヒルだったら、自分の第五体節が、交尾相手の第六体節の上にきちんと重なるようにしなくてはいけないし、逆もまた然り――そう、簡単なことではない。うまくそれをやるために、ヒルたちは自分の体の下側をあらわにし、そして絡み合う。それは文字通りの「絡み」で、ヒルはお互いにねじれて巻きつき合う。フレンチとトッドは、この状態を「電話コード化」と呼んでいる。二人がそう呼ぶのは、セックスをしている時、ヒルたちがよじれた受話器のコードのように見えるからである。

普段は水辺でだらだらしている怠け者のヒルが、こんなことをするとは想像しがたい。フレンチは、彼らが交尾しようとする時にだけ、体の下を見せ、コブラのような動きをとり、電話コード化して、他の時にはしないのだと考えている。彼らには、こうした派手な行動を敬遠したがらなければいけない理由がある――とても危険だからだ。ヒルたちが絡み合っている時、彼らは捕食者に攻撃されやすい。

この行動を引き起こすものが何であれ、それはヒルに自らの危険を顧みなくさせるほど、ひどく強力なはずだ。しかし、ヒルド科が何世紀も医療に用いられ、近代医学でも、さらに大きな役割を得てきたにもかかわらず、何がこの絡みを引き起こすのかは、フレンチが、学会でユタ大学の科学者の講演を聞くまで、誰にもわかっていなかった。その科学者、バルドメロ・オリヴェラは、イモガイ〔巻貝の仲間〕が獲物を狩るために使う毒液について話をした。獲物は大抵、海に住むうねうねとした虫――ヒルとは別の環形動物だ。イモガイの毒液は神経毒を含んでいる。フレンチはチャンスを見つけると、相手にこんなことを言った。「ええと、私たちの所には環形動物がいて、あなた方の所にはこの神経筋作用物質があるんですよね。私たち、その物質をうちのヒルたちに試したいんですけれど」。

二つの研究室は共同研究を始めた。ユタ大学の人々はイモガイの毒液から、それを構成する化学物質を抽出し、何種類かをサンディエゴの人々に送った。彼らの役割はそれをヒルに注射し、何が起こるか調べ、ユタへ結果を送り返すことだ。どちらの研究室も、実験には数年とは言わないまでも、何か月もかかると見積もっていた。しかしフレンチは、すぐに衝撃を受けることとなった。

「たった三回、実験を繰り返しただけで、毒液の中のある成分が、〔ヒルの〕すべての生殖行動を引き起こすと発見したんです」――コブラ・ポーズと、電話コード化――たとえそこにパートナーがいない時でもそうだったと、フレンチは思い起こす。その成分は、薬品メーカーから一般的に購入できるものだと判明した。そこで、フレンチはいくらか購入した。それをヒルに注射したところ、彼らは、フレンチが今では「架空のいちゃつき」と呼んでいる行動を見せた。彼らは交尾しようとし始めたのだ。（ちなみに、学生であるトッドのほうは「架空のファック〔セックス〕」という、より現実に近い名前を提案した。しかしフレンチは、科学的な学会で展示するポスターでは、そうした言葉は見栄えが良くないのではなかろうかと判断した。）

その化学物質の作用の強力さ、そして素早さを私たちに見せるために、トッドは細い注射器を手にとり、その針を、ほんのわずかの水が入ったプラスチック容器の中に一人でいる、一匹のヒルの上にかざした。このヒルは、体を伸ばすと体長約五インチ〔約十二・七センチメートル〕ほどになるが、しかし、いつも通り、ヒルは伸びなかった。ヒルの日常のまま、そこに横たわっているだけだ。トッドは薬液を注射した。すると二分もしないうちに、そのヒルはしっぽを容器の底に固定し、そして、体を伸ばし、しっぽ以外の部分をねじって体の下を見せ、口を開いて、まるで生きた受話器のコードのように動き始めた。ヒルたちは、この交尾反応に完全に乗っ取られてしまうのだ。最後には、そのヒルは男性生殖孔からペニスの先を出し始めた。

トッドは注射器の針でそのヒルをつついた。普通なら、ヒルは大慌てで逃げ出す。しかしこのヒルは、痛みに気づかない。ただ体をねじり続けるだけだ。フレンチの研究室では、電話コード化したヒルに静電気でショックを与えさえもしたが、彼らはちっとも動きを変えようとはしなかった。彼らはセックスをしようとする以外、何もしなかったのだ。イモガイの毒液が、環形動物の交尾反応をハイジャックできるような化学物質を含む組成に進化し、おかげでイモガイが、環形動物を無防備なおやつに変えてしまえるようになったというのは、ありえる話だ。

フレンチのヒルのスイッチを入れたのと同じ化学物質は、コノプレッシンと呼ばれている。ヒルはコノプレッシンと似た化学物質、アネトシンをもっている。ヒトもやはり、似た物質を——実は二つ——もっている。オキシトシン、そして、ヴァソプレッシンだ。

ヒトのオキシトシンとヴァソプレッシンは、七億年ほど前までさかのぼる系譜をもつ。コノプレッシンとアネトシンの親となる化学物質の遺伝子は、進化の過程のどこかで、非常に密接に関連した、別々の二つの遺伝子に分離した。これらは後に、ヴァソプレッシンの遺伝子と、オキシトシンの遺伝子になったものである。これらの化学物質はすべて、九つのアミノ酸が連なった鎖でできている。

ここに例として、アネトシンの鎖を示す。

C・F・V・R・**N**・**C**・**P**・T・**G**

では続いて、コノプレッシンの鎖だ。

C・F／I・I・R・**N**・**C**・**P**・K／R・**G**

［／は、上下に書かれた二種類のアミノ酸のうち、どちらがその位置にあっても構わないことを示す。］

これはヒトのオキシトシンだ。

C・Y・I・Q・**N**・**C**・**P**・L・**G**

最後に、ヒトのヴァソプレッシンを示す。

C・Y・F・Q・**N**・**C**・**P**・R・**G**

文字はアミノ酸の名前と、鎖の中での位置を示すものだが、名前については気にしなくていい。太い文字は、数億年をかけて進化してきた動物たちが、［これらの神経化学物質の鎖の上で］ヒトと共通してもつアミノ酸だ。言い換えれば、これらの化学物質の構造は、いにしえのヒルから私たちに至るまで、非常に強く保存されている。実際、もしも、あなたがフグからイソトシンの遺伝子を取り出し、それをラットのゲノムに導入することになったら、ラットの視床下部は、そこにあるオキシトシン産生神経細胞で、代わりにイソトシンを作り始める。それはこの遺伝子をどこで使うべきかという指示を記した塩基配列（プロモーター配列）が、いくつかの違いはあるものの、魚類と哺乳類の遺伝子の間でとてもよく保存されていて、非常に異なった動物種の間でも、同じように働くということだ。また、ヒトのオキシトシンとヴァソプレッシンは、三番目と八番目のアミノ酸しか違わないということに着目してほしい。これら二つのホルモンは非常に共通点が多く、お互いに、相手の受容体にも結合して、活性化させることができるのである。

フレンチの研究室で、どうすれば、拮抗阻害剤（受容体をふさぐ物質）がコノプレッシンのヒルへの作用を弱められるかを調べようとしていた時、誰かが、ヴァソプレッシンの拮抗阻害剤を買うことを提案した。フレンチは笑って振り返る。「私は『こういうタンパク質は本当に複雑で特殊なんだけどね。まあ、それを買ってきたら。でもきっと失敗するから、落ち込まないようにね』と言ったんです」。ところが、〔フレンチの心配に反して、〕ヴァソプレッシンの拮抗阻害剤は、〔コノプレッシン受容体に〕完璧に作用した。

強く保存されている何かが、とても重要な生物学的役割を果たしているに違いない。そうでなければ、それは遠い昔に、進化の過程で道端に放り捨てられてしまっていただろう。私たちはすでに、オキシトシンのいくつかの機能を紹介した。オキシトシンは、一九〇六年に、ヘンリー・デール卿によって最初に発見された。彼は共同研究によって、神経同士が、多くの人々が考えていたように電気で連絡を取り合うのではなく、化学物質で会話していることを見出し、一九三六年にノーベル賞を受賞することになった。オキシトシンは、アメリカの科学者、ヴィンセント・デュ・ヴィニョーの研究室で合成された。彼の研究室は、ヴァソプレッシンを初めて単離し、また、合成した。デュ・ヴィニョーもまた、ノーベル賞を受賞した。

彼がヴァソプレッシンを単離するまでの間に、科学界はすでにその物質を「抗利尿ホルモン」と呼んでいた。というのも、ヴァソプレッシンが、私たちの体内での適切な水分バランスを維持する役割をもっていたからだ。慢性的におねしょをしてしまう子供には、よくヴァソプレッシン薬が処方される。一九五〇年には、その物質が私たちの脳内でも働いて、行動に影響するのだと考える人はいなかった。しかし、ヴァソプレッシンは、おそらくヒルの愛においてそうであるのと同様、特に男性の視点から見ると、ヒトの愛においても決定的に重要なのだ。ヒルや、体内の水分バランスの話は、ヒトの一対一の愛とは、地球一つ分ほども離れて感じられるだろう。

あなたは地下室にいて、暖房用のボイラーの修理を試みているとしよう。この時、あなたはビールを一瓶、地下室にもってきている。そうすると、この仕事に少しは耐えやすくなるだろう。続いて、あなたはボイラーの直しかたをまるで知らないことに気づくと、急に渇きが襲ってくるのを感じ、ビールに手を伸ばす。ところがあなたは、栓抜きがずっと上の階の、台所の引き出しにあることを思い出してしまう。厄介な直しかけのボイラーの問題に向き合いながら、階段を昇って栓抜きをもってくる代わりに――そして、その場で栓抜きをこしらえる代わりに――、あなたは手近なねじ回しを手にとり、それがかなりうまく使えることを発見する。

進化もまた、すでに存在する道具〔ねじ回し〕を、新しい用途〔栓抜き〕に合わせて使う。ヴァソプレッシンとオキシトシンは、進化生物学者が「外適応」と呼ぶものの例である。外適応とは、すでに存在していた分子や神経回路を、新しい目的に使うことをいう。

ヒルは、ヒトと同じ理由でおしっこをする。余分な水と、そこに含まれる老廃物を捨てるためだ。しかし、ヒルはその尿から、他のヒルについてのたくさんの情報も得ることができる。例えば、近くにいる誰かが「絡み」の準備ができているかどうか、など。哺乳類も、いつも情報交換のためにおしっこを使っている――あなたの飼い犬に聞いてみるといい。あなたがスパーキー〔犬の名前〕を散歩に連れて行くと、彼は、あなたの（というより、彼の）近所のお気に入りの目印に、ほんのわずかの量のおしっこをまき散らすのに、とてつもなく長い時間を費やすことが多いだろう。彼はメッセージを送っているのだ。哺乳類は、その尿から、他者についてたくさんの情報を知ることができる。その中には、一部の種では、誰がセックスをやりたがっていそうか、という情報も含まれている。多くの哺乳類は、尿を使ってなわばりのしるしをつけ、マーキングした場所は自分のものだと、世界に向けて伝えている。

なわばりのマーキングに、尿を使わない種もいる。彼らは、におい腺を使う。一九七八年、そして一九八四年にも〔事実上、それは再発見ということになった〕、科学者たちは、オスのハムスターの内側視索前野と視床下部前部にヴァソプレッシンを注射すると、そのハムスターたちが臀部にあるにおい腺を使ってマーキングをし、熱狂的になわばり争いを始めることを見出した。ランド・ラッシュ〔一八八九年、アメリカ政府がオクラホマへの白人の入植を許可し、人々がそこに殺到した現象〕当時の、オクラホマへの入植者たちのように。

カエルは尿もにおい腺も使わない。彼らはお互いに話をする。オスのカエルは、鳴き声でメスに自分が独身であることを宣伝し、いくつかの種では、なわばりを決めもする。彼らのゲロゲロと鳴く声は、脳内のヴァソトシン――彼らがもつ、ヴァソプレッシンの類似物質――の働きによって始まる。カエルが鳴く行動は、水分〔尿〕の排出を抑えることで調節されているという証拠がある。水によってカエルの体内の圧力が増し、立派な声が作られるのだ。それゆえ彼らにとっては、ヴァソトシンが、交配にかかわる情報伝達となわばり形成に欠かせないものなのだ。

動物によるなわばりの主張がきちんと効果を上げるには、もちろん、自分のなわばりがどこなのかを覚えていなければならない。これには、空間記憶――前の章で探ってきた、社会的記憶と似ている――

が必要だ。それにより、動物は自分のなわばりを、他のすべての個体のなわばりと区別できる。

そして、なわばりが自分のものだと言いふらそうとするのなら、それを守る必要も出てくるだろう。あなたは戦う気にならなければいけない。でなければどうして、そもそも自分のなわばりを主張する意味があるだろうか？　そして、あなたがもし、痛み、ケガ、もしかすると死さえ賭して、進んでなわばりを守ろうとしているのなら、あなたはきっと、そのなわばりに強い愛着をもっているに違いない。なわばりとの間に、絆ができると言ってもいい。あなたには家があるのだ。他の所ではない、ここだけがあなたの家だ。あなたはもはや、言うなれば、なわばりと一夫一婦制の関係になっている。あなたが誰かと交わる時には、たぶん、新しいパートナーを自分のなわばりに招くか、新しいなわばり――子育てのできる、ささやかな場所――を、自分自身のものとして築くかするだろう。そして、あなたは自分の交配相手を、なわばりを熱心に守るのと同じように、ひたむきに守るようになる。

水分バランスを調節する方法として始まったものが、今やヒトの男性たちの中に、パートナーとの絆形成に必要な、強い選好性を作り出した。ヒトの女性にとって、愛が母子の絆にかかわる神経回路にその進化的、神経学的なルーツをもっているように、ヒトの男性にとっては、女性はなわばりである――ラリーはそう考えている。

先に述べたように、これは仮説であって、証明された科学的事実ではない。そこで今ここに、オキシトシンとヴァソプレッシンの両者が男女両方に存在し、生理学的な機能、神経伝達にかかわる機能を果たしていることを明記しておこう。科学は、これらのホルモンがどう相互作用して、ヒトの配偶行動に影響するのかを、完全には解き明かしていない。しかし、私たちは動物での実験から、かなりのことを学んでいる。

オキシトシンへの感受性が、よりエストロゲン〔女性ホルモン〕に依存している一方で、行動を調節する脳領域に線維を伸ばしている神経細胞での、ヴァソプレッシンの産生は、よりテストステロン〔男性ホルモン〕に依存していることが、今では証明されている。男性は扁桃体に、より高密度のヴァソプレッシン分泌神経細胞をもち、そして、ヴァソプレッシンは確かに、様々な種において、配偶者防衛などの男性的な社会行動を制御しているようなのだ〔近年、東京大学の大学院生（当時）の横井らとラリーの共同研究により、メダカの配偶者防衛行動にも、ヴァソプレッシンの類似物質（ヴァソトシン）が大きく影響することが発見された〕。

もちろん、ヒトの男性にヴァソプレッシンを注射しても、彼はもっていたピザをすぐに投げ捨てて、うねうねと電話コード化してしまったりはしないだろう。そこで、私たちはキャシー・フレンチに、ヒルの交尾とヒトのセックスを比べるのは、拡大解釈だと思うかと聞いてみた。

「〔ヒルは〕驚くほどヒトと似ていますよ」とフレンチは答えた。「私は、分子に至るまで似ていると思いますね」。

トッドも自信をもってうなずいた。「分子に至るまで」と、彼女も言葉を重ねた。

彼女の化学物質

一夫一婦制をもっている動物種にとっては、その枠組みは重要なものだ――オスにとっても重要だし、時には、格別にオスにとって重要だ。深海の住民であるオスのアンコウは、一夫一婦制を非常に真剣に実践している。アンコウは水面のはるか下に住むため、事実上、彼らの世界から光は締め出されている。

そこで彼らは、生物発光物質の「竿つき電球」である、小さな提灯を進化させた。この提灯を使って、アンコウは獲物を集め、もしかすると、お互いを探してもいるかもしれない。しかし、この提灯の助けがあっても、これほど深い所にいる交尾相手を見つけるのは大変だ。そこで、彼らはメスに出くわすと、（ただの比喩ではなく、実際に）絆を「結ぶ」。彼らはメスに噛みつき、血管を融合させ、ほとんど、メスの体にくっついた視床下部と精巣の袋のみになるまで、自らを溶かしつくしてしまうのである。

メスのアンコウのほうは、そこまで義理堅くはない。彼女たちは、いくつもの精巣をトロフィーのようにくっつけていることがある。だからと言って、そのオスのことをかわいそうに思う必要はない。進化的に言えば、彼は自分が最も望むものを手に入れたのだから。そのメスが放卵する度に、彼はいくらかの子供を作り出す。彼にこの生きかたを選ばせた遺伝子を、アンコウの集団の中に投げ込みながら。太古のアンコウのオスたちのうち、脳がこの極端な一夫一婦制をとるようにできていなかったものについては——この環境を考えると——たくさんの子供を残せたという見込みは、まずないだろう。結果として、そうした独身男たちの遺伝子は、アンコウの遺伝子プールから大量に消えていったのだ。最も生存しやすい子孫を作り出すために、行動は環境に適応する。

一九九三年、ジェイムズ・ウィンズロウ、スー・カーター、トーマス・インセルなどによる研究チームは、脳内でのヴァソプレッシンの活性が、哺乳類の一夫一婦制に関与していることを見出したと発表した。彼らは、プレーリーハタネズミを用いて一連の実験を行った。オスは、メスと交尾をする前には、雌雄どちらの仲間とも喜んで仲良くする。もし、交尾をしたことのないオスのケージに、やはり交尾をしたことのない、別の見知らぬオスがやって来ると、二匹はお互いのにおいを嗅いで相手を調べるが、それでおしまいだ。しかし、ひとたびそのオスたちが交尾をすれば、すべては変わってくる。彼らは自分が交尾をしたメスに対して選り好みをするようになり、ケージにやって来た見知らぬ個体を、誰であっても攻撃し始めるのだ。

ヴァソプレッシンは、絆の形成にかかわる因子の候補としては、オキシトシンほど明確なものではなかった。科学の世界は、親和的な行動にオキシトシンがかかわることをもう知っていた。しかし、ウィンズロウらは、実験を終えるまでに、交尾中にオスの脳内で放出されるヴァソプレッシンが、単に交尾後の行動にかかわるというだけではなく、ヴァソプレッシンなしでは、オスがそうした行動をしようとしなくなってしまうことまでも証明した。もしヴァソプレッシンの働きが阻害されると、たとえ交尾をしても、彼らはパートナーへの選好性を形成しない。ヴァソプレッシンなしでは、オスたちは非常に貧弱な社会的記憶しかもてないのだ。そして、彼らはヴァソプレッシンが阻害されても交尾をする一方、交尾後に、他のオスに対して攻撃的には振る舞わない。

彼らはまた、オスがメスと数時間一緒に——交尾はせずに——いるだけの間に、オスの脳内にヴァソプレッシンを注入する実験を行った。すると、オスはたとえ彼女に無視されようと、他のメスよりも、このメスと一緒にいるのを好むようになることもわかった。その後の研究は、交尾をし、続いてメスと一緒に暮らすことが、ヴァソプレッシン分泌神経細胞の密度を高め、側坐核の構造を変化させて、オスの脳を物理的に変えることを示した。どちらの変化も、パートナーとの絆を深め、父親としての子育てを促進した。

アメリカハタネズミとサンガクハタネズミのオスも、プレーリーハタネズミと同じように交尾をし、ヴァソプレッシンの急激な分泌を経る。関連する神経細胞と、その投射〔神経線維のつながりかた〕も、同じように見える。しかし、彼らはパートナーのメスと絆を作らず、やって来るオスに対して攻撃性を高めることもまったくない。彼らの脳内で分泌されるヴァソプレッシンの量は、絆を作るのには少な過ぎるのだと思う人もいるかもしれない。しかし、インセルは、それが量の問題ではないことを見出した。

メスでのオキシトシンのしくみと同じように、重要なのは化学物質の量ではなく、むしろ、その物質に感受性がある〔二つの〕特定の脳領域だった。それらの領域には、種の間で違いがある。一つの領域、すなわち、腹側淡蒼球（側坐核からの最も主要な投射先。126ページの図2参照）は、プレーリーハタネズミのオスでは、ヴァソプレッシン受容体が詰まっているが、アメリカハタネズミのオスではそうではない。もう一つの領域は外側中隔で、ここは、オスが特定のメスを記憶するために、ヴァソプレッシン受容体が必要となる場所だ。ラリーと、同僚のツオシン・ワンが、これらの脳領域のいずれかでヴァソプレッシン受容体をふさぐと、セクシーなメスとの一夜は、もはや絆を作るのに十分ではなくなってしまった。そこでラリーは、そのヴァソプレッシン受容体の分布こそが、オスのプレーリーハタネズミにメスとの絆を作らせるものだと確信したのである。

ウィンズロウの先駆的な実験から六年後、ラリーは非常にシンプルで、しかし啓発的な実験を行った。彼は、ヴァソプレッシン、または偽薬を、プレーリーハタネズミとサンガクハタネズミのオスの脳内に注入し、彼らを実験用のケージに入れた。そのケージは二部屋に分かれており、片方の部屋には脳への注射を受けたオスを一匹、もう片方の部屋には、麻酔されたメスを一匹入れた。

サンガクハタネズミのオスは皆、眠っているメスに近寄ってにおいを嗅ぎ、肩をすくめると（比喩だ）、ケージの中をうろうろと歩き回った。ヴァソプレッシンを投与されたかどうかは、さほど関係なかった。しかし、ヴァソプレッシンを投与されたプレーリーハタネズミのオスは、偽薬を投与されたオスよりも、かなり多くメスのにおいを嗅ぎ、鼻を擦り付け、毛づくろいをした。これは、フレンチが見つけた「架空のいちゃつき」と少し似ている。このハタネズミたちが――意識のない相手ではあるが――本物のメスを相手にいちゃついていることを除いては。シンプルに聞こえるかもしれないが、その意味するものは限りない。プレーリーハタネズミとサンガクハタネズミ、二つのよく似た種の間で、脳内に投与された同じヴァソプレッシンが、それぞれの社会的行動に対して非常に異なる効果をもつことを証明しているのだ。

受容体はタンパク質でできており、タンパク質は遺伝子にコード〔暗号化〕されている。遺伝子にはいくつかの部品がある。コーディング配列（タンパク質の「レシピ」）と、プロモーターだ。プロモーターは、そのタンパク質（今回の例では、ヴァソプレッシン受容体）を、どの細胞が作るかを決める。プロモーターは、もしヴァソプレッシン受容体遺伝子（*avprla*）のプロモーターに違いがあると、それはプレーリーハタネズミ、アメリカハタネズミ、そしてサンガクハタネズミの脳内での遺伝子発現パターンの違いにかかわるのではないだろうかと考えた。そこで、彼は *avprla* 遺伝子をプレーリーハタネズミ、アメリカハタネズミから単離して、DNAの配列を調べた。

二種の遺伝子の配列は九十九パーセントが一致し、受容体タンパク質の構造が同じであることを示唆した。しかし、プロモーター部分には違いがあった。プロモーター配列は、遺伝学者がしばしば「ジャンク〔ゴミ〕DNA」と呼ぶ配列の中にある。かつてはこの配列が、ただそこにあって何もしない、ゴミのようなものだと思われていたからだ。

このジャンクDNAは短い配列の繰り返しからできているため、細胞のDNA複製機構〔細胞分裂の時にDNAをコピーして増やす、分子でできた「機械」〔にとっては、配列が壊れたレコードのように聞こえて〔読み取られて〕しまうことがある。その結果、DNA複製機構はつっかえながら動き、複製しようとしている実際の配列に含まれているよりも、多い、あるいは少ない繰り返しを吐き出してくることがありうる。別の言いかたをすると、ジャンクDNA（より適切には「マイクロサテライト」）は、遺伝的な進化〔多様化〕が起きやすいホットスポットなのである（実際、マイクロサテライトは〔その多様性ゆえに〕遺伝型の「指紋」として使うことができる。テレビ番組の「CSI：科学捜査班」的に言えば、容疑者同定のために）。ラリーはこの解析結果から、マイクロサテライトが脳内の受容体の分布パターンの多様性の原因であり、また、したがって行動の多様性の原因でもあると考えた。

だが、脳内の受容体の分布が、本当に行動を決めるのだろうか？　それを明らかにするために、ラリーの研究チームは、ジャンクDNA（プロモーター）とコーディング配列を含む *avprla* 遺伝子をマウスの胚に入れ、ヴァソプレッシン受容体の脳内分布がプレーリーハタネズミにそっくりの、遺伝子導入マウスを作った。このマウスのオス（マウスは必ず複婚制をとる）が成長し、ヴァソプレッシンを注射されると、彼らはメスに出会った時、同種のノーマルな兄弟たちよりも、プレーリーハタネズミのオスにずっとよく似た行動を示した。彼らは、メスのにおいを嗅いだり毛づくろいをしたりする行動を、より多く示したのだ。

このマウスたちは、他の点では何も違いがなかった。オキシトシン受容体の発現は、遺伝子導入マウスでも、通常のマウスでも同じようだった。彼らは同じように歩き回り、ラリーが、彼らがにおいを嗅げる他の何か――レモンのにおいや、卵巣を除去されたメスのにおいをまぶした綿の玉――を与えてもなお、その反応には何も違いがなかった。プレーリーハタネズミのヴァソプレッシン受容体遺伝子をもつオスのマウスと、そうでないオスのマウスの間での、唯一の行動の違いは、本物のメスとどのような関係を結ぶかという点にあった。遺伝子導入マウスは、いっそう激しい浮気男だった。これは、調節プロモーター領域の変異が行動に大きく影響している可能性を示す、最初の実験の一つだった。もちろん、そこから示唆されることは、私たちが変わらないものと考えがちな「行動」が、実際は、非常に変化しやすい、ごく短い分子の紐の影響を受ける可能性があるということだ。

先の遺伝子導入マウスが、プレーリーハタネズミのように一夫一婦制にはならなかったことから、次のような疑問が自然に生まれた。プレーリーハタネズミから単離した *avprla* 遺伝子を、もっと近縁の「ふしだら」なハタネズミに入れても、同じ効き目があるだろうか？　そこで、ラリーの研究室では、マウスに行ったのと同様の実験を、アメリカハタネズミのオスに対して行った。

研究チームは、ドーパミンによる報酬回路に着目した——特に、ハタネズミの種間で受容体の密度が違うことをインセルが発見した、腹側淡蒼球だ（一夫一婦制の野ネズミやマーモセットも、一夫一婦制ではない近縁の種に比べて、腹側淡蒼球に多くの受容体をもっている）。ラリーは、ウイルスが細胞に感染し、ウイルスの遺伝子を宿主の細胞に埋めこむためにもっている力を利用した。彼はウイルスの遺伝子の一つを削り、プレーリーハタネズミの *avprla* 遺伝子で置き換えた。ラリーの教え子のミランダ・リムは、そのウイルスをアメリカハタネズミの腹側淡蒼球に注入した。ウイルスはその役目を果たし、アメリカハタネズミの腹側淡蒼球の細胞は、通常のプレーリーハタネズミのオスの場合とほぼ同じペースで、ヴァソプレッシン受容体を作り始めた。

このオスたちは、異性を受け入れ可能な状態になっているメスと共に、二十四時間ケージに入れられた。カップルたちは予想通り、通常のアメリカハタネズミと同じように、一晩中セックスをしていた。

その後、ハタネズミたちはパートナー選好性のテストにかけられた。*avprla* 遺伝子の入っていないウィルスを打たれたオスたちは、一緒に暮らしたメスと、そうでないメスとの間で選択をさせられた時、まったく選好性を示さなかった。彼らは、ガールフレンドたちと同じくらい頻繁に、また、同じくらい長時間、見知らぬメスのにおいも嗅ぎ、体を寄せ合った——アメリカハタネズミらしい行動だ。一方、プレーリーハタネズミの *avprla* 遺伝子を導入されたアメリカハタネズミのオスたちは、プレーリーハタネズミがするように、ガールフレンドとずっと長く体を寄せ合った。

ラリーの研究チームは、一夫一婦制のスイッチを入れた。あるいは、通常はつがいの絆を作らない種で、つがいの絆を作らせた、という言いかたのほうが良いだろうか。彼らは、生来の行動を一つの遺伝的な操作で変化させた。使ったのは、まるきり新しい遺伝子一つでさえもない。アメリカハタネズミがすでにもっていた一つの遺伝子の、ただの別バージョンだ。そのわずかな違いが、あるハタネズミと別のハタネズミの間に大きな違いを作っただけではなく、違った社会構造まで生み出した。一夫一婦制と、複婚制だ。根底から異なる生活様式を分けるのは、非常に分厚いカーテンである。

この実験がうまくいった理由は、前の章で説明した、女性の絆形成のメカニズムとよく似ている（実は、オキシトシンに反応する神経と、ヴァソプレッシンに反応する神経の線維は、これらが存在する脳領域の中で、並行して伸びていることがある）。異性を好むオスの脳に働きかける男性ホルモンと、目の前で飛び跳ね、突進する発情期のメスのにおいにかき立てられた欲求の報酬系によって、オスたちは交尾をし、脳内報酬を得た。セックスの間、彼らはメスの香りや、他にも、彼らが拾い集められる社会的な情報を何でも取り込んだ。セックスはまた、扁桃体から伸びる神経線維から、ヴァソプレッシンを一気に放出させた。側坐核と腹側淡蒼球がドーパミンに浸されると、パートナーの社会的な目印は、外側中隔と腹側淡蒼球に送られ、まとめられた。ドーパミン、そしてこれらの社会的手がかりが集中することで、その手がかりと報酬を結びつける、神経間の強い接続が生まれたのだ。

アメリカハタネズミは、今や親戚であるプレーリーハタネズミのオスのように、個々のメスを報酬と結びつけて記憶できるようになった。突然、彼らと同じように、ガールフレンドを作ることが素晴らしいアイデアのように思えてきたのだ。

その後、科学者たちは、社会構造のカーテンは剝ぎ取ることのできるものであり、その違いを決めるジャンクDNAは、たとえ同じ種の中でも変わりうるものだということに気づいてきた。実のところ、ラリーがマイクロサテライトの繰り返し配列を研究していた時、彼は、必ずしもすべてのプレーリーハタネズミが同じ配列をもっているわけではないことに気づいた。個体の間で、繰り返し領域の長さにかなりの幅があったのだ。また、プレーリーハタネズミのオスには、社会的行動の個体差もたくさんあった。自然界では、およそ六十パーセントのオスが、一匹のメスのパートナーと身を落ち着ける。残りは、手当たり次第にメスを引っかけて回るのだ。

ラリーのかつての教え子で、現在はヴァンダービルト大学〔アメリカの私立大学〕にいるエリザベス・ハンモックは、*avpr1a* 遺伝子のマイクロサテライトの長さに見られる違いが、ヴァソプレッシン受容体の分布パターンや、プレーリーハタネズミの社会的行動における個体差にかかわりうるのか知りたいと考えた。ちょうど、そうした違いがプレーリーハタネズミとアメリカハタネズミの間に存在するように。ハンモックはコロニー内のすべてのハタネズミを調べ、長い型と短い型のマイクロサテライトをもつオスとメスを見つけ、そして、長い型をもつオスとメス、短い型をもつオスとメスに、それぞれお見合いをさせて、二つのグループの赤ちゃんを作り出した。長い型をもつ赤ちゃんグループと、短い型をもつ赤ちゃんグループである。続いて、彼女は各グループの半数の個体を、反対の型をもつ母親の所へ養子に出した。育てかたの違いによる影響を最小限にし、将来見られる行動の違いが、母親による世話ではなく、遺伝子の多型に基づくものであるという確率を高めるためである。

長い型の *avprla* 遺伝子マイクロサテライトをもって生まれ育ったオスたちは、嗅球や外側中隔（社会的記憶に役立つ）を含む、脳内のいくつかの領域で、ヴァソプレッシン受容体の密度が高かった。そして、親として子供にたくさんの注意を払い、なめたり毛づくろいをしてやったりすることに熟練していた。

短い型の *avprla* 遺伝子マイクロサテライトをもつ父親たちは、こうした世話をする行動が有意に――最大で二十パーセント――少なかった。フランセス・シャンパーニュが、子育てを多くする母親ラットと、そうでない母親ラットの間に観察したのと、ほとんど同程度の違いだ。メスの中では、配列の長さによる違いは見られなかった。ヴァソプレッシン受容体遺伝子の多型に対する反応は、オスに特有のものだということだ。

異なる遺伝子の型が、異なる子育てのしかたにつながる。しかし、交尾や絆の形成についてはどうだろうか？　ハンモックは、メスが暮らすケージから、汚れた床敷きを取り出して、同じくらいの日齢のオスたちのケージに移した。マイクロサテライトが長い型の *avprla* 遺伝子をもつオスたちは、短い型をもつオスたちよりも、床敷きのにおいを素早く嗅ぎ始め、頻繁に嗅ぐとともに、においの染みついた床敷きの近くを、より長い時間うろついていた。こうした違いはメスのにおいに対する反応にだけ見られ、ハンモックが例えばバナナなど、他のにおいを試した時には起こらなかった。最も重要なのは、性的に受け入れ可能なメスと一夜を共にした際、長いマイクロサテライトをもつオスは、後から行ったパートナー選好性テストで、この新しいガールフレンドと、全体として二倍以上も長い時間を過ごしたことだ。短い型のオスは、選好性を少ししか、あるいはまったく示さなかった。彼らは薄っぺらな絆しか結ばないのだ。

これらの実験は、いわゆるジャンクDNAの長さの多様性が、行動にとても深い影響を――少なくとも、きちんと条件を制御した、靴箱ほどの大きさのハタネズミ用アパートの中では――及ぼしうることを示した。ただ、野生の環境や、野生に近い環境で行われた他の実験で、これとは矛盾する結果が出ているのは事実である。そうしたものの一つ、オクラホマ州立大学のアレックス・オウファーが行った実験では、プレーリーハタネズミのパートナーへの誠実さを決めるのは、必ずしもマイクロサテライトであるとは限らないことがわかった。それよりも、脳内の受容体の分布パターンが、そのオスがどれだけ多くの子を残し、また、どれだけ多くのメスとそうするかを予測する材料になった。空間記憶を処理する帯状皮質に、ヴァソプレッシン受容体が少ししかないオスは、自分のなわばりを「忘れ」、「流浪の民」になって多数のメスと交尾し、より多くの子供を残すようだった。

しかしそれでも、ヴァソプレッシン遺伝子の発現が、オスのハタネズミの配偶行動と子育てに重大な影響をもち、その遺伝子の多様性がこれらの行動を変えることには疑いの余地がない。

こうした発見をより大きな文脈の中でとらえるため、ラリーは遺伝子データベースを検索し、他の哺乳類も同じような遺伝子の多型をもっていないか調べた。ラリーが、世の中で最初にゲノム配列を解読されたチンパンジー「クリント」の *avpr1a* 遺伝子を見てみたところ、ヒトでは長さの多様性がある、マイクロサテライト中のRS3（repetitive sequence 3〔反復配列3〕）という巨大なDNAの塊が、まったくないことがわかった。興味深いことに、チンパンジーは暴力や乳児殺し、そしてメスへのセクハラで悪名高い。

さて、困惑したラリーとその教え子、ゾーイー・ドナルドソンは、他に八頭のチンパンジーの同じ領域を調べ、そのおよそ半数が、ヒトとよく似たRS3配列をもつことを見つけた。残り半分はクリントと同じで、RS3配列がまったくなかった。

ヤーキス国立霊長類研究センターの精神生物学者であり、ラリーの同僚の一人でもあるウィリアム・「ビル」・ホプキンスは、支配力や誠実さといったチンパンジーの個性が、RS3配列の多様性と関連していることを発見した。短いRS3配列を二つ——母親から一つ、父親からも一つ——もつオスは、有意に高い支配行動と、低い協調性を示した。この遺伝型のオスたちは、帯状皮質の前方〔前帯状皮質〕で、灰白質〔神経細胞の本体部分が集まっている部位〕の量が少なかった。この前帯状皮質は、ハタネズミがどれだけなわばりを忘れやすいかにかかわる領域である。以前、脳内報酬がどのようにして批判的思考を黙りこませるかを論じた時にも登場した、前頭前皮質と互いに接続している領域だ。

ボノボはチンパンジーとかなり近縁で、一九二九年まで、生物学者たちが両者は同じ種だと思っていたほどだ。とはいえ、ボノボはずっと暴力性の低い種で、一夫一婦制とは言いがたいものの、社会的な絆を結び、セックスを、仲を深める道具として使うことも多い。ハンモックが調べたボノボの*avprla*遺伝子のマイクロサテライトは、ヒトの同じ*AVPR1A*遺伝子〔ヒト〔一般的にはサルも〕の遺伝子名は大文字で書くことになっている〕の領域とほとんど同一だった。

この遺伝的な類似性が、本当にボノボの社会システムと結びついているのかどうか、まだ確信をもって言える者はいない。しかし、ラリーのハタネズミを使った実験から予想されうるように、まさにこのRS3領域が、確かにヒトの脳内でのヴァソプレッシン受容体の発現に影響し、行動の予測になるという、興味深い証拠が存在している。

配偶者防衛、あるいは、彼はなぜあなたをぶちのめしたくなるのか

プレーリーハタネズミのオスは自分の巣を守り、すべての侵入者たち、特に他のオスたちに対しては、自分から攻撃してパートナーを守ろうとする。侵入者が実際にやってくると、プレーリーハタネズミのオスの脳内にあるヴァソプレッシンは、急に三百パーセント近く上昇する。ハムスターが侵入者を嗅ぎつけた時には、においによる盛んなマーキング行動を始める。まるで、科学者に脳へヴァソプレッシンを打ち込まれたかのように。ヒトを含むすべての哺乳類は、こうした交尾にかかわる示威行動をとり、ヒトを含む他のオスから配偶者を守ろうとする習性がある。

ショーン・マルケイヒーは、厄介な目に遭った男たちがよく言う台詞で、身の上話を始めた。「俺はこの娘に出会ってね」。

私たちが話をした時、マルケイヒーは三十一歳だった。彼は男前の――そして、体の大きな――、茶色い口ひげと下顎のヤギひげ、そして長めのもみあげを蓄えた人物だ。マルケイヒーは、車のマフラー販売店を経営している。彼はパーティーに行くのが好きで、速いバイクが好きで、自分の肉体による自己主張をいとわない男だ。シカゴの外れで、アイルランド系カトリックの労働者家庭に育った彼とその兄は、アイルランド系カトリックの男たちがすること――仲間同士の喧嘩――をしながら、その青年時代の大半を過ごした。しかしそれでも、マルケイヒーは兄を一番の友達だと思っていた。

二〇〇一年、マルケイヒーは器物損壊等の罪で逮捕された。彼は当時の妻とバーを出ようとしていた際、別の男性に食ってかかったのだ。

「そいつはオープンカーに乗ってて、それで、俺はすごくムカつくことを言ったんだよ。そいつをイラつかせたのは俺なんだ」。マルケイヒーはそう認める。

「俺はこんな感じのことを言ったんだよ。『男はオープンカーなんか乗らないぜ、女の子がオープンカーに乗るんだ。オープンカーに乗る男は、座って小便してる奴らだな』って。俺は二十一歳で、まあ、あれだな。俺はクソったれのバカな奴だったんだ。そいつが窓をぶっ壊そうとしてるなんて思わなかったよ！」

マルケイヒーは、彼なりのやりかたで社会的にコミュニケーションをとっていた。彼は配偶者を防衛し、オープンカー野郎に対する優位性を確立しようとしていた。また、彼は愚かだったとも言える。彼はそう話すことをためらわないし、その事件についての後悔を示すこともためらわない。しかし、マルケイヒーは決して、フルタイムの愚か者などではない。彼はもともと機械工として鍛えられた、勤勉な男だ。彼は人目をはばからず涙を流す。彼は良きアイルランド系カトリックの息子として、母親と親しく接している。そして、マルケイヒーが愛について話す時には、彼は愛に取り憑かれているように見える。

マルケイヒーが婚約者に出会った時には、彼と最初の妻が離婚してから数年が経っていた。彼はもう決して別の女性とは結婚しないし、信頼したりもしないと、自分自身に誓っていた。彼はその誓いを守っていたが、「妙だったね」と言う。

「彼女に出会ってから一週間もしないうちに、彼女が俺のすべてになってたんだ。俺が警戒してたものはみんな、窓からどっかに消えちまった。俺は、彼女のことをすごく強く想ってた。俺たちは本当の絆をもってた、真剣な関係だった」

当時、マルケイヒーと兄は一つの家に暮らしていた——彼らの両親が前に住んでいた家だ。その家にはプールがあった。マルケイヒーの婚約者はよくそこに来ていて、婚約者の女友達も、やはり遊びに来ていた。時々かなりのアルコールが消費されていたと言っても差し支えないだろう。

二〇一〇年八月のある日、マルケイヒーの恋人がその友達とプールにいた時に、マルケイヒーの兄がそこに飛びこんだ。

ここからが人によって話の異なるところなのだが、私たちはここで、告訴や、逆告訴や、答弁を細かく調べていくつもりはない。ここでは、ショーン・マルケイヒーが、兄が自分の婚約者を性的に誘惑していると信じこむようになり、それに気づいた時に途方もなく憤慨した、と記すにとどめよう。「これ以上ないほどの裏切りだった」と彼は言う。

眠れぬ夜に悩まされ、母親に深刻な電話を何度かかけたマルケイヒーは、三日後に、友人と一緒にいた兄に向き合った。

「彼女は俺の大事な女性(ひと)だった、俺の婚約者だった、それに特別……」。彼は考えを最後までは口にせず、しばらく言葉に詰まった。

「それで、俺はただ、兄貴の顔面を、できるだけ強く殴りたいと思ったんだ」

しかし、彼は自分の前頭前皮質を使い、一度のパンチで終わりにはなるまいと考えた。

「俺はだいたい二百二十五ポンド〔約百二キロ〕で、兄貴はだいたい二百三十五ポンド〔約百七キロ〕、二人とも六フィート四インチ〔約百九十三センチメートル〕だ。本気になったら、止まらないだろう。それでビビったんだ」

誰かが死ぬことになるかもしれないと、彼は考えた。兄と闘うという衝動が強くなるほど、思い浮かぶ結末はひどいものとなり、マルケイヒーは引き下がった。彼はその場を去り、家に戻り、HI－C〔ジュース〕とウォッカという、ありえない組み合わせのカクテルを飲み始めた。彼は玄関の階段に座り、「泣き叫んだよ」。

マルケイヒーは普段、仕事関係の万能ナイフをベルトに差して持ち歩いていた。兄の飼っているネコが近づいてきて、マルケイヒーがそれを押しのけると、ネコは仕返しに彼を引っかいてきた。即座に、彼はナイフを摑んで、ネコの喉をかき切った。彼はすぐ、それを後悔した。彼は死んでしまった、血だらけのネコの写真を自分の携帯電話で撮影し、自分の兄にメールで送信した。「これが、兄貴が俺にしたことだ」。朝四時半頃のことだった。

その前の時点で、彼は喧嘩に尻ごみしていた。しかし今度は、自分の理性的な脳を使うことができなかった。どう考えても、その脳はHI－Cとウォッカのカクテルでやられてしまっていた。

「完全に抑えが効かなくなってた」と、悔恨の念を抱いたマルケイヒーは言う。「計画的なものじゃない。自分がそれをやったってことさえ、信じられなかった。俺は母さんにすぐ電話して、こう言ったんだ。『俺は、自分を病院送りにしなけりゃいけないと思う』って。本当のことだとも思えなかったよ」。

法廷で、彼は罪状を認め、しきりに謝罪した。二〇一一年三月、裁判官は、彼に長期の保護観察と、社会奉仕活動への従事を言い渡した。彼は事件の副産物として、数万ドルを失い、動物保護活動家による殺害予告にさらされた。

司法制度や一般社会はもちろん、こうした行動を処罰する。当然のことだ。マルケイヒー自身も、自分は裁判官から当然の判決を言い渡されたと思っている。

およそ三千年前、私たちは誘惑者の男たちに対して、異なる報復の態度をとっていた。「不屈のオデュッセウスは、彼ら〔オデュッセウスが戦いの旅の帰りに行方不明になっていた間に、その妻に求婚していた男たち〕を苦々しい顔つきで見下ろした」と、ホメロスは英雄の帰還物語の終盤で綴っている。「『卑怯者どもが！』と彼は叫んだ。『お前たちは、私がトロイアから戻って来るのを目にするとは決して思わなかっただろう。ゆえにお前たちは、私の財産を食いつぶした。私の侍女たちを犯した。私が存命であるにもかかわらず、密かに私の妻に求婚した――天上の神々に対しても、まして、ありうべき人の手による復讐に対しても恐れを抱かずに。私はお前たちに告げよう。ここにいるお前たちは皆、その破滅が定められているのだ』」。

そして、辺りは一面の血の海となり、彼は多くの人々を殺害した。

私たちはその頃からずいぶんと「洗練」されたかもしれないが、自分たちの生物学的な特性を洗い落とすことはできない。あらゆる法廷の犯罪カレンダーは、女性を巡ってのバーでの乱闘、刺傷事件、発砲事件の話題であふれかえっている。古典文学だけではなく、現代の偉大な文学もまた、このテーマに向き合ってきた。トム・ブキャナン〔小説『ザ・グレート・ギャツビー』の登場人物〕は、自分の妻のデイジー・ブキャナンに対する謎めいた関心について、ジェイ・ギャツビーを問い詰めた。「そもそも、一体どんな厄介事を我が家に引き起こそうとしてるんだ？」。そして間もなく、トムは仕返しとして、また、配偶者であるデイジーを防衛するために、ギャツビーが一人の人間の死にかかわっているという濡れ衣を着せる。その嘘は、ついにはギャツビー自身の殺害へとつながるのである。

俺の家。俺の妻。俺の彼女。俺の家庭。多くの男性が、ブキャナンがそうしたように、「家庭」や

「妻」といった言葉を入れ替えて使う。国家は、それを良しと判断した時には、この古代からの衝動を活用しさえする。プロパガンダ・ポスターのイラストに描かれた敵は、多くの場合、国土ではなく女性に魔の手を伸ばしている。狙われている女性は、すべての妻たち、すべての恋人たちの象徴だ。そう、彼女を守るために入隊せよ！

この種の衝動を、愛国的な熱情や、英雄詩的な詩情で表現しようとも、私たちは今もなお、低級なプレーリーハタネズミがするのと同じことをしている。兄がもし別の女性と結びついていたのなら、マルケイヒーは兄のネコを殺さなかっただろう。彼がそうしたのは、兄が彼の恋人とつながっていたからである。若者は、自分がデートしていない女性や、愛していない女性を巡って、バーで乱闘することはないだろう。彼が喧嘩をするのは、相手が彼の恋人といちゃついたからだ。古代ギリシア人たちは、征服した国の女性を犯したり殺したりすることに対しては、まるで良心の呵責を感じないが、オデュッセウスは自分自身の妻に求婚した男たちのことを考えて激昂した。交配は、自分のパートナーに立ち入る者に対する男性の行動を変える。

ショーン・マルケイヒー自身の言葉では、彼は婚約者と強い「絆」で結ばれていた（この言葉は私たちが彼に提案したものではない――彼自身がその言葉を思いついたのだ）。ホルモンと、希求的報酬に駆り立てられて、セックスはヴァソプレッシン（とオキシトシン）を放出し、「性交報酬」と、恋人の強力な印象をもたらす。あるいは、多くの人々が言うように、彼は恋に落ちたのだ。もちろん、神経科学者たちがネズミに対して行う実験と同じことを、マルケイヒーにするわけにはいかないため、科学的な確実性をもってそう言うことはできないが。それに、マルケイヒーの脳内で起きたどんな分子生物学的な現象が、彼に「殺猫行為」をさせたのか（「ヴァソプレッシンがそうさせたんだ！」）についても、やはり確実性をもって言うことはできない。しかし、オキシトシンと母性愛が女性の中では一つになっているという話のように、男性がどのように相手と結びつき、愛の絆を形成するかについて、ヒトはハタネズミや、ひいてはヒルとまでも非常によく似ているという証拠が登場している。

ヴァソプレッシンは、脳をセックス寄りに動かす。キャシー・フレンチは、それを自分のヒルたちではっきりと確認している。彼女はかつて、ヒルがコノプレッシンの注射を受けたかどうかを彼女自身がわからないように実験して（盲検法）、客観的にヒルの行動を評価し、コノプレッシンと偽薬の間に何らかの違いがあるかを調べようとした。ところが、投与の有無を自分自身にわからないようにすることはできなかった。コノプレッシンによる「架空のいちゃつき」はあまりにも明白だったのだ。学生のトッドが私たちに見せてくれた実験では、ヒルはたった一匹で、自分だけでそこに立ちつくし、身をよじらせていた。架空のマスターベーションだ。しかし、フレンチがヴァソプレッシンと偽薬を比較しようとしていた時には、彼女は他のヒルも一緒の容器に入った状態で実験をしていた。

「一匹のヒルが現れて、実験プレートの上にいる他のすべてのヒルを追いかけ始めたんですよ」とフレンチは話す。「バーにいる女の人みんなにアタックしていくような、ダサい男が思い浮かびました。ほんと、そんな感じでしたよ！　他のヒルはみんな『オェーッ！』ってなって、逃げちゃうんです」。注射を受けたヒルは、他のヒルの手がかり、社会的な情報を求めて空をなめ回す。しかし、たとえぴったりの候補がいなくても、ヴァソプレッシンは彼の頭を、交尾のことでいっぱいにしてしまい、ともかく求愛を続けさせてしまう。

「その子はチュパ、チュパ、チュパ、でも、他のヒルはいつも『オェッ、オェッ、オェッ』、って」。フレンチは笑って話す。

そんなわけで、私たちは、少なくとも、アネトシンかコノプレッシンのどちらかが、ヒルの関心をセックスのことだけに向けてしまうことを知っている。実際、ヒルのペニスを制御している神経線維には、アネトシン受容体が散りばめられている。人間の男性は、それほどまでに一極集中の考えになることはないだろうが、ヴァソプレッシンはヒトの勃起と射精にかかわっている。そして、ヴァソプレッシンの影響下では、私たちの脳はセックスに関する情報への感受性が強くなる。

アダム・ガステッラは、言葉を使った実験でこのことを示した。ガステッラは、ヴァソプレッシン、または偽薬のスプレーを、被験者の男性たちに投与した。彼は続いて、いくつかの言葉のセットを、ランダムな順番で被験者に示した。ヴァソプレッシンのスプレーを投与された男性たちは、セックスに関する言葉を、そうでない言葉よりも素早く認識した。ヴァソプレッシンが増えることで、セックスに関する言葉への結びつきが強まった。被験者の鼻にヴァソプレッシンをスプレーすることが、セックスへの強い好みを作り出したのだ。そして、これはまだヒトで確かめられてはいないのだが、ハインリクスは男性にヴァソプレッシンを投与することで、投与していない時よりも、女性の顔をより魅力的だと判断すると考えている。体外からオキシトシンを投与された女性が、男性の顔をより魅力的だと判断したように。

この好みが表れるかどうかは、完全に環境に依存しうる。もし、鼻にヴァソプレッシンのスプレーを受けた男性に、セックス関連の言葉を見せなければ、彼はセックスのことを考えないかもしれない。

かなり以前から、科学者たちは人々が、しばしば無意識に、他者の感情に反応することに気づいていた。この反応は、私たちの社会的な対処行動の一つだ。しかし、その反応は脳内だけで起こるわけではない。顔の筋肉にもそれは表れる。私たちが、筋肉が動いたとはまったく気づくことなしに。

科学者らがよく電気活動検出器を使って観察する筋肉は、皺眉筋（しゅうびきん）というものだ。眉間の所に沿って伸びる、小さいくさび形の筋肉だ。いくつかの研究で、たとえ無意識にであっても、競争心や敵対心について、この筋肉が隠しきれない証拠を出してしまうことが示された。ボウディン大学〔アメリカの私立大学〕の神経科学者、リッチモンド・トンプソンは、男性の鼻にヴァソプレッシンをスプレーする、最初の実験の一つを行った。その中で、彼は被験者に幸せな表情、怒った表情、そして中立的な表情の写真を見せた。鼻へのヴァソプレッシン投与は、心拍数などの数値では、どの表情に対する反応にも変化を生まなかった。しかし、トンプソンはある妙なことを発見した。ヴァソプレッシンの影響下では、被験者の男性たちの皺眉筋が、怒った表情に対して攻撃的な（あるいは予想通りの）反応を示すだけでなく、中立的な表情にも、やはりそうした反応を示すのだ。トンプソンはこの結果を、ヴァソプレッシンによって、中立的な感情表現を、攻撃的である可能性のあるものとしてとらえるよう、脳にバイアスがかかったのだと解釈した。

トンプソンは、ハーヴァード大学医学部の仲間たちと共に、この小さな実験を拡大させた。実験では、数名の男女の鼻にヴァソプレッシンのスプレーを吹きつけ、別の男女には、生理食塩水でできた偽薬をスプレーした。続いて、彼は両性の被験者に、怒った表情、幸せな表情、そして中立的な表情をいくつか見せた。男性は男性の顔を、女性は女性の顔を見た。被験者たちはまた、見せられた顔の親しみやすさを評価し、自分の感じている不安の度合いについてのアンケートに答えた。

男性の被験者は、幸せな表情を見た時と、怒った表情を見た時では、ヴァソプレッシンと偽薬のいずれを投与された場合にも、皺眉筋の活動に違いはなかった。言い換えれば、写真の人物がどう感じているか、疑いがない場合には、どちらのグループの男性たちも同じ反応を示すということだ。しかし、ヴァソプレッシンのグループだけは、他の男性の中立的な表情に対して、まるでトラブルを予期しているかのように、有意に大きな電気生理学的反応を示した。

女性は正反対の反応を示した。ヴァソプレッシンは、皺眉筋の活動を低下させた。つまり、幸せな顔、怒った顔に対する皺眉筋の反応が、どちらも有意に抑制されたのだ。

ヴァソプレッシンを投与された男性たちは、生理食塩水をスプレーされた男性に比べ、他の男性の幸せな表情を、ずっと親しみにくいと評価した。ヴァソプレッシンを投与された女性は、生理食塩水を投与された女性に比べ、他の女性の中立的な表情を、有意に親しみやすいと見なした。また、ヴァソプレッシンのグループの女性たちは、偽薬のグループよりも、幸せな表情に対して抱く親しみやすさがわずかに上昇した。そして、男女どちらの場合でも、ヴァソプレッシンは不安の度合いを上昇させた。

この結果はあなたの混乱を招くかもしれない。ヴァソプレッシンは皆の不安を高めたが、女性のほうがよりいっそう、他の、見知らぬ女性に接したい気持ちになった。一方、男性では、ヴァソプレッシンが不安を高めただけではなく、見知らぬ男性を親しみにくいと思わせる影響があった。また、男性の中立的な表情を見た時、男性の脳には、対立を予感する方向へのバイアスがかかっているようだった。まるで、他の男性の意図がはっきりしない時には、ヴァソプレッシンは男性の脳に最悪の事態を予想させ、一方で、女性の脳に対しては、困った時には他者に手を差し伸べるように告げているかのようだ。

なぜそうかもしれないと言えるのか、いくつかの仮説がある。一つの仮説によれば、女性の不安の高まりは、カリフォルニア大学ロサンゼルス校の社会神経科学者、シェリー・テイラーの呼ぶところの「気配りと友好（tend and befriend）」の行動を促すかもしれないのだという。男性が、戦いに備えるか逃げ出すか――「闘争か逃走か（fight-or-flight）」――の反応をとる一方、女性は他の女性と共に、身の安全を求めるという話だ。ありそうな話ではある。また、ヴァソプレッシンが脳の違った場所で違った働きを示すというのも、ありえる話ではある。あるいは、ヴァソプレッシンの効果は微妙かつ多様で、ジェンダーに基づいた脳の形成や、受容体の分布が、こうした違いの原因であると示す研究もある。

二〇一〇年、ガステッラは男性たちにヴァソプレッシン、もしくは偽薬の鼻スプレーを投与し、幸せな表情、怒った表情、中立的な表情を見せた。続いて彼は、被験者たちを帰らせ、また明日来てくれるように頼んだ。翌日になって被験者たちが戻ってきた時、ガステッラは彼らに、前日に見せたものを混ぜこんだ、もっとたくさんの数の写真を見せた。ガステッラは、彼らにそれぞれの写真が、「新しい」、「覚えがある（見たことがあるようだ、という意味）」、「知っている（前日に見た中から思い出した、という意味）」のどれに当たるかを報告してもらった。ヴァソプレッシンを投与された男性たちは、新しい写真を「覚えがある」や「知っている」と分類するミスを起こしにくく、前日に見た写真を、「知っている」と正しく答える傾向も非常に高かった。ヴァソプレッシンが彼らの社会的記憶を高めたのだ。しかし、ガステッラがデータをより詳しく調べると、上昇した正解率のほとんどは、中立的な表情以外の、幸せな表情と怒った表情を正しく認識したことによるものだとわかった。ヴァソプレッシンは、オキシトシンが社会的な手がかりをより際立たせることができるのと同じように、男性が明確な感情のシグナルを記憶する能力を高めたのだ。

さて、こうした働きはどのように起こるのだろうか？　答えを見つけるために、アメリカ国立衛生研究所の研究員、キャロライン・ズィンクは、ｆＭＲＩによる〔脳活動の〕画像化と、顔の照合課題を組み合わせた実験を行った。彼女は男性の被験者たちに、ヴァソプレッシンか偽薬の鼻スプレーを投与し、

fMRI装置の中に入らせた。機械の中に入れられると、被験者たちはスクリーンを見せられ、左右の選択ボタンで、スクリーンの下部に映った顔のどれが、スクリーン上部に映った顔と一致するかを答えるよう言われた。時々、顔ではなく、円や三角形といった図形の画像が映ることもあった。

すべての被験者が、顔と物体のテストの間で大きな違いを見せた。ヴァソプレッシンと偽薬、どちらのスプレーをされたかにかかわらず、顔を見ている時には、彼らの扁桃体は有意に活性化した。以前に見た通り、顔は、一般的な物では引き起こせないような扁桃体の働きを起こすのである。

しかし、扁桃体と、内側前頭前皮質の間には、信号伝達に違いがあった。恐怖や怒りを生むような社会的状況に置かれると、私たちの扁桃体は、前頭前皮質内側に信号を送る。内側前頭前皮質は物事をどうすべきかを見つけ出し、情報を扁桃体に送り返す。フィードバック回路だ。

偽薬を投与された男性たちでは、この回路が予想通りに活性化された。扁桃体は、内側前頭前皮質の中のある領域に信号を送る。この領域が、やはり内側前頭前皮質の中にある、隣り合った別の領域に信号を送り、そこから扁桃体に、落ち着くようにと信号が送られる。この回路は抑制的なものだ。内側前頭前皮質が、恐怖や攻撃性に関連する扁桃体の活動をおとなしくさせる。

しかし、ヴァソプレッシンを投与された男性たちの場合は、内側前頭前皮質の領域間でのコミュニケーションが断絶してしまっていた。そして、その情報伝達が断たれているために、扁桃体に向けて「心配することなんてないよ」と答えるメッセージはまったく伝わっていない。すると、ヴァソプレッシンを投与された男性たちの扁桃体では、怒った顔に対する反応が、より長い間、より活性化してしまう。結果として、それらの顔を覚えやすくなったのだろう。

ヴァソプレッシンが扁桃体に直接作用するのか、それとも、こうしたフィードバック回路を通じて作用するのかについては、まだきちんとわかっていない。しかし、詳細はともかく、以下のことは確かなようだ。否定的な態度への反応においては、ヴァソプレッシンが警戒心と攻撃性を高め、曖昧な社会的手がかりを悪いほうへ変えてしまうよう、男性の脳にバイアスをかける。ズィンクは扁桃体—内側前頭前皮質のフィードバック回路が断絶していることを見つけたが、これは、男性が攻撃的な行動をとることを考え過ぎないようにする（マルケイヒーがもともとネコを殺そうとは考えていなかったように）効果があるのかもしれない。すると、ヴァソプレッシンを投与された男性たちが、男性の中立的な表情を良くない方向にとらえてしまうのは、生存戦略として、あえて一触即発の状況を生み出しているということなのかもしれない。

二〇一一年、イスラエルの研究者たちは「瞳の中に心を読む（Reading the Mind in the Eyes）」というテストを使って研究を行った。このテストは、もともとサイモン・バロン＝コーエンによって開発され、他者への共感能力を測定する一般的なテストとなった。テスト中、被験者はヒトの目の辺りだけを写した、たくさんの写真を見せられる。被験者はそれぞれの写真について、可能性のある四つの感情（心の状態）から、自分がその人物の目に感じた印象に最も合うものを一つ選ぶように言われる。それぞれの顔に対する四つの選択肢の中には、難解なものもある。例えば「怒り」のような、わかりやすい選択肢の他に、メニューには「空想」、「欲求」、「失望」といったものも含まれる。イスラエルの研究チームのテストは、全部で九十三の心の状態を提示し、男女両方の目の部分を取り上げた。

実験では、ある人数の男性が微量の生理食塩水を鼻に吸いこみ、同じ数の男性が本物のヴァソプレッシンを吸いこんだ。オキシトシンを鼻にスプレーした実験とは反対に、本物の薬品を吸いこんだ男性は、写真の心理状態を答える時に、有意に間違いが多かった。しかし、被験者がどこで間違いをしたかを調べてみると、ヴァソプレッシンのグループと偽薬のグループの間に見られた違いはすべて、写真に写った目の持ち主の性別によって説明できることがわかった。ヴァソプレッシンを投与された男性たちは、男性の目に隠れている感情を判断するのが苦手だった。女性の目を見た時には、ちゃんとうまくいっていたのだが。反対に、偽薬を投与された男性たちは、女性の感情よりも、男性の感情を判断するほうが得意だった。結果をさらに精査すると、単に写真の性別だけではなく、性別と、表現された特定の感情の組み合わせが重要なのだとわかった。ヴァソプレッシンの効果は、怒り、非難、敵意など、ネガティヴな感情を示している男性の写真にのみ当てはまった。

ヴァソプレッシンはネガティヴな顔を思い出すのに役立つかもしれないが、もし、誰かと戦わなければならない可能性がある場合、例えば、パートナーやなわばりを守っている時には、相手の正確な感情を気にし過ぎないことが一番だ。同情し過ぎれば、自分の命が奪われかねない。ハタネズミでも、サルでも、ヒトでもだ。

そこから導き出される結論は、私たちを少々不安にさせる。男性にとって、セックス、愛、そして攻撃性は、脳内で密接に絡み合っているということだ。ラリーの説に照らし合わせれば、なわばりやパートナーの防衛行動におけるヴァソプレッシンの役割をヒトが改変し、男性の脳内で、女性がなわばりの延長となったという話は、理にかなっている。もしラリーが正しければ、男性はパートナーと強い絆を結び、彼女を守るために攻撃的になる、というのもありうる話だ。

もちろん、私たちは、女性が文字通り、パートナーのなわばりであると主張しているのではない。私たちが言っているのは、男性が女性に対して結ぶ絆には、本来、なわばり行動を制御するために進化してきた神経系が使われているということだ。そして私たち著者には、なわばりの防衛が、男性から女性に対する結びつきの、唯一の要素だと言うつもりもない。そうではなく、なわばり防衛の衝動が、重要な役割を果たしているということだ。

攻撃は社会的な行為だ。攻撃は、他者に――内面的な、あるいは物理的な――境界を越えてはならないと知らせる。攻撃は、他者に「これは私のものだ」と伝える。しかし、マルケイヒーのような男性たちは、本当にヴァソプレッシンの影響下で、こうした防御的、報復的な攻撃性を示すのだろうか？

舞台はドイツのフライブルクに戻る。マルクス・ハインリクスの研究室に所属する、ベルナデット・フォン・ダヴァンスは、彼女が実施したばかりの実験について説明してくれた。実験は男性被験者を対象にしたもので、経済学のゲームを使っている。私たちが本書ですでに紹介したゲームと似ているが、そこにはひねりが加わっている。

「相手を信じるか信じないか、決めなくてはいけません」と、彼女が話を始める。「あなたは十ユーロ〔約千四百円〕をもっています。十ユーロすべてをもち続けるか、受託者に十ユーロすべてを渡すか、どちらでも選ぶことができます。受託者は資金を三倍に増やせることになっています。ですので、三十ユーロを手にした受託者が、そのうちいくらかをあなたに返してくれることが期待できます。『十八ユーロか、二十ユーロが手に入るかな』といった具合に」。十八ユーロか、二十ユーロ――最初の十ユーロから考えると、良い値上がりだ。

フォン・ダヴァンスは、受託者を信頼することが魅力的に感じられるよう、被験者たちに以下の話をした。もし、まったくゲームをするつもりがなければ、十ユーロをもらって、そのまま帰って構わない。しかし、もしリスクをとろうというのなら、その金が三倍になるチャンスがある、と。ただし受託者の側は、まったく何も返さなくても構わない。ゲームで、受託者は十ユーロと、それを元手にした「利子」を手元に残しても良いし、還元しても良い。例えば、かなり失礼なことに五ユーロだけ返しても構わないし、最初の十ユーロだけを返して、それを元手に稼いだ二十ユーロのほうは自分でもっていても良いのだ。

「公平な分けかたは、半分の十五ユーロを返すことでしょう――そして、多くの受託者はそうします」と彼女は説明する。「ですが必ず、そうしない受託者もいるのです」。三十ユーロは、元手に比べるとかなりの変化だ。受託者はその「棚ぼた」の全部、あるいは大部分を手元に置きたくなってしまったというわけだ。

こうした強欲さこそ、フォン・ダヴァンスが作り出したかったものだ。彼女はこれを材料に、この後、ゲームにひねりを加えてみることができた。もし、被験者が賭けに乗ってゲームをした場合には、彼らは三十ポイント（後で現金に替えることができる）の割り当てをもらえる。ゲーム中、ポイントの使い道は一つだけ――受託者のポイントを減らすことだ。「投資家」側が一ポイントを使うごとに、受託者のポイントは三ポイント減る。投資家は、こうしてポイントを使っても何も得るものはない――受託者のポイントは投資家に渡るわけではなく、ただ消えるだけだ。そのため、従来の経済理論では、合理的な投資家はそのポイントを蓄えて、自分自身の利益を最大化することが予想される。

フォン・ダヴァンスは被験者の男性たちに、偽薬のスプレー、オキシトシンのスプレー、ヴァソプレッシンのスプレーのどれかを投与し、ゲームを始めさせた。信頼の度合いがかかわる他の実験とは異なり、この全か無かのルールの下では、オキシトシンと偽薬のグループの間にあまり差は出なかった。どちらのグループの被験者にも、自分の相手を信頼する傾向があったのである。ヴァソプレッシンのグループでもそうだった。しかし、受託者が得られた三十ユーロの半分以下しか返してこなかった時、ヴァソプレッシンを投与された被験者は、その『クリスマス・キャロル』のスクルージのような受託者に対し、素早く罰を与えた。しかも、彼らの与える罰は重かった――受託者の口座からポイントを減らすために、自分のポイントを消費するという代償を払ってでも。

「経済的なやりかたではありませんね」とフォン・ダヴァンスは説明する。もしその行動を理性がコントロールしていたなら、投資家側は得られたポイントすべてを自分の財布に収め、ちょっとしたものをもたらしてくれた幸運に感謝しつつ、ビールでも買いに行くはずだ。しかし、彼らは傷つけられた、そしてもしかすると侮辱されたと感じ、激しく相手を非難したのだ。

フォン・ダヴァンスはこの現象を前向きにとらえている。裏切り者に教訓を与える行為は、それを与える側の自己利益を損ねるかもしれないが、集団にとっては利益となる。彼女とハインリクスはどちらも、この攻撃的な懲罰行為を、なわばり防衛のメタファーとしてとらえている。貪欲な受託者は、受け入れられる行動の「境界線を越えて」しまい、グループに害を与えるといえるだろう。バーで「俺の女にちょっかいを出すな！」と言う男のように、罰が境界を定めるのである。

「私たちのほとんどが、男性の攻撃行動を決めるホルモンはテストステロンだと考えています」。ハインリクスはそう述べる。「しかし、ヴァソプレッシンのほうが、その効果をもっとよく説明しているのです」。

男がハタネズミに似ているわけ

ヒトには、他にもハタネズミとの共通点がある。同じタイプの遺伝的多様性が、行動の個性に影響するのだ。こうした遺伝子多型によって、なぜ結婚を望むタイプの男性と、そうでないタイプの男性がいるか、あるいは、なぜ交際がうまくいく男性とそうでない男性がいるのかが、説明できるかもしれない。ヒトは、ハタネズミと同様、*AVPR1A* 遺伝子に型の違いがある。ヒトの *AVPR1A* 遺伝子のプロモーター領域には、長さに多様性のあるマイクロサテライトがいくつか存在する。そのうち二つのマイクロサテライト領域、RS1とRS3の多型は、脳の活動性、そして社会的行動に関連していた（RS3は、ビル・ホプキンスがチンパンジーの性格との関連を見つけたマイクロサテライトであることを思い出してほしい）。

ラリーの研究を起爆剤に、アメリカ国立精神衛生研究所は数百人の有志を募り、遺伝学的解析と、顔写真の照合テストをしながらのfMRI撮影（キャロライン・ズィンクが、扁桃体─内側前頭前皮質のフィードバック回路を調べるのに使ったもの）、そして性格分析調査を行った。これらすべてのテストをこなした被験者は、百人以上にのぼる。その結果からは、性格の特徴のうち特定のもの、例えば、新奇探索性〔目新しいもの、見知らぬものを追い求める性質〕や、害につながりかねない行動をとりたがる積極性などが、RS1の特定の型と関連していることが示された。さらに興味深いのは、より長い型のRS3をもつ男性は、顔写真の比較テストを行っている間の扁桃体の活動性がより高かったことだ。ヴァソプレッシン受容体遺伝子は、社会的な情報を処理する時の扁桃体の反応に影響しているのかもしれない。

こうしたテストは、実際の行動については何も教えてくれない。重要なのは、人々が異なる型の *AVPR1A* 遺伝子をもち、そうした型の違いが、性格と扁桃体――社会脳の鍵となる領域――の機能の両方と関連しているということだ。しかし、「瞳の中に心を読む」テストを行ったのと同じイスラエルの研究チームが、*AVPR1A* 遺伝子の型と、先に紹介した「独裁者ゲーム」における二百人強ほどの人々の振る舞いを比較したところ、短い型のRS3をもつ人々は、長い型をもつ人々に比べ、他の被験者に渡す金額が有意に少なかった。被験者たちが、他者への慈悲心を評価する標準テストを受けたところ、その中で、*AVPR1A* 遺伝子のRS3領域が長い人々は、短い人々に比べて高いスコアを出した——独裁者ゲームの結果から考えると、予想通りかもしれない。最後に、研究チームはヒトの遺体の脳を調べ、RS3領域が長い人々は、RS3領域が短い人々に比べ、脳内にずっと多くのヴァソプレッシン受容体タンパク質をもっていたことを発見した。ここから示唆されるのは、ヴァソプレッシンに対して感受性が高いほど、その人物は社交的で、利他的な行動をとりやすくなる傾向があるということだ。

本書で紹介したように、*avpr1a* 遺伝子のマイクロサテライトが長いプレーリーハタネズミは、子煩悩な父親になり、パートナーとの絆を深く結ぶようになる。では、続いて次の話を見ていこう。あるスウェーデンの研究チームが、長い歴史のある「双生児研究」という研究プログラムをもっている。被験者の健康状態を数十年にわたって追跡調査した、歴史ある「フレーミンハム心疾患研究」(ほとんどの被験者が住む、マサチューセッツ州の町にちなんで名づけられた)と似たような研究だ。スウェーデンとアメリカの研究者たちは、プレーリーハタネズミの絆の研究——そして、ヒトがハタネズミと同じように、*AVPR1A* 遺伝子の多型をもっているという事実——に触発されて、数百組の双子のペア、そしてその配偶者や恋人たちを対象に、遺伝型を調べ、性格分析テストを受けてもらい、パートナーとの関係のありかたと質を——ヒト以外の霊長類の絆形成行動を評価する指標を使って——調査することにした。

一つ覚えておいてほしいのは、研究者たちがこうした類いの研究を行う場合の、「原因(cause)」という言葉の使いかただ。「そうか！　XYZ遺伝子が自閉症の原因なんだ！」といった言いかたは、ほぼ絶対にしない。ある一つの遺伝子にエラーが生じることで引き起こされる、比較的少数の疾患——例えば、嚢胞性線維症——もある。しかし、ヒトの行動は複雑だ。そのため、「連鎖」や「関連」といった用語が好まれることが多い（*AVPR1A* 遺伝子の多型も、神経性食欲不振症やその他の摂食障害、また、小児の「完璧主義」と関連している）。この慎重な言葉づかいは、多くの不確定要素、他の要素が関与している可能性、そして、科学の限界を反映している。

しかし、この研究チームがすべての遺伝データ、各種のテストや調査の結果を精査すると、RS3領域の一つの型と、男性の性格、行動、そしてパートナーとの関係の質との間に、「有意な」関連が見つかった。さらに、この型をホモ接合（両親の双方から、その型を受け継いでいること）でもっている男性では、相関はもっと強かった。この型をもっている女性には、影響はないようだった。

パートナーとの絆にかかわる行動のテストからは、RS3領域のある特定の型（「アリル（DNAの塩基配列のタイプ）334」）をもつ男性は、それをもたない男性に比べて有意に低いスコアを示し、さらに、この型をホモ接合でもつ男性は、いっそう低いスコアを示した。全体で見ると、彼らは「男女交際学実習・初級」のクラスで落第しているということだ。当然のことだが、女性のパートナーたちが関係の密接さ、満足度、愛着度を測る調査を受けると、アリル334を一コピー（片方の親から受け継いだ場合。「ヘテロ接合」）、あるいは二コピー（両親から受け継いだ場合。「ホモ接合」）もつ男性たちは、かなり良くない結果になった。

アリル334をもたない男性のみで見ると、調査の前年に、離婚の検討などを含む夫婦生活の危機を経験したのは、たった十五パーセントだった。それに対し、アリル334を二コピーもつ男性では、三十四パーセントが、前年に関係の危機や離婚の前兆があったと答えた。アリル334をもたない男性の未婚率は、十七パーセントだったが、ホモ接合でもっている男性では、三十二パーセントだった。被験者の男性は全員、調査の時点では誰かと一緒に暮らしており、ほとんどのカップルには、生物学的な〔養子ではない〕子供もいた。しかし、この334型のRS3領域をもつ男性は、結婚せずに恋人と同棲している傾向がずっと高かった。女性と同居していない独身男性は、そもそも被験者からは外されているが、そのグループでは、アリル334をホモ接合でもつ人々の割合が〔被験者のグループよりも〕はるかに高いかもしれない。

こうした特徴すべてに関連するアリル334は、*AVPR1A* 遺伝子のアリルのうち、ヒト集団内で最も多く見られる型の一つだ。

ある男性の性格を、一つの遺伝子のみによって予想することはできない。しかしこれらの研究は、ヴァソプレッシン受容体の発現と扁桃体の活動性に関連する、この *AVPR1A* 遺伝子の多型が、社会的な状況に対する脳の反応を決める上で役割をもち、それによって行動にも影響することを示唆している。

環境や社会経験も、行動の個人差を作り出す。フランセス・シャンパーニュが子育て実験に使ったオスのラットは、母親に面倒を見てもらっても、メスほどにはオキシトシン受容体への影響が出なかった。オスのげっ歯類では、それよりも、扁桃体のヴァソプレッシン受容体遺伝子の発現に、エピジェネティックな変化が起きる。子育て行動の多いメスに育てられたオスは、ヴァソプレッシンへの感受性が高かった。ジョージア州立大学のエリオット・アルバースは、社会的に隔離されたハムスターが、集団で生活しているハムスターに比べて、ヴァソプレッシン感受性のパターンが異なることを示している。そして、孤独なハムスターはより攻撃的だった。戦うように訓練されたハムスターは、そうでないハムスターに比べて、ヴァソプレッシンの注入に反応しやすかった。子供の頃に、脳形成に影響するホルモンに曝露されると、やはりヴァソプレッシンに対する脳の反応のしかたは偏りうる。

ヒトの男性も同じだ。私たちの脳は、女性の脳に比べてヴァソプレッシンに反応しやすいしくみになっている。それは転じて、セックスに関する手がかり、愛の絆の形成、そして、目についたその絆を脅かす存在に対して、反応を促進する効果がある。マルケイヒーの物語は、こうした神経回路が、自己の利益を捨てるという犠牲を払ってでも、行動に与える影響力を描き出している。

私たちが受け継いだ遺伝情報、母親の子宮で起きた出来事、両親が行った（あるいは行わなかった）子育て方法のすべてが、女性から男性への愛、男性から女性への愛に大きくかかわる——こうした事実は、「おしっこが一夫一婦制の始まり」などといった短絡的な話の影響を差し置いても、絆形成のパラダイムをひどく頼りなさそうなものに見せてしまう。

ラリーの信念は、脳の観点から見ると、男性は女性の「ベイビー＝赤ん坊」であり、女性は男性のなわばりの延長であるというものだ。これは、ヒトの愛について語る上で、政治的に必ずしも最良の配慮をもった表現ではない。多くの人々は、こうした認識は時代遅れのステレオタイプだと思いたがる。だが、そうではない。私たちはこの問題をごまかすこともできるが、最後に物を言うのは自然の摂理だ。

しかし、私たちが提示した絆形成のパラダイムにより、厄介な疑問も生じてくる。——それならどうして、人々は恋から醒めてしまうのだろう？　それに、愛の絆がそれほど強力だというなら、なぜこれほどたくさんの——自分は愛する人に一筋だと言い張る——人々が、その「たった一人」の相手ではない誰かと、ベッドに飛びこむことになってしまうのだろうか？

第7章　恋愛中毒

二人の人物の間に作られる愛の絆は、強力で、実に魅惑的だ。しかし、初期のドキドキするような情熱が遠く過ぎ去っても彼らをつなぎとめる「接着剤」の本質は、ヴィクトリア朝時代の小説や、抗勃起障害薬の広告によく描かれているようなものとは、少し異なる。そこで、長続きする一対一の関係についての真実を学ぶために、私たちはフレッド・マーリーという名の男性の所へ出向いた。話を聞かせてもらった時、マーリーは五十九歳だった。口ひげを生やした彼は、背が低く、腹は丸かったが、実際よりも背を高く見せるような、興奮ぎみの力があった。

マーリーは、私たちの愛についてたくさんのことを教えてくれる。なぜなら彼は薬物中毒、「ガラスのパイプにメッス〔メタンフェタミン〕とクラック〔コカインの塊〕を詰めこむ」中毒だったからだ。薬物中毒は、本来の愛の喜びからは遠く引き離されたように見える、暗黒の旅路だ。マーリーはその道を何十年も生きてきた。しかし、ブライアンが彼に「ドラッグが好きでしたか？」と聞くと、マーリーはにんまりとして、このばかげた質問に目をむいてみせた。

そして、マーリーは笑い出した。

「そうさな、ああ！　俺はドラッグが大好きだったよ！　だああああい好きだったさ」。彼は「大」を三倍に引き伸ばして答えたが、このちょっとした言葉のマジックは、彼を満足させられなかった。というのも、マーリーは自分の情熱の強さを伝えきれなかったからだ。彼は椅子の背にもたれかかり、天井に目を走らせて、最上級の表現を探し始めたが、愛を表すのに「愛」以上の言葉はない。

「わかるだろ、大好きだったんだよ。俺は自分よりも、ドラッグのほうが大好きだった。俺はドラッグが大好きだった。あれが大好きだったんだ。あれを手に入れて、あれをもって、あれを使うのが大好き。愛してたよ。俺の女房よりも。俺の娘よりもだ」

フレッド・マーリーが「ドラッグを愛していた」と言うのは、比喩ではない。彼の言う「愛」は、あなたが誰かに、自分の結婚相手をいかに愛しているかを話そうとする時の「愛」と同じものを指している。彼の言葉の使いかたは、正確でもある。彼がドラッグに対して感じている愛と、人々が長年のパートナーに対して感じる愛は、同じものだからだ。愛とは中毒そのものだ。愛とは中毒性の「障害」（依存症）だとほのめかす人々もいる。私たちはそこまでのことを言うつもりはない。それは一つに、愛は十分、適切で健全な進化適応現象と言えるためである。ただ、愛が私たちをとりこにする時には、依存性のある薬物と同じ影響を、同じ脳のしくみを使って及ぼしている。唯一の違いは、その性質である。ドラッグはヒトの絆より、ずっと強力になることがある。

すでにいくつかヒントを出しているが、セックスの喜びを感じている時や、フェティシズムやパートナーへの選好性が築かれていく時に活性化される脳内のしくみは、ドラッグの使用を気持ち良く感じさせる神経回路と、とてつもなく多くの部分で重なり合っている。これらはほとんど同じ脳構造、同じ神経化学物質を利用して、同じ変化を脳内にもたらす。個々の細胞レベルでも、そうなのかもしれない。

例えば、メタンフェタミンを摂取した時には、この薬物が、ラットがセックスをする時に興奮するのと同じ神経細胞の一部も刺激する。

しかし、両者の類似はまだ終わらない。薬物を常用するようになり、薬物依存になった人々は、すぐに、自分が以前ほどそのドラッグを楽しめなくなっていることに気づく。愛のありかたもまた、時間と共に変わっていく。野性の渇きが薄れる中で、私たちの愛の喜びは減る。それでも、私たちはお互いに対する中毒になってしまっているため、当初の情熱は、長く続く一対一の社会関係に変わり、その関係は続いていく。

愛は依存症であるという考えかたは一九六〇年代に広まり、フロイト派の精神分析医たちによって研究された。ただし、彼らは「恋愛中毒」という言葉を、主に、恋愛初期の甘い日々に得られる興奮や喜びを感じるために、何度も繰り返し恋に落ちる行為を表すのに使っていた。しかし、私たちは今、それよりもさらに古い考えかたに基づいてこの言葉を使っている。プラトンは、愛を「横暴な飲酒欲求」と関連付けていたのだ。

第3章で見てきた脳内報酬系は、薬物依存と恋愛依存、どちらの源でもある。報酬系が進化したおかげで、私たちは生きて子供を残すために必要なことをするようになった。ドーパミンは意欲を高める。これがないと、私たちはすべてのことを怠けてしまうだろう。ドーパミンをまったく作らない変異体マウスは、生まれながらのぐうたら者で、痛みやひどいストレスを感じない限り、動こうとしない。パーキンソン病の人や、ドーパミンが枯渇してしまった人は、ほとんどまったく動けない。ドーパミンがなければ、私たちの太古の祖先たちはまず間違いなく、一頭のヌーを求めて何マイルも歩き続けたり、セックスによってより多くの人類を作り出したりする積極性をもたなかっただろう。

脳内報酬は、食事をすることはとても気持ちが良く、したがって、狩りや農耕はする価値があると私たちに教えてくれる。しかし、ヒトがすぐに学んだのは、ヌーを殺さなくても、あるいは、セックスのパートナーを巡って戦わなくても、喜びは得られるということだった。実際、より多くの報酬を、より少ない労力で求めることこそが、人類史の主要なテーマだともいえよう。そして、私たちに食事やセックスをさせるために作られた報酬回路を、私たちは数千年をかけて、素早く、強力に、そして効率的に、うまく乗っ取るようになった。古代シュメール人は、少なくとも五千年も前に、ある種のビールを醸造していた。ワインの醸造にも、同様に古い歴史がある。そして、ここ一世紀の間に、私たちはビッグマックや、ビキニや、ウォッカのレッドブル割り（現代のバーで災難を引き起こしている飲み物だ）を作り出した。それもこれも、こうしたものが報酬回路をくすぐるからだ。コカインやヘロイン、メタンフェタミンといった薬物は、報酬回路を信じられないほどうまく刺激する。その誘惑はあまりに強く、使用者は、しきりに広報されている将来の苦痛のリスクから目をそらし、今現在の快感を得ようとする。そして、薬物中毒の落とし穴に足を滑らせてしまうのだ。

例えばマーリーには、もう妻はいない。マーリーと娘は関係を修復し、彼はそれを大事にしているが、一方で、彼はその関係をまったく顧みていなかった年月のことも、率直に話してくれる。過度の飲酒や薬物の使用を何とかやめるまでの間に、彼はミュージシャンとしてのキャリアや、いくつかの仕事、そして家を失い、自分の命を絶つという考えを深めながら、もがき続けた。

ジョージ・コーブは、マーリーを初めとする何百万人もの人々が、依存症のサイクルの中で経験する脳内変化を解明しようと、何十年もの期間を費やしてきた。研究分野での大御所らしい、銀髪と口ひげを蓄えたコーブは、現在、カリフォルニア州サンディエゴにあるスクリップス研究所で、「依存性疾患に関する神経生物学研究委員会」の委員長を務めている。彼は脳と依存症についての世界的権威の一人として、広く知られている。しかし、彼の研究キャリアは違ったところから始まっていた。彼は一九七〇年代に、ヒトの感情、とりわけストレスと報酬に関する感情の神経生物学的メカニズムを解き明かそうとして研究を始めた。彼はすぐに、二つの研究分野――薬物使用と、自然なヒトの感情――が、密接に関連していることに気づいた。

コーブによれば、薬物に依存性があるのは、薬物が早くから「報酬系の激しい解放、あるいは激しい活性化」により、人々を素敵な気持ちにさせてしまうからなのだという。

細かい所は薬物の種類によって異なるが、アルコールも、ヘロインも、コカインも、オキシコドン［アヘンの成分から作られる鎮痛剤］も、メッスも、基本的には皆、同じように脳に働く。これらは中脳辺縁系の報酬系にあるドーパミン産生神経細胞を刺激して、神経化学物質を大量に放出させる。コカインのような刺激物質はこれを直接、素早く行い、アルコールはどちらかと言えば間接的に、よりゆっくりと行う。そのルートはともあれ、側坐核は報酬の中央交換局として働き、出力された信号を、その特徴づけ――フェイスブックで「いいね！」をつけるのとだいたい同じようなこと――を行う扁桃体へ送り、信号は続いて、腹側淡蒼球（ラリーとその仲間たちが、一夫一婦制のハタネズミはここにヴァソプレッシン受容体をたくさんもっていることを発見した）に送られる。扁桃体はまた、別の脳構造にも情報を送る。例えば、ディック・スワーブが性的指向の違いによる差を見つけた、分界条床核などだ。

依存性薬物を与えられた上で刺激を受けた動物たちは、すぐに刺激とその快感を結びつけることを学習する。彼らはほんの数回、薬物を与えられると、その後は、たとえ周りのどこにも薬物がなくても、その刺激を予期しただけで、大量のドーパミンを放出するようになる。セックスと壁のライトを関連付けるようになったあのラットたちにとって、ライト自体が快いものとなったように。この学習は、ヒトでも作用する。脳活動の可視化研究からは、薬物依存者の脳は、コカインの吸引パイプのような手がかりに対して、本物のコカインを手にした時と、非常によく似た反応を示すことがわかっている。神経回路がドラッグに関する手がかりを感じ取ると、運動神経とのつながりによって、ゴールに向かう意欲が引き起こされる――ドラッグを買い求めて、鼻からすっと一服吸って、テキーラを一杯ぐっとやる。異性愛者の十四歳の少年は、郵便受けに『スポーツ・イラストレイテッド』誌の水着特集号が届いた時に、あるいは、日本のコスプレポルノ画像サイトへのリンクをクリックしている時に、まったく同じ過程を経験している。

一般的に、こうした動機付けは、良い感情と関連している。薬物使用者は、次にドラッグを使う場面を思い、快い期待に満たされる。その計画を立てて――パイプを準備したり、カミソリを使って、特別な鏡の上でコカインを刻んだり、ハイになれる特別な場所に出かけたりといった、ドラッグ関連の儀式をする計画かもしれない――それが叶うと、彼らはさらにもっとドラッグが楽しくなる。もし、例えば、コカインに出会うと思っていなかったところで、突然コカインの粉に出会ったら、彼らは喜んでそれを吸うだろうが、長時間そのために待ち望んだ場合に比べると、強烈な体験にはならない。ひと度その時が来ると、報酬系は、ドラッグを使い始める前から興奮し始める。そして、ドラッグを取り込むと、脳は快感に満たされる。そして、彼らは鎮静作用をもつオピオイドの奔流を感じるのだ。

前戯がセックスの喜びを高めるのも、同じしくみによる。薬物使用者が、ドラッグの使用を予感し、その前の儀式をすることによって、よりドラッグを好きになるように、セックスを成就する前に相手をじらすことで、報酬系はより敏感になる。
次第に、私たちの前頭前皮質は、私たちが快感と結びつけた手がかりが現れると、その働きを抑えこまれるようになってしまう。そして、欲望の渇きを癒すことに集中するため、他のすべてのことを、代わりにいとも容易に無視できるようになる。私たちは意欲があまりに高まり、衝動的になってしまうかもしれない。もし、あなたが薬物を使うようになってしまえば、ランチミーティングを失礼して、コカインの粉をひと吸いしに行くかもしれない。もし、快感にかかわる手がかりが性的なものであれば、あなたは二〇〇三年型フォード・フォーカスのボンネットの上で、わいせつ行為の現行犯になってしまうかもしれない。

こうした目もくらむ感覚は楽しくもある。しかし「残念ですが」とコーブは言う。「そのサイクルは続かないものなのです」。

最終的に、薬物使用者は、コール・ポーターの懐かしの歌〔I Get a Kick Out of You（邦題「君にこそ心ときめく」）〕のようになってしまう。彼らは「コカインから刺激を」得られなくなるか、少なくとも、同じ量では同じ刺激が得られなくなる。そして「ただのアルコール」では、彼らにまったくスリルを与えられなくなる。だから彼らは、かつては少量でも得られた快感のために、より多く、もっと多くの薬物を使わなければならないのだ。

あなたはおそらく、薬物依存のこうした側面について、聞くか、読むか、あるいは実際に目撃するかしたことがあるだろう――薬物耐性と、使用量の増加。こうした話は、何十組ものロック・バンドの解散スキャンダルの、お決まりの大円団となってきた。そして、依存症と禁断症状の身体的徴候についての描写は、古代からあちこちでなされてきた。

「しかし、話はそれで終わりではないのです」とコーブは続ける。「そこで終わる人がほとんどではあるのですが」。次に続く話は、長期にわたる一対一の関係についての、私たちの議論に最もかかわるところだ。ロック歌手や有名人、そしてフレッド・マーリーが、ダメージを味わっても、薬物をやめられない、あるいはやめようとしない理由である。

ヘビーローテーション

マーリーが生まれ育ったインディアナ州ゲアリーは、アメリカ最大の鉄鋼会社、USスチール社の影響下にある町だった。ゲアリーは、その最盛期においても厳しい状況の町だったかもしれない。マーリーの父は溶接工だった。マーリーの母はUSスチールの食堂部で働いていた。二人とも大酒飲みだった。マーリーは、自分が最初に酔っ払った時のことを覚えている。彼は当時六歳で、階段から転げ落ちてしまった。彼がまだ小さな子供だった頃に、父親は家を出てしまい、母親の飲酒はますますひどくなった。彼は祖母のところへ引っ越したが、ほとんどの時間をゲアリーの路上で過ごした。彼は、ハイスクールの三年生〔日本の高校二年生程度〕になるまでに、自分がアルコール依存症になっていたと考えている。「飲まなきゃならなかったんだ」と彼は振り返る。「飲まずにやれる、やめたい時にいつでもやめられるって、自分に言い聞かせてたんだよ。だけど、ありゃ嘘だった」。

ハイスクールの三年目は、彼にとって最初の逮捕の年でもあった。マーリーの弟が金の入った財布を見つけ、それを年上で大柄の少年二人が奪いとった。マーリーはそれを取り返すことに決めた。彼は護身用にもっていた小口径のピストルをポケットに入れ、その少年たちを見つけ、財布を返さなければ撃つ、と言って脅した。彼らは財布を返したが、しかし、マーリーの話では、彼らはそれから警察に行って、マーリーがこの時、そして別の機会にも、強盗を働いたと訴えたのだという。彼は少年院に、最低一年、最高で五年収容されることになった。そこにいた年上の囚人は、パン切れを通して靴墨を濾しとり、アルコールを得るための方法を教えてくれた。インディアナ州のラクーン湖州立公園でゴミ拾いの作業をしている時には、時々、飲みかけのビールの缶やワインの瓶を見つけ、その残りを飲むことがあった。

たった二か月後、判事は彼を早々に少年院から出した。彼はチャンスをもらったのであり、マーリー自身もそれをわかっていたが、彼が少年院を出て最初にしたことは、酒を買いに行くことだった。「飲むことが一番大事だったのさ」とマーリーは思い起こす。「クラウン・ローヤル、なあ、あれが一番のお気に入りさ。でも、買えない時には、ビールを飲んだよ」。

しかし、その酒は彼の行動の邪魔にはならないようだった。彼が思うに、それは主に、すでにアルコールへの耐性を身につけていたからだ。彼はハイスクールを卒業し、鉄道会社で働き、現場監督になり、結婚し、女の子の父親になった。彼は長い間、音楽に興味をもっていた。ゲアリーの町には、五〇年代に「グッドナイト・スウィートハート・グッドナイト」という大ヒットを飛ばした、スパニエルズや、ジャクソン5といった、R&Bのグループを育む伝統があった。マーリーもまた、ジャクソンズの練習セッションをよく覗きに行き、自分でも少々歌うようになり、歌詞を書くようになった。彼は自分自身、「ザ・グループ」という名前のR&Bバンドの結成に携わった。有名ミュージシャンがこの地域に来た時には、ゲアリーやシカゴ地域の他のバンドと、前座の枠を争った。ザ・グループは、グラディス・ナイト、レイ・チャールズ、アース・ウィンド&ファイアーの前座を務めている。ツアーやレコーディング契約の話も出ていた。

　マーリーが二十七歳だったある晩、ある有名な国民的グループのリード・シンガーと、数名のレコード業界関係者が、ザ・グループをスカウトするために、その公演にやってきた。

「俺のマネージャーと、大物が何人か、コカインをやりながらその部屋にいたのさ」。マーリーはそう話す。

「あんなにでっかい、あんなにぶっといライン〔鼻から吸うために、細く線状に並べたコカインの粉〕、それまで見たことなかったね」

　この薬物の会について口止めするため、一人の男が、マーリーにもコカインを吸うよう強いてきた。

「俺はそれから、ステージに上がったのさ。自分が一番イカしてて、最高っていう感じ、みたいな――俺はザ・グループの中で最悪のシンガーだったよ――でもステージじゃ、俺はそのステージにいた誰よりもすごかった！　なんか特別なものが降りてきた感じだな。オーディエンスはどんどん盛り上がってた。自分がマネージャーに言ったのを覚えてるよ、『なあ、こいつでいい具合になったよ。もっとやらなきゃな』って」

　マーリーと他のメンバーたちはコカインを使い始め、その頻度はどんどん増えていった。

「あのエネルギー感とか、興奮をくれてたような感じだったよ。それに、これこそ人付き合いの潤滑油さ！　なあ、ありゃもう、自我に直接アドレナリンをぶち込んでるみたいなもんさ。一度もなんにも話しかけたことがない女(ひと)たちにもさ、俺はぱっと話しかけてるよ」

　彼はコカインを吸うのを待ち望んだ。買えない時には、酒を飲んだ――アルコールは、彼にとっていつも頼りになる相手だった――しかし、コカインはもっとずっと快かった。

まさにコーブが予言する通り、マーリーは非常に衝動的になった。ある日、彼は鉄道会社での仕事をやめることにした。

「俺は人事部に行って、それで、リロイっていう奴、俺はこいつを絶対忘れないね。あいつ、『フレッド、頼みを聞いてくれ。トイレに行って、自分の顔を見てくるんだ』って言ったのさ。俺はトイレに行って、見たよ。自分の左右の小鼻が、粉で真っ白になってたのをな。俺は顔を洗って、元んとこに戻って、そしたらリロイはこう言ったよ。『一体全体、お前はどうしちまったんだ？ 何をやってるんだ？』ってさ。だから俺は、『今から仕事をやめようとしてて、退職金がほしいんだよ』って言ったよ。あいつは、『フレッド、やめろ。それには手を出すな』とさ。俺は、『リロイ、俺はそれを全部ほしいんだ』。そしたらあいつは、『もし退職金に手をつけたら、六か月でなくなるぞ』だと。それで、あいつは俺を説得してさ。その結果、俺はまだいくらか退職金をもってんのさ」

リロイはその時、マーリーの前頭前皮質がやっておくはずだったが、しかしできなかった仕事——マーリーの脳は、慢性的にドーパミンでいっぱいだったからだ——をやっていた。

第3章で説明したように、ずっと軽い度合いながらも重要な形で、私たちの誰にでも似たようなことは起こる。

例えば、二〇一〇年、イギリスで経済学と心理学の学際研究チームが行った、L―ドーパという薬剤（パーキンソン病患者が、ドーパミンの合成量低下を補うためによく用いる）の投与を受けた人々を対象とした研究を見てみよう。この実験では、「異時点間選択」を求める課題が使われている。一九六〇年代後半にウォルター・ミシェル〔アメリカの心理学者〕が、子供の自制心を研究するために用いて有名になったものだ。この種の実験では通常、被験者に二つの選択肢から一つを選ばせる。二つの選択肢には時間差がつけられており、例えば、子供にキャンディを一つ見せて、今この一つを食べても良いし、十五分待って、後で三つをもらうこともできる、と伝えたりする。

イギリスのL―ドーパ実験では、金銭を使った。被験者は、今すぐ少額の金を受け取ることもできるし、何週間も後になって、それよりもかなり多額の金をもらうこともできる。経済的に最も合理的な選択は、ごほうびを遅らせて、より大きな支払いを受けることだ――リロイがマーリーに勧めた選択だ。しかし、L―ドーパの投与を受けると、被験者たちは、その人々自身が偽薬を投与された時に比べ、ずっと頻繁に、安くて早いほうの選択肢を選ぶようになった。ドーパミンを投与されると、彼らは将来もらえる報酬の価値を低く見積もり、結果として、冷静に判断した時に比べ、すぐにもらえる報酬に対して、相対的に惹き付けられやすくなった。

ベルギーの研究チームも、三百五十八人の若い男性を対象に、異時点間選択テストを使って調査を行ったが、この時はL―ドーパを使う必要はなかった。彼らはただ、ビキニや下着姿のかわいい女性の写真、ドラマ「ベイウォッチ〔美男美女揃いの海難救助隊が活躍する〕」のように、ビキニを着た女性たちが「丘、草原、そしてビーチ」を駆けまわる映像、女性のブラジャー、そして、特に刺激のない素敵な景色を、被験者の男性たちに見せただけだ。被験者たちは、報酬の支払い額を交渉するように言われる。十五ユーロを今もらうか、後からもっと高額をもらうか。集団として見ると、セクシーな女性の様子を見せられた男性たちは、風景を見せられた男性たちより、少額の支払いをすぐもらうようにする傾向があった。

フレッド・マーリーはよく、彼は自分を制御できていて、完全に理性的な選択をしていると思っていた。酒屋に忍びこみ、クラウン・ローヤルの瓶を手にとり、キャップをねじ開け、中身をがぶがぶと二、三口飲み、瓶を元の棚に戻した時も、それは道理にかなっていた。

「盗みじゃなかった」と彼は言う。「だって、俺は瓶を持ち出さなかったからな」。車上荒らしをした時にも、筋は通っていた。

しかし、時を経るにつれ、衝動的な興奮は薄れ、偏執性へと変わっていった。コカインの使用が増え、彼は売買にも手を出すようになった。彼は自分の家庭生活、仕事上での生活と、ドラッグ生活を別にしておこうとし続けたが、彼はだんだん、視野が薬物に向けて狭まっていくような、望遠鏡を反対から覗きこむような感覚になり始めた——どうやって薬物を手に入れるか、どうやって売るか、使うか。クラックを煙で吸うようになると、マーリーは自分のパイプを「シャーロック」と呼ぶようになった。シャーロック・ホームズのセルロイド製パイプに似た形をしていたからだ。彼はシャーロックを、こんなふうに扱っていた。

「俺の一番の親友さ。使った後は毎回、この柔らかいタオルで包んで、特別な引き出しに入れてた。俺の大事なもんだったんだ」

フレッド・マーリーは今や、薬物と恋に落ちていた。

「もし、誰かとつるむのはやめろってあいつに言われたら、俺はそうしたね」。彼は話の中で、薬物を人のように扱っていた。

「もし、あいつが『その店に入って、あのビデオの録画デッキを手にとって、外に出ろ』って言ったら、俺はそうしたね。『今すぐ勤め先に電話しろ！　あいつらに、お前はもう来ないと言え！　今すぐだ！』

って言われりゃ、『了解』さ」

コーブの説明によると、問題なのは依存者の脳の変化だ。

「脳は使っている薬物に慣れるのです。報酬系は弱められてしまうのです」

慢性的な薬物乱用は、中脳辺縁系のドーパミン系を再編成し、特に、側坐核でのドーパミンの働きを変えてしまう。この変化はスイッチのようなもので、薬物への欲求を「好き」から「必要だ」に変える。まず、ドーパミンの作用は、依存者の心地良い欲求に弾みをつけるような刺激を与える。これが、薬物にまつわる手がかりと快感のポジティヴな結びつき――それが薬物を使いたいという熱意を高める――を脳に刻みつける。しかしその後、依存者はコーブが呼ぶところの「ネガティヴな動因」にさらされる。強い期待や、ひと時の歓喜や、衝動の代わりに、こうなった時の力は不安、不調、そして強迫感で満ちている。依存者は行動することを強いられているように感じる。もしそうしなければ、何か悪いことが起きるような気がするからだ。

「彼らが心配するのは、薬物なしでは、ひどい気分になってしまうことです」とコーブは言う。「これが薬物の暗い側面、『ネガティヴな動因』です。このプロセスは、知らぬ間に進行していきます」。

何しろこの強迫感は、単に前頭前皮質の声を抑えるだけではなく、前頭前皮質そのものを、ほとんど無力化してしまう。コーブは、理性をなくした人生がどうなるか、想像してみるようにと言う。

「あなたは常に、後からやってくる報酬ではなく、即座に得られる報酬を追い求めるようになるでしょう。そして、不快さを何とか克服するのではなく、目の前の問題を和らげてくれるものを探し続けるのです」

これが、依存者の生きかただ。この人生は、高みに向かって喜びを得るものではない。苦しみを避けようと試みる人生なのだ。

マーリーはまさに「奴隷になっちまってたみたいだった。ああ、俺は奴隷だったさ」と言う。他の、自然な報酬の源は、今や何の印象も与えない。依存者は、家族や、仕事や、食事に対してさえも、関心を失う。マーリーはセックスをするのをやめた。

「勃たないモノからは、出ないさ」と彼は振り返る。マーリーいわく、薬物は彼を無関心にしただけではなく、性的不能にもしてしまった。

「クスリ狂いのその日暮らしよ、なあ。一旦クラックをふかし始めりゃ、そりゃもう、『クリスマスなんてやめちまえ、ベイビー!』ってな具合さ」

「ネガティヴな動因」の最大の武器は、コルチコトロピン放出因子（CRF：corticotropin-releasing factor）と呼ばれる脳内ホルモンだ。コルチコトロピン放出因子は、体内のHPA（視床下部／脳下垂体／副腎）軸に作用する。

「扁桃体とコルチコトロピン放出因子システムの機能が、亢進するのです」とコーブが説明する。「それはつまりは『闘争か逃走か』の反応です。薬物依存と合わせてのダブルパンチということになりますね。報酬を失い、しかし、脳のストレス反応システムを活性化させてしまうのですから」。

クマに木の上まで追い詰められたと想像してみるようにと、コーブは言う。

あなたには駆け寄ってくるクマが見えた。コルチコトロピン放出因子が、神経にある受容体に殺到し、その結果、HPA軸が活性化される。すると突然、あなたはエネルギーが満ちあふれるのを感じる。そのエネルギーが、生き延びるために駆け出し、木によじ登ることのできる力をくれる。ひと度、木の上に着き、クマがそこに登ってこられないことがわかると、腹側被蓋野からオピオイドが放出される。おかげで、あなたは落ち着き、この境遇からどうやって抜け出すかを考えられるようになる。運良く、クマがそこを去ると、あなたは木から地面に降り、宿でワイン片手に話をするために、頭の中で予習を始めるのだ。

しかし、もしオピオイドを作り出す腹側被蓋野が働き始めなければ、あなたはクマが去った後も、恐ろしさで地面に降りられなくなり、木の上に長くとどまり続けるだろう。これが、依存者に起きていることだ。依存者は、先ほどの自然なフィードバックを損ねてしまう。すると、コルチコトロピン放出因子とHPA軸が、あまりのパニックと哀れなほどのストレスを止めるため、何か行動を起こすよう、ひたすらせっつき続ける。自然に得られる脳内報酬は、ストレスの緩和にはもはや効果をもたない。そこで効き目がある唯一の行動は、もっと薬物をとることだけだ。あなたはクマに追いかけられ、木に向かって全速力で走っている時に、ふと立ち止まって、後で注文するワインを赤と白のどちらにするか考え始めたりはしないだろう。それと同じように、薬物依存者にとっても、このストレスの下では、他のすべての関心事——愛する人々、仕事、趣味、それに犯罪やリスクへの反感までも——は、霞んで消えてしまう。

マーリーは薬物の罠に落ちてしまった。自己嫌悪でいっぱいになるのを止めることができず、彼は自殺を——二度——試みた。一九九四年、とうとう薬物売買で再び法に触れた後、彼はシャーロックを特別な置き場所から取り出し、地面に叩きつけた。

「最高の親友をなくしたような気分だった」とマーリーは言う。「俺は奴の死を悼んだよ」。

彼は身の回りのわずかなものをまとめて、家族が住むカリフォルニア州のオーシャンサイドに移り、キャロウェイゴルフ社でゴルフ・クラブを作る仕事を手にした。これですっきりと決別できたように思えたが、その後、同僚たちが薬物取引の話をしているのを耳にしたことで、彼のコカインへの渇望は再発してしまった。

どんな手がかりも、コルチコトロピン放出因子システムを誤作動させる力をもつ。たとえ、依存者が身体的な禁断症状から回復し、それから長い期間が経った後でもだ。長年タバコを吸い続けた愛煙家たちの多くも、この現象を体験している。パーティーに行ったり、オフィスビルの入り口を通りがかったりと、人々が集まって煙をふかす場所に出くわした時に、タバコへの思いが息を吹き返す。コーブいわく、これこそ多くの依存者が症状を再発させてしまう理由だ。蘇ったストレス反応が、彼らを薬物使用へと駆り立てる。自分がもはやその薬物が好きではないこと、その薬物が自分を痛めつけたこと、そして多くの場合に、自分のとても大切なものを失わせていることを自覚しているにもかかわらずだ。

数か月のうちに、マーリーはコカインの粉を吸い、クラックをふかし、そして今度は覚醒剤も使い始めた。

「俺は、部屋をなくしたよ。妹ともまったく話をしなくなった。俺はアパートの空き部屋にある、クローゼットの中で寝る羽目になった。俺には仕事があったのにさ。そりゃ、俺の病気が、俺にこう言ってたからだ。もし俺が、寝座(ねぐら)のためにちょっとでも金を使ったら、俺に罰を与えるってな。だから、俺の金は全部――俺の金は全部――自分の部屋を追い出された後は――一銭残らず――ドラッグに消えちまったよ。俺は十分ドラッグを買って、それでそのクローゼットの中に座って、一日ずっとハイになって、それから夜に働いたのさ。眠ったかどうかも覚えてないぐらいだ」

コーブを始めとする科学者たちは、薬物依存について多くの知見を得てきている。その一因には、彼らがあらゆる種類の動物たちを、薬物依存者に変えてこられたことがある。アルコールからメタンフェタミンまでの薬物が、ラット、マウス、そしてサルに対し、受容体のレベルに至るまで、ヒトとかなり似たような形で作用する。依存の流れもまた然りだ。例えば、コカイン漬けになったラットは、ずっとコカインを探し求め、そして、もし大量のコカインと共に一匹で残されれば、それを使い続けて死んでしまう。押すことでコカインを得られるレバーに、そのラットは大きな意味を与える。たとえ、もはやそのレバーでコカインが出てこなくなっても。レバーそのものが脳内報酬を引き起こすようになったおかげで、彼はレバー・フェチになってしまった。もし薬物を取り上げられてしまうと、彼は禁断症状を起こし、そして後に、身体症状がなくなってからは、薬物にかかわる手がかりに反応して、コカインを探すよう、追い立てられるような気持ちになる。コルチコトロピン放出因子システムがＨＰＡ軸を活性化し、彼はストレスいっぱいのラットになってしまうからだ。

近年になって、依存症の研究にはプレーリーハタネズミも有用であることが示されている。パートナーと絆を形成する彼らの能力のおかげで、薬物がどのようにして社会的関係に影響を及ぼすかをモデル化することができ、また、研究の過程で、つがいの絆の本質をさらに解き明かすことにもつながりうるだろう。

二〇一〇年と二〇一一年に、フロリダ州のツオシン・ワンの研究室では、薬物と、ハタネズミ版の愛が互いにどう交叉するのかを探る、一連の実験が行われた。
まず、彼らが、交尾をしたことのない童貞オスにアンフェタミンを投与すると、このオスたちは薬物を投与された場所への選好性をもつようになった。他のげっ歯類やヒトでも、同様のことが示されている。

ここで、交尾をしたことのないプレーリーハタネズミは、交尾後のパートナーにも選好性をもつことを思い出してほしい。こうした性質にも関わらず、ワンの研究チームが童貞オスにアンフェタミンを投与してから、メスと交尾させると、薬物を投与されたオスたちはパートナーへの選好性をもたなかった。薬物なしのオスは、ほとんどが選好性を示したのにもかかわらずだ。

一方、パートナーの絆ができた後のオスにアンフェタミンを与えると、彼らは薬物への大きな関心を示すことはまるでなかった。薬物を投与された場所への選好性をもつようにはならなかったのだ。まるで、プレーリーハタネズミが絆を結ぶ機会は一回しかなく、一度、何か——薬物、あるいは別のハタネズミ——と絆を作り上げると、その後はどんな代物であっても、その絆に入り込む余地がないかのようだ。

これが、まさに起きていることの説明だ。ヒトや動物での研究は、薬物依存が、側坐核を急速冷凍のような状態にしてしまい、神経の可塑性を弱めてしまうことを示している。脳内報酬系は、素敵なものかもしれない新たな刺激——例えば、初めて食べたトリュフ菓子の味や、生まれたばかりの自分の赤ん坊や、新しい恋人——に反応する能力を、大幅に失ってしまう。ワンの研究室での実験では、絆を作ることで、薬物を使う楽しみはほとんどが失われ、薬物を使うことで、絆を作る楽しみはほとんどが失われた。

ワンの研究室に所属する学生の一人、ブランドン・アラゴナは、この現象の鍵を解いた。オスのハタネズミを使って、彼はハタネズミの脳内報酬系が、薬物依存者に見られるのと同様の転換を作り出していることを発見した。このシステムは、交尾をしたことのないオスに、交尾、続いて絆の形成というものを、魅力的に思わせることができるはずである。そうなる動機をオスに与えているはずだ。もしそうでなければ、彼らはもはやプレーリーハタネズミではなくなってしまうだろう。プレーリーハタネズミは、交尾の翌日にはもうお互いにパートナーへの選好性を形成しているが、その絆はまだ堅くは結ばれていない。別の言いかたをすれば、このシステムはまだ初期設定状態のまま、刺激を受け入れているということだ。例えば、オスはまだ、偶然ふらりとやって来た見知らぬメスをもてなそうとしてしまう。もし、システムがこのままの状態にとどまっていると、一対一の絆は生まれようがない。プレーリーハタネズミたちは、別のパートナーと交尾し、新しい絆を結ぶことに対しても、同じく関心をもってしまうだろう。親戚のアメリカハタネズミたちと同じような行動だ。どうにかして、このシステムは新しいパートナーとの交尾や絆形成から離れて、もう形成済みの絆を維持するほうに向かわなければいけない。

秘密は、時間にある。二十四時間では短過ぎるのだ。しかし数日のうちには、オスのプレーリーハタネズミは相手との絆を固め、別のメスが入り込んでくると、容赦なく攻撃するようになる。アラゴナが行った実験では、脳内報酬系そのものが、絆形成に伴って変化を受けることが示された。プレーリーハタネズミの側坐核は再編成され、柔軟な変化をしにくくなる。薬物依存者に起きている現象として、コーブが説明してくれたのとちょうど同じことだ。その影響で、ドーパミン系はまず、未来のセックス・パートナーを素敵に見せてくれるようになり、後にはハタネズミの視野を狭めて、そのパートナーと一緒にいたがるようにさせていく。ただ、実験では、つがいを形成したプレーリーハタネズミのうち若干、二十八パーセントの個体には、一夫一婦制に必要な脳内の再編成が起こらなかった。そして興味深いことに、野生では、すでに絆を結んだプレーリーハタネズミのうち、約二十パーセントが、実際に新しいパートナーと別の絆を結んでしまうのである。

側坐核でのこの転換は、ヒトの恋愛関係によくある、別の問題にも対応している。倦怠期だ。プレーリーハタネズミは、お互いに興味をなくして、どこかに行ってしまうことがある。しかしそれでも、つがいのどちらの個体も、食べ物を探しに巣を出る度、繰り返し戻ってくる。ヒト、トリ、そして、『オズの魔法使い』の主人公、ドロシーのように、彼らは家に帰らなければと感じている。何が彼らを呼び戻すのだろう？

ラリーは長年、パートナーと離別したり、パートナーを亡くしたりといった喪失体験は、薬物切れの依存者と同じようなものであり、また、喪失に伴うネガティヴな感覚が、個人が絆を維持しようとする動機付けになると考えてきた。普段は母性行動の研究を専門とする、オリヴァー・ボッシュという名のドイツ人科学者が、その考えをハタネズミで確かめる実験をするために、ラリーの研究室にやって来た。実験を終えるまでの間に、彼とラリーは、一夫一婦制の重要なしくみを解き明かしていた。

ボッシュは通常、ラットやマウスを自分の研究に使っているものの、ハタネズミのパートナーの絆に興味をかき立てられていた。

「ドイツにある私たちの研究室では、母親と子供を引き離すことで起こる、いくつかの結果を見ていました」と彼は振り返る。

「そして、ハタネズミにはこの違ったタイプの、大人の絆があります。それで私たちは、その絆を妨げたら何が起こるかを見たいと思ったんです」

茶色のショートヘアに、楕円形のレンズの眼鏡をかけた社交的な男、ボッシュは、彼の出身地、バイエルン州のミュンヘンから一時間ほど離れた所にある、レーゲンスブルク大学に勤務している。一九六〇年代に、その時代に広まっていたテクノ・オプティミズム的デザイン感覚で作られた近代的なキャンパスは、隣り合う古い街並みには不釣り合いに見え、また、ボッシュ自身の感性とも少しずれているように見える。げっ歯類の行動をヒトのそれに当てはめることに対し、彼は典型的な科学的慎重さをもって話をするが、彼がラットを研究している理由は、ラットそのものを心配しているためではない。彼はヒトのことを、特に、現代社会が私たち皆に与える影響を心配しているのだ。彼は社会的つながり、特に親子間の交流が、幸福の鍵だと信じている。

ボッシュと出会った人々は、実家の母親の所へ駆け戻りたい気持ちにさせられる。

「最近、学会に出た時に、オーストラリアから来ていた人に出会ったんですよ」と、ボッシュはいつもの調子で話を始める。

「その日は彼の誕生日だったんですが、彼は家から遠く離れたところにいました。彼は私に、自分の奥さんと、とっても小さな息子さんから、誕生日ケーキを送ってもらったんだと教えてくれました。でも、彼はハグしてもらうことができなかった！　家族に触れられなかった、これが彼の悲しかった理由です。抱きしめるというのは、すごく大事なことなんですよ！」

ボッシュが言うには、ドイツの良いところは、鉄道でも、ポルシェでも、スキーでもないそうだ。それは、多くの人々が今もわりあい家族の近くに住んでおり、したがって「ドイツでは今でも、ハグをしてもらうことが可能」である点なのだという。

げっ歯類にとっての「ハグ」とは何か、また、絆を結んだパートナーからハグをしてもらえないと何が起きるかを調べるため、ボッシュはプレーリーハタネズミの童貞オスを、ルームメイトのいるアパートに入れた。ルームメイトは、長く会っていないオスの兄弟か、初めて出会う処女メスだ。オスとメスとはそうするのが常であるように、男女のルームメイトは交尾し、絆を作った。五日後、ボッシュは兄弟ペアの半分と、雌雄ペアの半分を引き離し、彼らに不本意な形の別れを作り出した。そして、ボッシュは彼らにいくつかの行動テストをした。

最初のテストは、強制水泳テストというものだ。ボッシュはこのテストを、古いバイエルンのことわざになぞらえている。そのことわざには、ミルクの入ったバケツに落ちた、二匹のネズミが出てくる。一匹は何もせずにおぼれてしまう。もう一匹はとても激しく泳ごうとしたために、ミルクはかき混ぜられてバターになり、おかげでそのネズミは助かる。通常、げっ歯類が水に落ちると、脚をばたつかせる。彼らはそうしないとおぼれてしまうと思い、狂ったように泳ぐ（実は、彼らの体は水に浮かぶのだが、どうやら、体を浮かせてやり過ごしたネズミのうち、群れへと戻ってそのことを報告したものは誰ひとりいないようだ）。

兄弟と離れたハタネズミは、取り憑かれたように水をかく。兄弟の所に残ったハタネズミも、パートナーのところに残ったハタネズミもそうだ。しかし、「離婚」をさせられたハタネズミだけは、おぼれるか否かなど構わないかのように、無気力に水に浮かんだのだ。

「素晴らしい結果でした」とボッシュは振り返る。

「何分もの間、彼らはただ水に浮かんでいたんです。映像を見れば、そのハタネズミがどのグループにいたかを知らなくても、パートナーと離れてしまったのか、それともまだ一緒にいるのか、簡単にわかりますよ」

だらりと波間に揺れる彼らの映像を見ると、「あいつがいなけりゃ、日も照らない〔ビル・ウィザースによる一九七一年の歌「Ain't No Sunshine」の歌詞〕」を、ちっちゃな声でうなっている姿が、容易に私たちの目に浮かんでしまう。

ボッシュは続いて、ハタネズミを尾懸垂テストにかけた。このテストでは、非常に洗練された技術で粘着テープを使い、ネズミの尾の先端を棒に張り付け、その尾で体を吊り下げる。こうして吊るされたネズミは通常、水泳テストと同じように四肢をばたつかせ、崖から飛び出してしまったアニメのキャラクターのように、脚をぐるぐると前に回す。しかし、ここでもまた、他のオスたちがまさにこうした行動をとっていたにもかかわらず、「離婚」させられたオスたちは、濡れた洗濯物のように、だらりとそこにぶら下がっていた。

最後の行動テストで、ボッシュはハタネズミたちを高架式十字迷路に入れた。これは、不安のテストとして紹介したのと同じようなものだ〔床よりもかなり高い所に設置した、十字型の通路の交差点に実験動物を置く。四方向に伸びる道のうち、向かい合ったある二本には壁がなく、残りの二本には壁がある〕。こうした迷路に置かれると、動物がもつ、探索したいという欲求と、開けた空間への恐怖が葛藤を起こす。他のハタネズミに比べ、「離婚」させられたオスたちは、壁のない通路を探検しない傾向が有意に強かった。

実験動物の抑うつ状態を評価するために広く使われているこれらのテストは、どれも、絆を作ったオスのハタネズミをパートナーから引き離すと、非常にふさぎこんだハタネズミになるということを示している。このしょんぼりしたハタネズミは、パートナー喪失による過度な不安に対処するため、受動的ストレス対処と呼ばれる方法をとる。

「離別が起こると、それが彼らをとても辛い気持ちにさせるのです」と、ボッシュは説明する。「私たちは、こうした抑うつ的な行動の増加を認め、その行動から、彼らの気分がすぐれないことに気づきました」

ボッシュは、ハタネズミの「具合が悪い」という意味でそう言っているわけではない。離婚させられたハタネズミたちが、感情的に不幸だと言っているのである。

「私の妻が、ポスドクをするために一年間アメリカに行った時と似てますよ。少なくともあと半年、彼女に会えないんだとわかりました。それで、私は家に一人ぼっちで座って、ソファーに横になって、何をする気にもならず、いつも通り外に出て友達に会いたいとも感じませんでした」

コーブらは薬物を使い、これとまさに同一の行動を、別の実験動物に作り出した。ラットやマウスが薬物を奪われると、彼らは高架式迷路で、同じような無抵抗の反応を示す。彼らは社会的に引きこもる。しょんぼりと落ち込む。コーブは『リービング・ラスベガス』〔一九九五年のアメリカ映画〕や『トレインスポッティング』〔一九九六年のイギリス映画〕』の登場人物〔いずれもアルコールや薬物への依存に陥っている〕を例に挙げて、ヒトの薬物依存者も同じことをすると指摘する。

離別を経験したハタネズミに見られる、この無抵抗な抑うつ状態を作り出す生理状態を解明するために、ボッシュは彼らのもつ化学物質を調べた。パートナーから引き離されたオスたちは、ストレス物質であるコルチコステロンの血中濃度が、他のどのグループ（そこには、兄弟から引き離されたオスも含まれる）よりもずっと高かった。彼らのＨＰＡ軸は激しく働き、副腎は質量を増した。ボッシュは、

ＨＰＡ軸の過度な活動と、無気力な行動の両方におけるコルチコトロピン放出因子の役割を、ハタネズミの脳内で放出因子の受容体を阻害することで突き止めた。離別を経験したハタネズミは、受容体をふさぐと、もはや棒切れからだらりとぶら下がることはしなくなった。水に浮かぶ時間も短くなった。彼らはそれでも、パートナーのことは覚えていて、相手との絆を保っていた。単に、パートナーがどこかに行った時、そのことを心配しなくなっただけなのだ。

しかし、おかしなことがある。メスのパートナーとずっと一緒にいたオスと、無理やり引き離されてしまったオスは、どちらも、兄弟と一緒にいたオス、あるいは兄弟と引き離されたオスに比べて、分界条床核〔ジェンダーによって、大きさに違いのある脳領域の一つ。第1章の「男女の脳は作られる」を参照〕のコルチコトロピン放出因子量がとても多かった。言い換えれば、このストレス関連ホルモンの量は、パートナーと離れて落ち込んでいるハタネズミと、絆を保って幸せに暮らし、受動的ストレス対処の形跡をまったく示さないハタネズミの両方で、なぜか急増していたのだ。

「絆形成そのものが、たくさんのコルチコトロピン放出因子を生むんです」とボッシュは言う。

「ただ、だからと言って、ストレスにかかわる回路が発火しているというわけではありませんよ」

パートナーと暮らすことにかかわる、何らかの根本的な要素が、脳内により多くのストレスホルモンをもたらすのだが、この要素はまた、パートナー同士が一緒にいる限り、ストレス応答を起こすＨＰＡ軸の活性化を防いでいる。ボッシュは、絆についての面白い比喩を使ってこう話す。

「私は、それをライフルに喩えるんです。パートナーとの絆を作った途端、ライフルには弾が込められる。でも、別れが起きない限り、引き金は引かれません」

彼は、別離の最中にＨＰＡ軸を発火させる引き金の分子として、ヴァソプレッシンがその役割を果たすと考えている。しかし、オキシトシンとヴァソプレッシン、双方の正確な役割はまだわかっていない。

依存症になった薬物乱用者も、このライフルに弾を込める。薬物使用をやめない限り、その銃は火を噴かない。絆をもつハタネズミにとっては、「パートナーが巣を離れない限り、火を噴きません」と、ボッシュは言う。

「こうして事前に弾を込めることで、ストレス応答系は非常に速く作動することができます。別れが起きるが早いか、このしくみが動物をとても辛い気持ちにさせるのです」

この辛い気持ちが、ハタネズミを家に向かわせる。

「この気持ちを消したくなりますよね。彼らにできる唯一のことは、パートナーの下に戻ることなんです」

ひと度、家に戻れば、別れによってもたらされた不安を和らげるのに、オキシトシンが一役買ってくれるかもしれない。ライフルは火を噴くのをやめ、ストレス応答系は平常時の状態に戻る。

ヒトにとって、恋に落ちるのは頭に銃を突きつけるようなものだ。あなたは恋愛関係に誘いこまれ、その楽しみを満喫し、だがしかし、時が経てばその喜びは薄れ、強迫衝動がそれに取って代わる。

「そう、ある人が、初めは恋愛関係で素晴らしい感覚を覚えるという場面に、よく似ています。コルチコトロピン放出因子はおとなしくしていて、ドーパミンによる報酬系がその場を仕切っています」とボッシュは言う。「良い気持ちです。すべてが最高。すべてが素晴らしい。そしてしばらく経つと、自然のしくみが、パートナーとまだ一緒にいたいかと、あなたに確認するのです。パートナーの下を去るとすぐに、あなたはこのしくみによって嫌な気持ちになります。これが、起きていることの全体像というわけです」。

それはつまり、ハタネズミが巣に戻るのは、彼らが自分のパートナーと一緒にいたいという、前向きな意欲をもち続けている――「好き」の状態にある――からだというのか、それとも、別離による苦しみを止めたい――「必要だ」の状態にある――からだというのか。私たちはボッシュの考えを聞いてみた。

苦しみを止めたいから、と彼は答えた。

「私たちにも、この標準状態があるんですよ、その『標準』が何であるかはともかくとして。その嫌な気持ちが、あなたを家に戻らせるんです」

コーブもそれに同意している。彼によれば、コルチコトロピン放出因子システムは、喪失が起き、それに対して何かをしなければいけないと知らせるためにそこにあるという。彼は同様に、ラットから薬物を取り上げ、脳のコルチコトロピン放出因子量を同時に測定していくと、関連する報酬系の領域で、コルチコトロピン放出因子の濃度が急増することも観察している。酒を取り上げられたアルコール依存症のラットに、ボッシュがハタネズミに与えたのと同じ、コルチコトロピン放出因子受容体の阻害薬を与えると、アルコールに手を出せるようになってもひどい飲みかたはせず、以前のような受動的ストレス対処も示さなくなった。

子育て行動も同じパターンを辿る。これも、大人同士の愛が親子の絆に由来するという考えかたをさらに支持する話だ。これまでに述べたように、子育てには脳内報酬が伴う。もしそうでなければ、私たちはちょうど、セックスや恋愛をしなくなるのと同じように、子育てもしなくなるだろう。また、恋愛の場合と同様に、子育てもまた、薬物依存の場合と同じシグナル経路をいくつか共有している。例えば特に、扁桃体、腹側被蓋野、側坐核などだ。両親は自分たちの赤ん坊と「恋に落ちる」が、時が経つにつれ、大人同士の恋愛結婚がそうであるように、倦怠感（嫌悪感はさておき）のリスクが生じてくる。いくつもの眠れぬ夜、汚れたオムツの交換、赤ちゃん一般にあるぐずりを経て、当初の日々にあった至福の喜びは、骨の折れる退屈さに変わりうる。親が関心を失ってしまうことは、赤ん坊にとっては生死にかかわる問題である。そこで、自然は親たちに対し、子育てが好きかどうかにかかわらず、子供の世話をしなければならないような気にさせるしくみを組み込んだのだ。

もし、母親がショッピングモールで子供を見失ってしまったら、彼女のコルチコトロピン放出因子濃度は急上昇する。子供が見つかれば、オピオイドが彼女を落ち着かせてくれる。赤ん坊が苦しみに泣き叫べば、コルチコトロピン放出因子がＨＰＡ軸を活性化し、その子への注意を払わせる。それは、赤ん坊が生まれた頃と変わらず子育てが楽しいからというよりも、今や両親の中に、ストレスを止めようとする後ろ向きの意欲があるからだ。子供に授乳し、触れ合うことで、オキシトシンの放出がＨＰＡ軸のサーモスタットのスイッチを落とし、気分は平常時の落ち着きを取り戻す。

このしくみから、薬物依存になった母親が子供の世話をしなくなることが多い理由を、いくらか説明できるかもしれない。母親になったばかりで、コカインを常用している女性たちを対象にした研究では、彼女たちが子育てにあまりかかわらず、子供に反応しないことが示された。これは、自然に得られる脳内報酬への渇望感を薬物が鈍らせ、子育てへの意欲を減らしてしまったためかもしれない――薬物依存があらゆる人間関係から依存者を遠ざけてしまい、また、ハタネズミへのアンフェタミンの投与が、配偶者に対する選好性の形成を止めてしまうのとまさに同じように。薬物が、子供と絆を結ぶ生来の能力を阻害したのである。

ボッシュの結果は、オスでの実験で得られたものだ。おおよそはメスでの研究に合った結果だったが、いくつか重要な違いもあった。アンフェタミンを投与されたメスのハタネズミは、オスのような、いや、それ以上の行動をとっていたのだ。メスは薬物の報酬や、薬物を摂取した場所についての選好性が強くなりやすいようだった。ボッシュの実験では、オスの仲間と引き離されたオスたちは、その別れを悲しんでいなかった。しかし、他のメス——例えば、長く一緒に暮らしたケージの仲間や姉妹、つまり、互いを社会的に支え合ったメスであれば誰でも——と引き離されたメスは、そのことを嘆き悲しんだのだ。オスは、自分の感情という資産をすべて、メスのパートナーという一つの銀行に預けてしまう。メスは、自分の母親、姉妹、仲の良いメスの友達、あるいはオスのパートナーを失うと、それぞれ落ち込んだ様子を見せる。うつに苦しむ女性の割合が、男性のおよそ二倍にのぼることの背景を理解する上で、こうしたことも手がかりになるかもしれない。

ザ・グッド・ワイフ

「薬物依存と愛は、完全に関連しています」と、コーブは確信をもって主張する。確かにこの関係が、多くのばかげた行動を説明するのである。

愛の流れを考えてほしい。夢と、目標と、そこまでの道のりをそれぞれ抱いた、お互いを知らない二人が出会う。心惹かれ、結びつき、セックスをする。一瞬とも思える間に、彼らの考えかたは、薬物依存者の視野が狭くなるのと同様、人生の他の物事を——ほぼすべての領域において——どれも強迫的にとらえてしまうようになる。彼女のうなじのにおい、彼の胸毛の手触り、彼女の唇の柔らかさ、差し迫った様子で彼女の耳にいやらしい懇願をしてくる時の、彼の声色、彼の部屋にかけてあるロートレック

〔フランスの画家。キャバレー「ムーラン・ルージュ」などのポスターも有名〕の複製画、彼女の『ヴォーグ』誌のコレクション――これらの感覚的な手がかりのすべてが、鋭く鮮明であるだけではなく、説明のつかない重要性をもつようになる。ただ彼女の香水のにおいを思うだけで、彼は仕事も手につかずに、ぼんやり何分も夢想に浸ってしまう。そしてある日、人生計画は変わる。変えないことによる結末を考えるには辛過ぎるから。月日は流れる。彼は、なぜ彼女がこんなくだらない雑誌にこだわるのかと思う。彼女は、彼はインテリぶってつまらないし、ついでに言えば、ロートレックは陳腐な飾りだと感じる。それでもなお、彼らは幸せだと言う。かつてのような幸せではないが、安定して、安全で、心地良い。彼女が出張に行く時には、彼女は彼や家を懐かしむし、彼も彼女に会えずに寂しがる。人生は、彼らのどちらが夢見たような形にもならなかったが、しかし皆がそうではないだろうか？　彼らは銃に弾を込め、今や、それを頭に向けたまま暮らしている。

これは必ずしも、見かけほど皮肉なとらえかたではない。自分に向けて銃を構えることは、進化的に強制された子育ての義務を果たすのに役立つのは言うまでもないが、最も長期に渡る、最も大きな幸せを生み出す道から自分が外れないようにするのにも、役立つかもしれない。

恋イコール依存症、というシナリオを間接的に支持する証拠は、たっぷりと存在する。例えば、恋人たちは、お互いにとっての鎮痛剤のようになることがある。ある実験では、新しいパートナーを見つけてから九か月――恋に落ちるには十分長く、かといって、相手に嫌気が差すにはまだ短い期間――が経った十五人の人々が、ｆＭＲＩの機器に入った状態で、熱による様々な度合いの痛みを受ける。彼らは魅力的な知り合いや、自分のパートナーの写真と、過去の研究により、痛みを減らすことが知られている言葉〔「ボールを使わないスポーツを思い浮かべてください」など、何かを考えさせる文〕を見せられる。

まず、言葉を見ることで、被験者が答えた痛みの度合いは確かに低下した。ただし、fMRIの画像からは、その変化が単に、痛みから被験者の気がそらされたためであることが明らかになった。知り合いの写真は痛みにまったく影響しなかった。しかし恋人の写真は、側坐核、扁桃体、前頭前皮質を含む脳内報酬系を活性化させ、被験者の痛みそのものを減らした。そう、まるで乱用薬物のようにである。

恋愛を依存症としてとらえるモデルは、遠距離恋愛の魅力についての説明にもなる。遠距離での交際は、まさに引き延ばされた前戯そのものである。ジム・ファウスの説明では、希求的報酬が、間を置いてしか得られない時には、「それに対する耐性がなくなるどころか、実のところ、より敏感になるのですよ。セックスも同じように働き、そしてこれが、遠距離恋愛がうまくいく理由なのです。劇的じゃありませんか？『僕たちは二週間に一回会うことにしよう』とね。その逢瀬を楽しみに待ち、相手に会う前の二日間、あなたは報酬への期待でいっぱいになる。それから、欲求への反応に身を投じ、熱いセックスを行うことで、そう、その報酬が、脳皮質に描かれたパートナーの情報をくっつけるのです」。

二人とも、退屈している暇などない。二人は永遠に魅力的で、その関係は、初めの抗いがたい情熱と、後の、ジャージでベッドに入ってこられることに失望する日々の間の、幸せな中間ゾーンに漂っている。「もし、毎晩それ〔セックス〕をやれる場合には」とファウスは述べる。「それは自慰行為のようなものです。報酬の程度は下がっていきます。射精の規模と量までもが下がるのですよ！　薬物依存の研究をしている人々も、同じことを知っています。コカインを毎日やれば、コカインに耐性ができるのです」。

恋がうまくいかなくなった時の行動を説明するのに、依存症という見かたは確かに役に立つ。マーリーが「シャーロック」を破壊したように、誰が引き金を引いたかにかかわらず、愛の終わりは心に傷を残す。

「薬物依存は、壊れていく恋愛関係に非常に似ています」と、ボッシュの実験を思い出しながらコーブは話す。

「システムとは、そのためのものだと思うのですよ。あなたをパートナーの下に戻すという。あなたを家に帰らせ、パートナーの下にいさせるという目的のために、このシステムがあるのです」

絆を結んだパートナーと引き離されたハタネズミたちは、嘆き悲しんでいると言えるだろう。そして、人々もまた。もちろん、愛を失うことと、愛する人を亡くすことの両方を悲しむのだ。カリフォルニア大学ロサンゼルス校の神経科学者、メアリー＝フランセス・オコナーは、姉妹や母親の死を体験して間もない女性たちの脳を調査した。その中には、「複雑性悲嘆」と呼ばれるものに苦しめられている女性たちがいた。複雑性悲嘆とは、単なる悲しみ以上に、亡くなった人物に対する慢性的・病的な思いを募らせ、その人のことで頭が占められてしまう状態だ。その他の女性たちは、一般的な悲しみを感じていた。この女性たちがｆＭＲＩ機器に入っている時に、オコナーは彼女らの亡くなった大切な家族の写真と、他人の写真を見せた。それぞれの写真は、悲しみにかかわる言葉や、中立的な言葉と組み合わせて提示された。

複雑性悲嘆を抱いている女性たちは、報酬系にかかわる脳構造が、より強く活性化していた。報酬系が活性化しているというこの現象は、依存症という観点から見なければ、おかしなことに思えるかもしれない。写真と共に示された言葉が、悲しみに関するものだった場合、複雑性悲嘆に苦しむ女性だけが、側坐核を活性化させていた。この活性化は、被験者が亡くなった家族への強い思いに、より関連する傾向があった。薬物依存者がドラッグを求めたり、あるいは、一枚の古びたＴシャツのにおいが、去っていった恋人への堪えがたい思いを急に呼び起こしたりするのと、非常によく似ている。

別れの直後のストレス、そして後からやってくる長期的なストレスは、私たちの健康に影響を与えるほど強いものだ。離婚を経験すると、人々の免疫力は顕著に低下する。離婚したばかりの人々は病院に行く頻度が高く、結婚している人々よりも急性的・慢性的な健康上の問題を多く抱え、感染症での死亡率が高い。離婚したばかりの男性についてよくある、すぐに寝られる女性を探してナイトクラブをうろつき、自分の「自由」を祝うというイメージとは違って、男性は女性よりもさらにダメージを受けるようだ。これはもしかすると、女性が、他の女性たちから感情的・社会的なサポートを受けやすいのに対し、男性は、自分の情動的な絆をすべてパートナーに投じる傾向があるためかもしれない。

離婚したばかりの人々は、仕事のような些細な物事にもまるで集中できず、ふと気づくと、離れていった愛する存在と結びついたあらゆる感覚を、感傷的に、そして執拗に追い求めていることがある。わずかな髪の毛、手書きのメモが残った紙切れ、好きだった食べ物の味。長い時間、写真を見つめて過ごすようにもなる。同様に、薬物を使うのをやめた依存者も、薬物にかかわる手がかりすべてに対して、高まった、優先的な関心をもち続けている。こうした手がかりの力は、コルチコトロピン放出因子とHPA軸を再活性化させ、相手を狂おしいほどに求めさせる能力から生じている——だからこそ、マーリーは「シャーロック」を破壊したのだ。しかし、たとえシャーロックがなくなっても、ごくごくわずかな気配が、コカインをやめた後の何年にもわたって、彼を誘惑に導きうる。

「キッチンに入って、コーヒーメイト〔コーヒー用クリーム〕の粉がカウンターにこぼれてるのを見るだろう？　言っとくけどな、そうなったら俺は、そいつをすぐに拭きとるか、でなきゃ部屋を出ちまうとこまでしなきゃならないんだ」

ストレス応答系に支配された私たちは、自分がまさかそんなことをするとは思ってもみなかったようなことをしてしまう。例えば、めちゃくちゃに酔っ払った深夜の二時に、別れた恋人に電話をしてしまうとか、エディット・ピアフ〔フランスのシャンソン歌手〕の悲しげな歌を、歌詞もまったくわからないままに聞き続けるとか。私たちは――特に、アルコールを飲むと女性よりずっと多くのドーパミンが放出される、私たち男性は――酒を飲む。私たちは抑えを失っている。なぜなら、安らぎの唯一の天然の供給源――私たちの愛する人物――への接触を断たれているからだ。

動物では、コルチコトロピン放出因子が薬物依存の再発を招く。そしてヒトでは、別れのストレスが、かつてのパートナーたちの双方に対し、別れの前後のセックスへの誘惑を高める。相手を振った側は、関係を終えたことは大きな失敗だったかもしれないと考えることで、その理由付けをするかもしれない。振られた側は、自尊心のことなど考えてはいない。彼らはこんな理由付けをするからだ――「おおっ！あいつは俺に戻ってきてほしがってるぞ！」。

マーリーはいつもこんな理由付けをしていた。

「こんなふうに言ってたもんさ。『おう、モンゴメリー・ウォード社〔アメリカの大手通販会社〕に金を払わなくても大丈夫さ。次回は二倍払うように覚えておくからな』とか。『お前の娘を迎えに行かなくても大丈夫さ。誰かが代わりにやってくれる』とか。『遅れても大丈夫さ。全然行かなくたって構いやしない。お前は忙しいだろ、バンドの練習に行かなくたって、お前はうま過ぎてしょうがないんだからな』とか」

依存症としての恋がしばしば引き起こすのは、「リバウンド恋愛」だ。コーブいわく、もし私たちが皆ハタネズミで、パートナーと別れたばかりだったとしたら、私たちはすねるのではなく、行動を起こすことでうまくやっていくだろう。

「一番良いのは、もちろん、別のハタネズミに出会うのを待つか、単純に別のハタネズミを探しに行くかして、ハタネズミ界のニュート・ギングリッチ〔アメリカの元下院議長。長年連れ添った最初の妻から、若い二番目の妻に乗り換え、彼女とも長期の結婚生活を送った後で、さらに、不倫関係にあった女性と三度目の結婚をした〕を目指すことです」

私たちがすでに説明したように、メディア受けの良い心理学者や「セックス・リハビリ」事業家たちの話には反して、セックスそのものには依存性はない。しかし、セックスはオキシトシンの放出を引き起こし、愛する人との別れによって高まったストレス応答を鎮める。交際相手から別れてしまったばかりの人々は、たとえ自分がそれを切り出した側であっても、セックスによってそのストレスを緩和する力を感じることができ、新しい関係へと向かうのである。

一部の人々は、失われた愛に対して、過剰な行動による反応をとる――ストーカーになったり、自殺を試みたり。自殺したアメリカ人の遺書に関するある報告では、男女の双方において、何らかの目標達成に失敗したことよりも、恋愛のほうが、自殺の動機として多いことがわかった。インドでは、一日におよそ十人が、失恋により自殺している――貧困、失業、破産などよりも多いのだ。うつも自殺の主な要因の一つだが、興味深いことに、うつを患っている人々は、ストレス反応系が「オン」のままになってしまうために、コルチコトロピン放出因子の濃度が慢性的に高くなっていることが多い。

単に別れについて考慮するだけでも、本物のストレスと恐怖が生み出される。恋愛をしている大学の新入生に、もし、パートナーが二人の関係を終えてしまったら、どれほど動揺し、そしてそれはどれほど長く続きそうかを尋ねてみると、その恋に夢中で、新しい恋の始まりなどありそうもないと自己申告し、別れを望んでいなかった学生たちは、動揺の度合いや期間を、顕著に大きく見積もる傾向にあった。

これこそ疑いなく、パートナーが何らかの罪を犯した後も、その恋にとどまり続けてしまう人々がいる理由だろう。

当時のニューヨーク州知事、エリオット・スピッツァーの妻である、シルダ・スピッツァーは、夫が売春婦の所を訪れていたことを告発された後、夫と共に報道陣のカメラの前に立ち、結婚生活を続けることを選んだ。彼女は、半フェミニスト的な「都合のいい女」として、一部から誹謗中傷を受け、テレビの連続ドラマ「ザ・グッド・ワイフ」のモデルにまでなった。多くの夫婦が、パートナーの不貞にもかかわらず、婚姻関係を続けている。宗教的信条、経済的事情、子供たちといった要素のすべてが、その決断にかかわっていることは疑いないが、依存も、強力な本能的動機である。

パートナーに言葉や身体での暴力を振るわれた男女ですら、その関係から抜け出すことを拒んでしまうことがある。マーリーが薬物との関係を断ち切れなかったのと同じようにだ。彼らは、相手の下にとどまるという選択を正当化してしまう。例えば、パートナーがもっている（かもしれない）長所に目を向けるといったように。一度はとどまり、しかし後にはそこから抜け出すことができた人々は、かつての精神状態を、しばしば「洗脳されていた」とか、混乱をきたしていたと振り返る。マーリーが「俺の病気が……しろって言ってきたんだよ」といった表現を使う時、彼はそうした心の状態を表現しているのだ。

二十八パーセントのハタネズミが、アラゴナの行った実験で側坐核の再編成を起こさなかったように、恋愛に対する私たちの意欲、そして、絆を強く望む気持ち――私たち一人一人の、一夫一婦制という依存症への、あるいはそうした依存症の極端な徴候へのかかりやすさ、あるいは依存が強く生じた際の耐性の弱さ――は、薬物への依存傾向に影響するものと同種の、遺伝的多型と環境要因に左右される。例えば、前向きな社会的交流は、私たちを良い気分にさせるが、その一因には、そうしたやりとりが脳内麻薬（オピオイド）を放出させることがある。ある研究チームが二百人以上を対象として、オピオイドのμ受容体〔鎮痛などにかかわる〕遺伝子の多様性を調べたところ、ある型のμ受容体遺伝子をもつ人々は、その型をもたない人よりも、恋愛関係のもつれに陥りやすく、かつ、そのことによる喜びを感じやすいことが見出された。μ受容体遺伝子のこの型は、他の型に比べ、薬物による興奮の強さや、ストレス反応の強さにも関連していることが、過去の研究から示されている。

フレッド・マーリーは、アルコール依存症患者の多かった彼の家系から、自分が薬物依存になることがほとんど運命づけられていたと思っている。彼の言っていることは正しいかもしれないし、あるいは、彼の育った環境、すさんだ路上や不健全な子育てなどが、もっと強く影響していたのかもしれない。おそらく、組み合わせの問題なのだ。しかし、彼はその中でも間違いなく、薬物への愛に深くおぼれ、そこから身を引くため、ありとあらゆる苦痛を味わった。

最後に、彼は強引にクライマックスに突き進んだ。彼はカリフォルニアの安モーテルの一室にチェックインし、クラックとメタンフェタミンを組み合わせて、その煙を吸える限り吸い上げた。願い通り、彼は心臓が胸の中で激しく打ち始めるのを感じることができた。体からは汗が噴き出した。もう二杯分やったら、彼の心臓は破裂していただろう。しかし、彼はそこで意識を失った。目覚めた時、彼は自分の姿を鏡で見て、ひどい嫌悪感に打ちのめされた。

「ちゃんとやることもできなかったのさ」

彼は、自殺しようとしたことについてこう言っている。

彼は勤めていたキャロウェイゴルフ社に電話をかけた。薬物のことを言うのはあまりに恥ずかしく、彼は、自分が飲酒をやめられず、自殺しようとしていたと話した。それで、これまで連絡を絶っていたのだ、と。会社側が、入院制のリハビリ施設である、サンディエゴのスクリップス・マクドナルド・センターへの入所を準備してくれた。今では、マーリーはそこでカウンセラーとして働いている。

彼は、自分の過去を思い出す品々をあまり手元に残していない。彼は、自分は後悔しないし、自分の今の人生はまったく新しいものだと話す。しかし、彼は自分のノートパソコンから、自分が昔やっていたバンドの曲をCDに焼いて、名刺代わりに配って回るのが好きだ。実際、マーリーはミュージシャンとしてかなり良かった。彼は、最高のR&Bスタイルで切なげに叫ぶことができた。彼は、B・B・キング〔アメリカのブルース・ギタリスト〕が広めたブルースの一曲のカバーも歌っている。「スリルは去ったさ、ベイビー……俺はお前の魔力から解放されたんだ〔「The Thrill Is Gone」より〕」とシャウトしながら。それを聞く時には、この歌は女性のことを歌っているのだと思い起こさなければならない。

第8章　浮気のパラドックス

本書をここまで読んできたあなたは、まさに今、はてと顎に手をやりながら、こんなことを自問しているかもしれない。

「私たちが、相手と離れ離れになるのが死ぬほど怖いくらい、パートナーと依存し合っているっていうなら、どうしてカップルが別れるなんてことがあるんだ？　それに、不倫とか浮気はどうやって起きるっていうんだ？」

そう考えるのは当然だろう。素晴らしい質問だ。これらは世界中の共同体が、何千年にもわたって解決しようと努力してきた、ある非常に手強い問題の一部である。どうしてこの関係、あの関係が駄目になるのか、という疑問には、各個人の抱える状況があまりにも違っていることもあって、答えようがない。しかし、性的な関係についての、一般的な真実は存在する――これから見ていくように、情熱は衰えるものだということだ。だが、そうなる前には、情熱は胸の奥に潜んだたくさんの隙間を埋めてくれる。一旦、情熱が去ってしまうと、二人の人柄や性格が不釣り合いだという、単純な認識が現れてきて、おそらく、そのことが多くの別れの原因となる。アメリカの初婚者のうち、離婚してしまうカップルはおよそ四十三パーセントだが、少なくともその一部は、このことが原因だろう。しかし、たとえ情熱が薄れてしまっていたとしても、別れるという行為は本当に大変で苦しい。これもまた、依存の力が私たちを結びつけるようにできていることの証である。

不貞行為は、性格の不一致や感情の衝突とはまったく切り離された問題かもしれないが、これもやはり、多くの別れの原因となる。不倫もまた、多くの要素が絡んでくる場合があるが、世界共通の(先に私たちが指摘したように、プレーリーハタネズミの世界にも存在する)現象である。プレーリーハタネズミは、社会関係上の一夫一婦制をもつ一方で、彼らの性的な面での一夫一婦制は、一般に信じられているような厳密なものではない。脳内の神経回路には多様性が存在していて、ハタネズミが、あるいはヒトが、性的な関係でごまかしをする可能性に、顕著な影響を示す。

このことが、一夫一婦制についての私たちの概念に、本質的なパラドックスを生じさせる。社会関係上の一夫一婦制と、セックスにおける一夫一婦制は、完全に異なる二つのものだということもありうる。多くの社会において、これら二つを強く結びつけることが求められ、そのために私たちは、二つを同じものとして考えようとしてしまう。しかし多くの場合、それは実態と異なっているのだ。フレッド・マーリーの辿った道や、ジョージ・コーブが説明してくれた、「好き」と「必要だ」の違いが、そのことを描き出している。マーリーは結婚し、妻を愛していたが、情婦を作っていた。彼の場合、情婦は人間ではなく薬物だったが、脳の基本的な回路に関していえば、そこにはさほどの違いはない。彼は自分の結婚生活や、家族を駄目にしようとはしていなかった。実のところ、すべてが崩壊する前には、彼は自分の家庭生活と、薬物のもとでの生活を、互いに区切っておこうとしていた。マーリーの薬物関係の知り合いの中には、彼がどこに暮らしているのか、彼が結婚しているかどうか、子供がいるのか、あるいは、どうやって生計を立てているのかさえも知らない人々がいた。彼は古い、おんぼろの車をいくつか買い継ぎ、その車で薬物関係の集まりに行った。帰る先を辿られることのないよう、車を家から遠く離れた所に停めることも多かった。ある深夜に、一人の男が薬物を求めて、マーリーの家のドアを叩いたことがあった。彼は戸口に出るなりこう答え、ドアを閉ざした。

「俺の家で何をしてるんだ？　ここは俺んちだぞ！　俺の家にはもう来るな」

この時、彼は自分の家族との生活――彼のなわばり、という言いかたのほうが良いだろうか――を、破壊的ではあるにせよ刺激をもたらす薬物との関係とは、まったく別のものとしてとらえていた。

パートナーとの絆とは別の所でセックスをする人々の多くも、そうしたセックスの体験を、自分の家庭生活や、社会関係上の絆からは完全に切り離しておきたいと願っている。一般的に人々は、元からの関係を壊すために、よそでセックスをするわけではない。結婚相手以外との浮気をしている男性の六十パーセント以上が、実際に浮気が起きるまで、自分がそんなことをすると本気で考えたことはなかったと言っている。私たちの中には、絆のない相手とのセックスをすることに対し、はっきりとした意欲をもっていたり、あるいはそうした意欲をもつことができたりする人々もいるが、多くは絆に対する忠誠を誓い、その関係に満足することができ、そこから離れようとはまったく思わない。

だからこそ、テレビ向けの、有名人や政治家や宗教指導者による懺悔が、次々現れては消えていく。かつて一九八八年に、テレビ番組を舞台に活動する伝道者、ジミー・スワッガートは、自分の下に集まる信者や、大勢のテレビの視聴者に向けて、涙ながらに「私の罪」を認め、こうした懺悔の基調を定めた。対立していた伝道者により、ルイジアナの娼婦と一緒にいる所を写真に撮られた彼は、イエス・キリストと、彼独自の道徳指導を頼りにしていた人々、ほぼ全員「に対して罪を犯した」のだった。スワッガートはわずか一年前に、別のキリスト教指導者、ジム・バカーのセックス・スキャンダルを声高に糾弾していたため、スワッガートには正当な報いが与えられたのだと考えた人々もいた。スワッガートもバカーも、自分にとって最も大切な社会関係上の絆を破壊したいとは、少しも願っていなかった。しかし、彼らは二人とも、自らの倫理的な信念よりも強い、何らかの力に動かされて、自分が正しいと考えていた道を外れてしまったのだ。

どれほど多くの人が、性的に道を踏み外しているかという話には、議論の余地がある。社会科学者や自然科学者が、何年にもわたって努力を尽くしているにもかかわらず、正確に何パーセントの人々が、性的な一対一関係と見なされる関係以外の所でセックスをしているのかは、誰にもわかっていない。あなたがあるいは予想する通り、調査に参加する人々は、対面式の質問では本当のことを言いにくいだろうし、たとえ匿名のアンケートであっても、本当に自分の身元が明かされないかどうか、信用しにくいところもあるだろう。ただ、それでも概算の数値というものは存在する。

一九六〇年代の華々しい「性革命」の直前に、ニューオーリンズのある病院の医師たちが、そこに入院した女性たちへの調査を行った。女性たちは、子宮頸ガンを患っている人々と、そうでない人々の二グループに分けられた。子宮頸ガンのグループの半分以上にのぼる、五十四パーセントの人々が、結婚相手以外ともセックスをしていたと答えた。これは驚くには当たらないように見えるかもしれない。子宮頸ガンは性交渉で感染するウイルスにより引き起こされるため、パートナーの数が多ければ多いほど、感染の確率は上がることになる。しかし、子宮頸ガンにかかっていない女性たちの中でも、およそ四分の一に当たる二十六パーセントの人々は、やはり夫を裏切っていたと答えていた。

この手の調査の中で、最も大規模で網羅的なものが、『セクシュアリティの社会構造』として、一九九四年にエドワード・ラウマンらによって発表された。調査では、一九四三年から一九五二年に生まれたアメリカ人女性――調査当時、四十代から五十代だった人々――のうち二十パーセント近くが、夫以外の誰かとセックスをしたことがあると答えた。同年代の男性では、三十一パーセント超が同様に答えていた。結婚しておらず、しかし、同棲したり交際関係にあったりと、性的には一対一の関係が想定されるような人々の中では、浮気をしているという回答の割合は半分以上にのぼった。

ヒトが一夫一婦制の関係の中にあるかどうかはともかくとして、私たちは実際、汝の隣人の妻――や、夫や彼氏や彼女――を欲してしまいがちである。地球上各地の五十三か国で、一万七千人近くを対象に行われた国際調査では、男性と女性、あるいは少なくとも、調査対象になった大学生世代の男女は、社会科学者や野生生物学者が「配偶者略奪」と呼ぶ行動を盛んに行っていることが判明した。およそ半数が、浮気の試みを少なくとも一回以上行っており、その多くは成功していた。北米では、男性の六十二パーセント、女性の四十パーセントが、誰かのパートナーを短期的な浮気で奪うことを試みていた。

また、多くの人々が誘惑に引っかかる。略奪のターゲットになったことがあると答えた男性のうち、六十パーセントが、誘惑してきた相手との短期的なセックスに応じたと答えた。五十パーセント近くの割合の女性も、同じ回答をしている。他人の恋人を奪いとり、長期的な関係を作ろうとした略奪者からも、同様の成功例が報告された。興味深いことに、女性の政治力がより強い社会においては、男女両方による略奪も多い傾向があった。

セックスは当然、赤ん坊につながっている。現在、世界中で何百万人もの赤ん坊が、自分の妻を寝取られたことを知らない夫の手で育てられている。正確な数字は知られていない。調査が行われた地域や、その他の要素によって、結果は大きく変わる。ハワイでの一九八〇年の推計は、二・三パーセントという結果だった。スイスでの調査は一パーセントだと述べている。メキシコでの調査は十二パーセントだった。一番妥当な推測は、世界の三〜十パーセントほどの子供たちが、その子が自分と遺伝的なつながりがないとは知らない父親によって育てられているというもののようだ。

では、議論のために、結婚生活における不貞率を、三十〜四十パーセントとする概算を採用しよう。結婚していないが一対一の関係にあるカップルにおいては、五十パーセントだ。そして、最大で十パーセントの赤ん坊が、自分が父親だと信じている男性にとっての、遺伝的な子供ではない。世界規模でだ。すべての人種、宗教、文化において。結論は、不貞行為が、ヒトの人口の少なくとも一部で、生まれつき備わった行動の特徴だということになる。

物事はいつもこのように進んできた。古代ギリシアの作家・弁論家のリュシアスによって書かれた演説のうち、最も有名なものの一つは、自分の妻が別の男とベッドにいるのを見つけ、その男を殺した夫の抗弁のためのものだ。

「私は彼女を疑ったことは決してなく、しかし私は、自分自身の相手が、この街で最も貞淑な妻であると考えてしまうほど、あまりに純真だったのです」と、訴えられた男は法廷に告げた。

社会関係上の一夫一婦制と、性的欲求の間に割りこんでくるこのパラドックスは、時代と文化を超えて、厄介な問題であり続けている。社会は何千年もの間、多くは性的欲求を統制し、囲いこみ、飼いならすことによって、パラドックスを排除し、社会関係上の一夫一婦制と、性的な行動を無理に同調させようとしてきた。ヒトの愛を制度化した結婚それ自体は、ある面で、性的行動の構造と規則を作り出す試みだといえる。キリスト教の伝統の影響を受ける多くの文化において、結婚は原罪に対する防御として、性的な報酬を社会的絆の中に包みこむ役割を果たす。西暦三〇〇年代終盤から四〇〇年代にかけて執筆と説教を行った、ヒッポのアウグスティヌスがその流れを作り上げた。彼は、セックスは神の恩寵からの人類の転落（堕罪）、そして楽園からの追放の結果であると説いた。この禁じられた欲望の問題を、彼はこう論じた。エデンでは、性的な情熱は、堕罪後の人々の中に存在するのと同じ形では存在していなかった。私たちの理性的な自己の中で、それは完全に制御されていたのである。性的な絶頂は、ぞくぞくするような恍惚へと導く喜びの源ではなかった。穏やかで、エデンの園における他の素晴らしいものすべてと調和していたのである。アダムとイヴの体の部位は、「石板の上に石板を重ねる」以上の熱情をもつことなく結合された。性的な欲求と衝動の重荷は、神に背いたことに対する人類への罰の一部である。いつか再び楽園に戻ろうというのであれば、歯止めの効かない荒々しさを、理性の手綱の中に押しこむことは、神に対する最も主要な勤めの一つであったはずだ。

一部の教父たちは、堕罪の後の、品位を落としたヒトの性行動を考えると、セックスなどまったくしないほうがはるかに良いのだと考えていた。しかし彼らは、この意志の弱き者たちが、不道徳にも神の計画に背こうとする衝動に駆られることも、やはり認識していた。そこで、彼らは人々に逃げ道を与えたのである。人々は婚姻という形の中においてのみ、そして、厳しく制限された状況下においてのみ、性的欲求の力に屈することが可能になった。結婚においてすら、肉欲のために、あるいは快楽を求めてセックスをすることは大罪であり、妻は夫の性的な喜びを刺激しうる、あらゆる行為、あらゆる「売春婦のような性交」を避けるよう、自らを戒めることになっていた。

こうした規律に反することは、ひどく罰せられた。姦淫を行うことは、それと引き換えに財産を失い、家族を失いうることでありえた。そしてなお、こうした抑圧にもかかわらず、それでも多くの人々が姦淫をした。その結末がどんなにひどいものになろうとも、彼らは、深刻な問題を招きうるとわかっている行動へと誘導する、ヒトの脳の力に打ち勝つことはできなかったのだ。

それゆえ、そこには「人々が提唱するものと、人々が実際に期待し、許容するものとの間の乖離」があったと、ステファニー・クーンツは告げる。彼女は、ワシントン州のオリンピアにあるエヴァーグリーン・ステート・カレッジで、歴史・家族学の教授を務めている。クーンツの言葉は、マーリーとその家庭生活、薬物にかかわる生活の間の乖離、そして、パートナー以外とセックスをしながらも、主軸となる絆を大切にしている配偶者たちがもつ乖離をなぞっているかのようだ。

「道徳主義者や哲学者は通常、貞節さを賞賛し、不貞を非難しました。しかし多くの場合、これは独身生活や、地上の平和や、あらゆる人への善意を推奨するのと同じ抽象性の領域にあったのです」

『結婚の歴史——愛はいかにして結婚を征服したか（*Marriage, A History: How Love Conquered Marriage*）』の著者であるクーンツは、性への抑圧が最も厳しかった時代においてさえも、折り合いはつけられていたのだと説明する。例えば、多くの中世ヨーロッパの町には、公認された合法の売春宿があった。エリート階級の間では、結婚と恋愛——性的な憧れを含む——は、二つの異なるものだという明らかな認識があった。恋愛に、愛のさらに上位の形として賞賛された。

「騎士道的な愛の礼賛者には、最も真なる愛は結婚の外にのみ見出されるという考えがありました」と彼女は指摘する。

実に、アンドレアス・カペラヌスによって十二世紀に記された『騎士道的愛の技法』の最初に紹介される原則は、「結婚は愛さないことの弁解にはならない」であった。

「唯一の真の愛は、姦通によるものだったのです」。クーンツはそう続ける。

「結婚は経済的、政治的であったがゆえに、真の愛ではありませんでした。人々は現実的な理由から結婚したのです」

一三〇〇年代後期、チョーサー〔英国の詩人。『カンタベリー物語』の作者〕の時代までには、ヨーロッパ文学は喜劇的な、あるいはさほど喜劇的ではない、不貞や寝取られ男の物語であふれていた。トマス・マロリーの『アーサー王の死』は、円卓の騎士の一人、ランスロットと、王の妻であるギネヴィアの情事を巡って物語が進む。一方で、ノンフィクションの世界では、教会の指導者たちがふしだらさを抑えこもうと必死になっていた。この時代の聖職者の記述を読むと、禁じられたセックスとの戦いが、全キリスト教徒の最大の職務になったかのように感じられることがある。

十六、十七世紀には、男性は「女中のお姉ちゃんたちとの冒険や、売春婦から梅毒をもらったことや、うまく事を為せたことについて」、自分の義理の父や義兄弟に対してさえも、自由に話し、書き伝えることができるようになったのだと、クーンツは笑いながら話す。彼らは、床上手な新しい女中を雇うことについて話をし、自分の妻には誰もそのことを言わないという、完璧な信頼をもっていた。

しかし、ジョージ・バーナード・ショウの戯曲『ピグマリオン』〔一九一二年。舞台『マイ・フェア・レディ』の原作にもなった〕に登場する気乗りしない花婿、アルフレッド・ドゥーリトルが「中産階級の倫理観」と吐き捨てた物事の核心は、チョーサーの時代にはすでに始まっていた。

「チョーサーは素晴らしい歴史家でした」とクーンツは話す。

『カンタベリー物語』〔ある宿屋で出会った、様々な身分の人々からなる巡礼団と、チョーサー自身が、旅の道中に話を競い合う〕は、不都合な性的欲求に対する西洋社会の闘争の、様々な潮流が互いにぶつかり合う討論会でもある。この作品は、私たちの多くが今、理想的な結婚生活として考えるものの原型を示している。

この中で、中産階級の男である小地主が語る「郷士の話（フランクリンの物語）」は、中産階級のカップルについての話だ。実直で地味な働き者の騎士と、彼よりも身分の高い妻、ドリゲンである。騎士は彼女に求婚する時、もし彼女のほうで、彼の騎士としての評判を守るために、彼が支配力をもっているという世間的な印象を保ってくれれば、自分は彼女に対して支配者として振る舞わず、彼女に従い、尽くすと誓った。彼女の側では、彼の「慎ましく、貞節な妻」となることを誓った。別の言いかたをすれば、彼らは非常に近代的な、平等性のある協定を結んだのだ。

一方、新たに登場する男、従者のアウレリウスは、しっかりとした人物である騎士とは対照的に、「ヴィーナスのしもべ」である。彼はドリゲンに惚れてしまった。アウレリウスは彼女にずっとつきまとった。彼は、ドリゲンが希望を与えてくれなければ、自殺すると脅すことさえした。とうとう、ドリゲンは夫のいない間に、自分の貞操を守りつつ、この恋わずらいにかかった従者を救おうとして、近くにある海辺の景色そのものを変えられたら、アウレリウスとセックスをすると約束した。そんなことは絶対にできないだろうと思ってのことだ。［アウレリウスが依頼した魔術師の起こした幻影により］本当に景色が変貌してしまったように見えた時、取り乱したドリゲンは、涙を流して夫にこのことを告白した。夫は優しく、自身の約束を守るように、ただし、二度とその話を口にしたり、従者の名をそこに巻き込んだりすることのないようにと命じた。二人の気高さと、お互いへの愛に心動かされたアウレリウスは、ドリゲンを自分への誓いから解放した。

「これが、チョーサーによる友愛的結婚のモデルでした」とクーンツは説明する。

「この結婚は、当時生まれつつあった、中産階級におけるパートナーシップの価値観を表現したものです。私たちはこの、夫婦間での友愛と、お互いに対する忠誠への賛美を、上流・下流階級における不道徳の対極にあるものとしてとらえ始めています。このことが、婚姻関係と、中産階級の価値観の理想化の始まりでした。チョーサーは非常に先見の明をもっていたのです」

友愛結婚の理想像において鍵となった信条は、女性や女性らしさについての、現実離れした視点である。チョーサーの時代には、女性の性的欲求は当然のものとされていた。実際、チョーサーよりも三百年前の時代から、少なくとも一七〇〇年代に至るまで、聖職者たちは、女性を不道徳な誘惑の巣窟として見ていた。女性の欲求に対するあまりの恐怖から、「ヴァギナ・デンタータ（歯の生えたヴァギナ）」の迷信が生まれたほどだ。しかし、クーンツによれば「十九世紀までには、結婚について生まれた見かたは、女性が純粋で貞淑であるという考えに基づくようになっていました」。

しかし、セックスを真面目なものとしてとらえ、売春婦の性交にふけることのない、純粋で、貞淑な女性は、ベッドではあまり面白くない存在だっただろう。ゆえに、男性たちがそうした楽しみをどこかに求めに行くこともあったのは、少なくとも、ある程度は理解できる。かくして、有名な「ダブル・スタンダード」が生まれた。男性は娼婦を探すことができたし、もしかすると愛人を囲ったかもしれない。しかし、よそでのこうした行為はどれも、結婚への致命的な打撃とは考えられていなかった。妻たちは、そこに異議を唱えるものとはされていなかった。クーンツは、自分の研究についてこう語る。

「私は、多くの日記や手紙を見つけました。その中には、女性が確かに、無作法なほど不満をこぼしているものもあります。そして、彼女自身の親戚たちは、彼女に対して、そうした不満を言うことはふさわしくないと伝えていたのです」

一九二〇年代のフラッパー〔伝統に抵抗した若い女性〕の時代、そして我らが友人、H・W・ロング医師が著したような本が出された後には、欧米人は再び、女性の性的な憧れという概念を知ることになった。女性の経済力が高まり、家庭の外での生活を知るようになると、彼女らはその思いを満たす機会にも、時には結婚相手以外との戯れという形で、より多く遭遇するようになった。

浮気を助長するというのは、世界中のロング医師が意図していたことではないだろう。クーンツは、女性の性的解放は、結婚にとって良いことだと想定されていたのだと指摘する。結婚生活における性の指南書が登場したことにより、男性たちは「家でできないセックスをする目的で、結婚生活の外で冒険するのだという言い訳はできなくなると思われていました。なぜなら、今では家でそれができるからです」。

この性的解放は、中産階級を対象としたものだった。下流階級の人々は、それほど「道徳的」であることは期待されていなかった。エリートは自由を謳歌していた。中産階級は実直な階級、国を支える強靭な屋台骨だと思われていたのである。

クーンツの考えでは、私たちは一九三〇年代から、それまでにないほど不貞に対して口やかましい時代に生きるようになった。結婚の外での性的な慣行が、これまでにないほど寛容なものになっているにも関わらずだ。性愛と第一の絆との間には、もはや乖離はなくなった。実のところ、第一の絆である結婚は、あらゆるものとあまり切り離せなくなっている。今や私たちは、すべての幸せと充足感をもたらしてくれると考えるほどにまで、結婚を誉め称えるようになった。クーンツが思うに、多くの結婚は、こうした高い期待の負荷によって崩壊してしまう。

千八百年以上に及ぶ西洋の文明化において、その世界の大部分が、愛の中心的なパラドックスを理解しようとしてきた――愛はどうして不義と共存できるのだろうか、と。このことを指摘するために、私たちはざっと歴史の概略を示した。当初、性の喜びは、結婚生活においてさえも、疑わしく、しばしば罪深いものとされ、最も控えめに言っても眉をひそめられるものであった。それがここ百年ほどの間に、性による至福の喜びは、結婚における中心的な目標の一つに変わってきた。しかしなお、社会が夫婦間の性的関係をどうとらえていたかにかかわらず、男性も女性も、結婚生活の外、そして、その他の一対一関係が想定される、あらゆる形の交際関係の外で、セックスを続けてきた。これは、不貞が社会道徳のゆるさ、あるいは厳しさから生まれたものではないためだ。パートナーとの絆を離れたセックスを求める傾向は、私たちの脳にプログラムされているのかもしれない。

あの泥棒を止めろ!

あなたが広告代理店の、若い営業マンだとしよう(私たちは営業「マン」としたが、女性でもこのシナリオは成り立つ。第2章で紹介した、ミネソタ大学の実験のスーザンのように、排卵に伴うエストロゲンの上昇があるからだ。自分に合わせて、話の中のジェンダーを切り替えて読んでほしい)。

ある日、あなたは会社のオフィスに向かうためにエレベーターに乗りこみ、そこで美しい女性を目にする。彼女はビジネス向けの、しかし魅力的な装いに身を包んでいる。ハイヒールを履き、タイトスカートを穿き、流れるような豊かな髪を、束ねずにそのまま垂らしている。彼女は眼鏡をかけている。あなたは十三歳の頃から、眼鏡をかけた美しい女性にはこだわりがあり、雑誌のセクシーな女性教師たちの写真を見続けてきた。彼女はすぐに、そして強力にあなたを惹き付けた。あなたは視線を送り、彼女と微笑みを交わした。私たちがこれまでの章で紹介した、神経化学物質の変化が始まる。オキシトシンとヴァソプレッシンが放出され、ドーパミンが側坐核に少しずつ流れこみ、あなたには彼女を口説く意欲が湧いてくる。しかし、あなたは実験動物ではなく人間であり、理性的な脳が、今は必死で「この女性には前に会ったことがある、お前の上司の家でだ！」と警告している。彼女は上司の婚約者なのだ。もしそうでなかったとしても、あなた自身は結婚している。そして、あなたの性生活がどちらかといえば退屈で、妻に対する最初の頃の懐かしいこだわりは消え失せているとしても、あなたは妻を愛している。妻を失うことは、考えるのも嫌だ。もし浮気が見つかったら、妻が出て行くのは確実じゃないか。それに、財産の半分を失い、優秀な離婚弁護士を探せば、もちろんその費用もかかる。ああ、それとは別に、今日はランチに、ニンニク臭いボンゴレを食べたんだった。あなたは、彼女に親しみある会釈と笑顔を見せるにとどめる。そして、エレベーターのドアが開くと、自分の机に引っこんで、無意識に出たため息と共に、椅子に腰掛けるのだった――。

これが自制心だ。あなたの前頭前皮質は扁桃体、腹側被蓋野、側坐核と連絡を取り合い、「やめ、やめ！」と叫んだ。あなたは今まさに、欲望と理性のジレンマに直面し、理性を選んだのだ。

ドイツの神経科学者、エスター・ディークホフと、オリヴァー・グルーバーは、前頭前皮質と側坐核のつながりにおける機能的な違いを探すため、被験者を欲望と理性のジレンマにさらす実験を行った。まず、十八人の若い被験者が、衝動性と新奇探索性を評価するための、標準化されたアンケート調査を受けた。続いて、実験の第一段階では、被験者は一種のゲームのようなものを行った。一度に一つ、色のついた正方形を見せられ、それを集めるか、捨てるかを、毎回ボタンで選択する。選択後、その選択が小さな報酬――ポイント――につながるのかどうかが知らされる。ポイントは現金の支払いと同じもので、より多くのポイントを集めれば、より多くの金をもらえることになっている。この練習をすることで、被験者は適切な正方形を選んで報酬を稼ぐことに慣れていく。

第二段階でも被験者は同じことをするが、今回は、ゲームの間にｆＭＲＩで脳を調べられる。また、一ラウンド目とは違って、彼らは長期的な目標を追い求めさせられる。事前に決められた三色のついたブロックを、ゲームの終わりまでに集めることだ。もし成功すれば、多くのポイントが得られ、もらえる金額がそれで決まる。彼らはまた、ターゲットとなっているブロックにはない色を選ぶこともできる。ブロックにはない色を選ぶ――選ぶべき色からの「浮気」をする――ことで、被験者はより多くのポイントを得て、最終的なスコアも上がる。大胆になることで、より多くの金額を稼ぐことができるのだ。しかし、それが彼らを引きずり落とすことにもなりうる。目標を達成できないと失格となり、ポイントはすべて消えてしまうのだ。そのため、一番安全なのは、長期的な目標にこだわり、できる限りたくさんのポイントを重ねようとする目先の誘惑には屈しないことだ。コースの真ん中を真っすぐ進むのだ。言い換えれば、彼らは目の前の報酬を求める動機を与えられているのだが、それにもかかわらず、決まったブロックに含まれる色をすべて集め、後から大きな報酬を得ることに集中するよう求められているのだ。

目の前の報酬を選んだ時には、被験者の脳は側坐核と腹側被蓋野で活性が高まっていた。欲望と理性のジレンマに直面すると、これらの領域はおとなしくなる。前頭前皮質からは、抑制性のシグナルがあった。衝動性と新奇探索性のスコアが最も低かった人々は、前頭前皮質と側坐核の間の抑制性シグナルが最も強く、また、長期的な目標に最も集中できていた。

この結果は動物のデータと一致するのだと、ディークホフとグルーバーは述べている。彼らによれば、この実験は、「欲望が理性と衝突する時に」前頭前皮質と、側坐核と腹側被蓋野「の間で、抑制的な結合の増強が示されたことから、人間が類似した機構をもつ可能性を示す初めての根拠」をもたらすものだという。人間は生まれつき、目の前の報酬に応じてしまうバイアスがあるのだと、彼らは論じている。そして、私たちが何か自分の報酬回路を刺激するもの（セックスの機会など）に気づいた時、そのバイアスに抗い、長期的な目標（例えば、絆で結ばれた関係を保つこと）に奉仕する能力の高さは、この回路と前頭前皮質の間における相互作用の強さによるのかもしれない、と。

これまで何度か触れているように、前頭前皮質と側坐核のつながりを弱めてしまう方法は、いくつも存在する。では、あなたがエレベーターで素敵な女性に出会ってから、二年後のことを想像してみよう。ついでに言えば、彼女はもう上司の婚約者ではない。それでは、あなたと彼女をオハイオ州コロンバスへの出張に行かせよう。そこで二人は、空港のすぐ近くのハイアットに泊まっている。そのほれぼれするような眼鏡の女性は、丁重に微笑む代わりに、エレベーターの中でこう言うのだ。

「こんなお決まりのホテル、嫌じゃない？」

あなたは、自分が飽き飽きしていることを話す。そうですね、だって、コロンバスに来てやっていることと言ったら、オハイオ州のフットボールを見ることだけですしね、と。さて、次にどうなるかと言えば、そう、そのどこにでもあるようなハイアットのバーで、マンハッタン〔ウイスキーベースのカクテル〕を分け合い、お互いの冗談に笑うのだ。その冗談はさして面白くもないのだが、アルコールがあなたの前頭前皮質を黙らせ、細かいことは気にならなくなっている。彼女の手があなたの肩に触れる。彼女があなたの目を真っすぐに見つめる。オキシトシンが、脳内にほんの少し放たれる。ドーパミンが側坐核に少し流れこみ、結婚生活の中で失われていた性的欲求がぱっと目を覚ます。あなたは自分の妻のことや、離婚弁護士の費用のことなどは考えていない。

人間のように、プレーリーハタネズミのオスやメスも、パートナーとの絆を離れてセックスをする。しかし、私たちは長々と言葉を費やして、オスが一旦メスとの間に絆を作り、彼らの報酬中枢が再編成されると、彼らは侵入してきたメスに攻撃をしかけるようになると説明してきた。私たちはまた、ほとんどのメスが、パートナーのオスが死んだり、いなくなったりしてしまうと、その後は他のどんなオスとも絆を結ぼうとはしないとも話した。それでは一体、このパラドックスは何によって説明されるのだろうか？

オスのプレーリーハタネズミのヴァソプレッシン回路は、なわばりへの愛着を調節し、一夫一婦制の絆を強める。その絆の間にふらふらと入り込んでくる、よそ者のメス（ついでにオスも）は、住民であるオスの国土を侵しているわけだ。なわばりやパートナーとの絆を結ぶ前には気にしていなかったが、彼は今では、侵入者を攻撃しようとする。もし彼が、妻や子供のための食べ物を探しに、なわばりの外へ――出張に――出て、そこでたまたま、他のオスの求愛のおかげで発情期に入ったメスに出会ったとしたら、彼は我慢できない――あるいは、我慢する気がない――かもしれない。確かに、彼の脳はパートナーとの絆によって変化していて、まさに前の章で私たちが説明したように、彼女への依存症になっている。しかし、だからと言って、性的に成熟したメスの甘いにおいに応じることへの彼の欲求は、ぬぐいとられてしまったわけではない。それに、たとえ、その妊娠可能なメスが〔なわばりの外にいるのではなく〕彼の空間に入ってきている場合でも、彼女のにおいと彼の性的衝動が、なわばりを守りたい、あるいはパートナーのことをしっかり思いやりたいという衝動を圧倒してしまうこともある。彼の欲求に対する報酬系は、スイッチ・オンになる。彼は交尾へと駆り立てられているのだ。彼は、時間とエネルギーを、メスへの求愛に投じるということは、ありそうにない。彼は通常、発情期に入っていないメスを、その気にさせようとはしない。しかし、彼女がもうその気になっていたら、彼は喜んで浮気をするだろう。女性からの配偶者略奪の試みに屈してしまったという、六十パーセントの男性たちのように。その後、このハタネズミは、よそ者のメスへの選好性をもつことはない――「好き」から「必要だ」への脳の変化が、今でもなお、社会的に彼をパートナーにつなぎ留めているからだ。代わりに、彼の反応はむしろこんな具合になる。「うん、今のは良かったよ。ありがと」。そして、何事もなかったかのように、彼は家へと戻るのだ。

たった今の情事は、メスの側から見ても同じように行きずりのものだ。彼女のエストロゲン量が上がったのは、彼女が自分のパートナーのにおいによって、発情期に入ったためだ。しかし今、彼女は一匹で、食べ物を探しに外へ出ている。あるいは、彼女はパートナーのいない間に、一匹で巣に残っている。見知らぬオスがやって来る。自分の希求的欲求の回路に駆り立てられて、彼女はそのオスに、自分にまたがることを許す。そして、彼女は家に帰り、あるいはパートナーが家に帰るのを待つ。パートナーとの関係には何の変化も起こさずに。

この「浮気者」のハタネズミたちは、いずれもなお、コルチコトロピン放出因子のストレス応答に駆り立てられて、絆を保ち、家に帰る。彼らは浮気をしてもなお、パートナーと離れたくない。ただ、たまたま別の個体とセックスをしてしまっただけだ。そして、そうしてしまったがゆえに、ハタネズミの赤ん坊の中には、一部のヒトの赤ん坊と同じように、その巣に暮らすオスにとっての、遺伝学的な子供ではないものがいる。

浮気者のハタネズミとヒトは、一夫一婦制のパラドックスの中核をなす疑問を提示する。求めるものがセックスなら、なぜそれを家庭に求めないのか？　なぜリスクを冒すのか？

自然は、私たちにいたずらをしかけていた。飼育されているオスのマーモセットを初めてメスの所へ連れて行くと、彼はとても好色なサルになってしまう。最初の十日間、彼は新しいガールフレンドと、平均して三十分に三回以上はセックスをする。彼らは一対一の絆を作る。関係が始まって六十日が経つと、彼らはまったくセックスをしなくなる。しかし彼らは、最初の頃よりもずっと、お互いの傍に寄り添うようになる。このパターンを調べた、ネブラスカ大学のジェフリー・フレンチが言うには、マーモセットたちは、基本的には八十日以内に「若い恋人たちから、老いた夫婦へと変わる」のだという。彼らはセックスはしないかもしれないが、クーンツがヒトに対して使っていた用語で言えば、友愛的結婚とも呼べるかもしれないような関係を作り上げている。

セックスをする意欲の低下を反映して、オスたちのテストステロン量も下がる。ストレスホルモンもだ。一方で、彼らのエストロゲンは上昇する。彼らはすっかり落ち着いているのだ。

「人々が結婚すると何が起こります？」と、ジム・ファウスは問いかける。「今や好きな時にいつでもセックスができるとなると、彼らはセックスをするのをやめてしまうのですよ！」。

彼はわざと大げさに話しているが、実際、人々が長く結婚生活を送るほど、セックスをしなくなるのは事実である。

二〇一〇年に「性・ジェンダー・生殖研究のためのキンゼイ研究所」が行った全国調査では、アメリカの四十歳から四十九歳までの既婚男性のうち、六十パーセントが、「一年から一か月の間に、数回しかセックスをしない」と回答した。この年代の既婚男性のうち、「週に二、三回セックスをする」と答えたのはわずか二十パーセントだった。一方、二十五歳から二十九歳までの（そしておそらく、先の年代の男性よりは結婚期間が短い）既婚男性では、三十七パーセントが「週に二、三回セックスをする」と答えていた。女性も、似たような傾向を示した。子供、仕事、支払いの請求、自身の体調や健康状態など、多くの要因がセックスの頻度と意欲に影響する。しかし、その意欲の低下が神経化学物質によることに、ほとんど疑いの余地はない。マーモセットと同じく、ヒトの既婚男性は、未婚男性に比べて有意にテストステロンが少ない。既婚男性はエストロゲンが多く、ストレスホルモンが少ない。彼らは絆を結び、身を落ち着けている。彼らはパートナーに、単なるマッサージに過ぎないマッサージをする。誰かと長く暮らすことは、その相手とセックスをすることへの興味を減衰させていく。悲しいことだが、真実だ。ヒトもサルも、セックスが嫌いになるわけではない。セックスは好きだ。同じパートナーとのセックスが無関心を呼び、セックス全体への希求的欲求が低下するということだ。そうなった人々は、自分のパートナーとの間でも、新しいパートナーとの間でも、セックスを求めにくくなる。

性的関心を喪失することには、生存・繁殖の上で良い面もあるかもしれない。セックスを追い求めて駆けまわる男性は、あまり良い父親ではない。絆の形成に伴う神経化学物質の変化が、私たちを目の前の仕事――赤ん坊の扶養――に集中しやすくさせてくれるのかもしれない。また、オスのグッピーが一匹のメスと長く一緒に暮らしていると、彼らははるかにセックスに目を向けなくなり、食料を探すためにずっと多くのエネルギーや注意力を使うようになる。その結果、彼らはしょっちゅうパートナーを替える性格のオスたちよりも、大きく、強くなるのだ。遊び人のオスたちは、より多くの労力を性交に注ぎ、あまり熱心には食料を探さない。プレイボーイでいることは、やはりコストのかかる道楽なのだ。

パートナー関係の長期化に伴い、こうして性的衝動は失われていく。この過程は、五十年ほど前に発見されたある現象を構成する、二つの要素の一つとなっている。この現象には、(信じてもらえるかわからないが、ともかく）第三十代アメリカ合衆国大統領にちなんだ名がつけられた。

命名の由来となったその人、カルヴィン・クーリッジは、セクシュアリティのどんな側面とも、滑稽なほど縁遠い人柄である。自由気ままな一九二〇年代、株式市場が急成長し、ホットジャズが人気を集め、おてんば娘たちが髪をボブにしていた時代の大統領でありながら、彼は、その静かな物腰と簡潔なウィットを示す「寡黙なカル」というあだ名をもつ、無口なニュー・イングランド人であった。今日、彼は以下の二つの言葉で記憶されて――そもそも、彼が記憶されているとすれば――いる。一つ目は、「アメリカ国民の本分（chief business）は、ビジネス（business）だ」。もう一つの逸話は、実話に基づくというよりは、でっち上げによる出元の怪しい話かもしれないが、それにもかかわらず、彼についてまわるものである。

逸話の中で、クーリッジとその妻は農場を視察している。農場主に、二人は別々に案内を受けた。農場主がクーリッジ夫人に納屋の前庭の辺りを見せていると、オスのニワトリがメスに乗りかかった。農場主はその様子に少々慌てた。クーリッジ夫人は彼の気まずさを和らげようと、こんな技術的な質問をした。「この雄鶏はどのくらい頻繁に交尾をするんですの？」。

「一日に何十回もです」と農場主は答えた。

クーリッジ夫人は微笑んでこう言った。

「大統領にそれを伝えて」

農場主は、大統領を庭に案内している時にその雄鶏に気づくと、律儀にも、クーリッジ夫人が、この興味深い農業の豆知識を伝えてほしがっていたことを大統領に知らせた。

「毎回同じメンドリ？」とクーリッジは尋ねた。

「いえ、毎回違うメンドリです」と農場主は答えた。

大統領は「クーリッジ夫人にそれを伝えて」と切り返した。

およそ四十年後、研究者たちはある問題を説明しようと試みていた。その問題は、ラットを研究モデルとして使っていた、多くの研究室が遭遇していたものだ。一匹のメスとつがいになったオスは、しばらくの間、そのメスと交尾しようと躍起になり、苛立った様子を見せるのだが、その後、ほとんどすっかり「生産性を失う」ほどにまで、その気をなくしてしまう。研究者たちは、このオスの性衝動に再び火をつけるためには、ケージに新しいメスを入れるだけでいいことを発見した。そうすると、しおれ果てていたオスはもう一度、精力的なセックス・マシーンになる。これが「クーリッジ効果」だ。それ以来の五十年間で、クーリッジ効果はラットだけではなく、すべての哺乳類、そして、甲虫や両性具有のモノアラガイといった、一部の遠縁の動物たちにも当てはまることがわかってきた。

クーリッジ効果の第一の局面である、情熱の緩慢な終焉は、たくさんのヒトのカップルが経験している。肉体的な情熱が消えた時、長い人生にわたって彼らを結びつける「接着剤」や、興奮、報酬、そしてしばしば親密さは、減少する。もし、情熱の下に隠れていた問題があれば、それらが表面化することもある。

クーリッジ効果の第二の局面、性的欲求と能力の復活は、新奇なものの魅力を説明する一つの完璧な例であり、したがって浮気の魅力を説明する例でもある。浮気に関して、動物やヒトの中で個体差が生じるのは、欲望と理性の葛藤に直面した時に、彼らにとってその魅力がどれだけ強力になりうるかという点においてのみだということがわかったのだ。

見知らぬものの魅力

フレッド・マーリーは新奇性と興奮を愛していた。薬物を使おうとする彼の意欲はあまりに強く、妻、そして娘との絆をも超えてしまうほどだった。しかし、この新しい情婦がもたらす興奮は、最後には彼をも捨ててしまった。同じやりかたで何度も繰り返し使われる刺激は、結局はドーパミンの効果を鈍らせてしまい、依存者は薬物を使う動機を、「好き」から「必要だ」へと切り替えることになる。

薬物が相手なら、自分の体が快楽の踏み車で力尽きるまで、ハイであり続けるためにより多く、もっと多くを繰り返し使うことができる。しかし、人間との間でそうすることはできない――長期の心許し合える関係の中で、興奮が少しずつ減っていくのであれば。もちろん、挑戦してもらっても構わない。しかし、本棚何個分のセックスのハウツー本や、性愛指南者の知恵を取り上げた何十年分の雑誌記事を持ち出そうと、そこにあるのは、たくさんのセクシーな下着のスタイルや、たくさんの体位や、「二人の関係を再び燃えあがらせ、出会った頃のような愛の甘い衝動を満足させ続けるために使える」たくさんのロマンティックなお出かけ……そんなものばかりだ。

しかし、これもまたセックスへの衝動を減退させる、年齢というもう一つの要素――これも悲しいことだが、真実だ――を考慮から外せば、誰かと一緒に暮らすことは、私たちがセックスを楽しむ能力そのものを減退させることはない。つまり、私たちは強い真実の絆で互いに結ばれる――依存する――一方、絆を結んだ相手に対し、性的な関心はあまりもたなくなるが、しかしなお、新しい相手とのセックスには興味をもてるということだ。

こうした興味を満たそうという私たちの意欲には、強い遺伝的影響があるようだ。イギリスのリン・チャーカスらの研究グループは、十九歳から八十三歳までの、千六百組の双子の女性を対象とした大規模調査を行った。この中で、四分の一近くの人々が、自分がパートナーと結婚・同棲して、社会的に一対一の関係を結んでいた時に、浮気のセックスをしたことがあると答えた。一卵性双生児は、二卵性双生児よりも一・五倍、浮気をした割合が高かった。この違いの約四十一パーセントが遺伝によって説明され、遺伝子と行動の強いつながりを示した。

浮気をした女性の十七パーセントが、それは常に誤った行動だと確信していたが、テレビ伝道者のジミー・スワッガートのように、それでも浮気をしてしまった。分析に基づき、研究グループは、彼女たちの道徳的信条は、教育環境によって生じたものだと判断した。つまり、十七パーセントの例においては、彼女たちは、家庭や学校教育で与えられた道徳体系に反して、何か他の、より強力な急務に従ったのだ。

脳内報酬について研究する、ファウスを初めとする科学者らは、新奇な刺激——新しいセックスの相手——の存在により、側坐核へドーパミンが放出されることでクーリッジ効果が生じるのだと立証した。欲望のエンジンが、バッテリーを交換した車のように再始動し、欲求を駆り立てる回路が息を吹き返す。春よ再び！　げっ歯類はセックスを追い求め始める。ヒトはジムで体を鍛え始め、髪型を変え、新しい服を買う。

しかし、クーリッジ効果が起きるには、個体が新奇な相手の価値を認め、それを追い回す大胆さをもっていなければいけない。確立された秩序による快適なシェルターを離れることもいとわない勇気が必要だ——それは家を「離れる」時のように、本当に何かから離れる場合もあるし、絆を離れた関係を結ぶ場合のように、比喩として「離れる」場合もある。こうした冒険にはすべて、リスクが潜んでいる。誰かのパートナーを、もしかするとその誰かに抗議されながら、場合によっては、かなり真剣な配偶者防衛をされながら、横取りしなければならないかもしれない。リュシアスの弁論によって助けられた被告の男は、妻の不倫相手を殺していた。兄によって婚約者を横取りされそうになったショーン・マルケイヒーは、怒りを爆発させた。二〇一二年の初め、テキサス州グランバリーの女性、シャノン・グリフィンは、夫の浮気を発見した数時間後、カンザス州に暮らす浮気相手を殺したとして逮捕された。

動物たちも配偶者防衛を行う。そのため、「姦通者」になろうとする個体はすべて、やはりリスクに直面する。そうしたリスクをどれほど無視しようとするかは、個体による。鳥を例にとってみよう。ゼブラフィンチ〔別名キンカチョウ〕はオーストラリア原産の、小さくカラフルな鳥だ。彼らは橙赤色のくちばし、白い胸元、灰色の背中、そして白黒の尾をもつ。オスは、頭の両脇に鮮やかなオレンジの羽根をもち、頬を膨らませたジャズ・トランペット奏者、ディジー・ガレスピーのようにも見える。ゼブラフィンチは、様々な理由から科学研究に使われることが多いが、その理由の一つには、彼らが多くの鳥たちと同様、生涯にわたり一夫一婦制の絆を結ぶことがある。

ただし、中にはパートナーを裏切る個体もいる。ドイツのマックス・プランク鳥類学研究所で、バルト・ケンペナールスの研究室に所属する、ヴォルフガング・フォルストマイヤーを始めとするメンバーは、捕獲して飼育されているゼブラフィンチのコロニーを用い、鳥たちをパートナー以外とのセックスに駆り立てるものを見つけ出すことにした。進化の観点から考えて、彼らは、ゼブラフィンチが浮気によって何かを得ているはずだと判断した。

オス側から見た答えは、わかりやすいかもしれない。ヒトの男性と同じように、ゼブラフィンチのオスはたくさんの精子をもっている。その精子をたくさんのメスにばらまくことで、彼らはより多くの子孫に、自分の遺伝子を伝達することができる。厳しい性的な一夫一婦制は、その能力を制限してしまう。一方、メスの放浪の場合は、説明がより大ざっぱになる。オスは、自分の絆を離れた所で子供を作るのに、さほど多くの資源を使わなくて済む――彼らは子育てを手伝うために、いつも付き添っている必要はない。しかし、メスはオスとは違い、誰がそのヒナの父親であろうと、同じだけの仕事をしなければならない。それでも、メスたちはよそからやって来たオスに体を許すだけではなく、自ら彼らを誘惑するために巣から出て行く。ありうる理由の一つは、このメスたちは、自分の長期的なパートナーにはない長所を、自分の未来のヒナたちに与えようとしているというものだ。そのために、メスたちはとても魅力的なオスを探すことで、勝ち組を選び出そうとする。ヒトの女性や霊長類のメスが、特に排卵期に、同様のことをするという形跡もある。実際、霊長類のメスの中には、セックスと引き換えに、優しい「パパ」から果実や肉をもらう取引をするものもいるという――男性はたくさん貢いでくれるものなのだ。

フォルストマイヤーはこの概念に対し、正確には反証を示したというよりも、改変を加えた。彼は、確かにメスたちは、浮気相手としてジョージ・クルーニー的な鳥を好むかもしれないが、少なくともゼブラフィンチにおいては、見た目がすべてではないということを発見した。

数か月の間、千五百羽以上のフィンチを見続けた末、フォルストマイヤーは、確かにすべては遺伝子に関係しているが、しかし、それは外見にかかわる遺伝子とは限らない、と結論づけた。オスの中には、他のオスよりもずっと浮気をしやすい個体がいたが、その傾向を主に決定づけていたのは、このカサノヴァ連中が父親から受け継いだ遺伝的要因で、多くは性格に影響するものだった。ハンサムなオスたちはパートナー以外とのセックスを求めたが、より器量の悪いオスもそうだった。そして、魅力的だろうと地味だろうと、オスがセックスの機会を求めるほど、より多く交尾をすることができた。つまり、ばらまかれていたのは、単に外見の良さにかかわる遺伝子だけではなかったということだ。拡散した遺伝子群は、新奇探索性、冒険性、大胆さにかかわるものだった。

研究チームは、こうした略奪の試みに対するメスの反応を測る定量システムを開発した。彼らはその後、メスの浮気の傾向もまた、彼女たち自身が父親から受け継いだ遺伝子と関連していることを発見した。ふしだらなオスは——美しかろうと醜かろうと——より多くの交尾をする傾向があるため、その息子も娘も、絆で結ばれた相手以外ともセックスをする傾向があった。オスに交尾の成功をもたらすのと同じ性質が、メスに対しても、浮気のしやすさを高めるほうに作用した——そのふしだらさは、メスにとって、実際には高くつくものだったかもしれないにもかかわらず（浮気者のメスのヒナは、体重が少し軽くなる傾向があった）。しかしながら、フォルストマイヤーの結論によれば、たとえ絆を結んだペアにおいても、乱交性は、かなりの度合いで性を問わず遺伝する性質のようだ。ある種の個体は、まったく生まれつきの性質として、パートナー以外とのセックスを求める傾向が高いのだ。

鳥の浮気の例は数多い。メスのミソサザイは夜明け前に飛び立ち、「ジゴロ」たちを訪ねていく。メスのクサチヒメドリが産む卵のおよそ三分の一は、その住まいの家賃を払っているオスの子ではない。二〇一一年の後半、ヨーロッパの国際研究チームは、彼らが野生のシジュウカラの巣、百六十四個を三年間観察してきたことを発表した。十三パーセントのヒナは、パートナー以外との交尾で生まれていた。ここでもまた、外見も重視された可能性はあるが、性格はより重要であるようだった。「大胆な」オスは、「内気な」オス——彼らは絆を結んだパートナーに固執しやすい傾向があった——よりも、パートナー以外のメスとの間で、有意により多くのヒナを作る傾向があった。メスの「大胆さ」もまた、パートナー以外との間でより多くのヒナを作る傾向と関連していた。積極的なオスはまた、自分自身もパートナーを寝取られてしまう傾向があった——男のいぬ間に、女は遊ぶ。こうした性格のタイプと、全体的な繁殖適応度との関連は、仮に少しはあったにせよ、あまり大きなものではなかった。内気なオスも大胆なオスも、全体的にはほとんど同じ数の子を作っていたのだ。性格は、彼らが、絆を結んだパートナー以外とどれだけセックスをしやすいかということにだけ影響していた。

ケンペナールスの研究室の研究員たちは、シジュウカラの積極性、社交性、大胆さ、新奇探索性の傾向に影響する、ある重要な遺伝子のアリルを発見した。それは、ヒトでは前頭前皮質に多く存在する主要なドーパミン受容体、D4受容体の遺伝子（よく*DRD4*と表記される）の、鳥類版での多型である。

二〇一〇年、ニューヨーク州立大学ビンガムトン校とジョージア大学の学際的研究グループは、ヒトの性格の個人差と、D4受容体遺伝子の中にある繰り返し配列（ラリーがハタネズミの*avpr1a*遺伝子で見つけた繰り返し配列のようなもの）の多型を照らし合わせた。七回以上の繰り返し配列（7R＋）を含むアリルを、一つ（片方の親からの遺伝）、あるいは二つ（両親からの遺伝）もつ人々は、冒険、新奇なもの、刺激を求める傾向があった。

7R＋配列をもつ人々の脳は、ドーパミンやその受容体の分布、そして報酬系と前頭前皮質でのそれらの働きに違いがあった。例えば、こうした人々の中では、注意欠陥・多動性障害（ADHD）、薬物依存症、アルコール依存症の割合が高い。彼らは、ギャンブルや危険な投資で財産をリスクにさらしやすい傾向がある。

もちろん、アルコール依存症になりたい人や、ルーレットを回して貯金を空っぽにしたい人はいない。

しかし、まったく同じ7R＋配列が、ヒトの進歩において不可欠な存在となった、大胆にリスクをとる人々、新奇なものを追い求める人々の中にも見られるのだ。このアリルをもつ人々は、移民や新しい土地への入植者になりやすい傾向があった。このアリルはまた、たゆまぬ革新の創造者、野心家、冒険家などを生み出す傾向がある。

これらをすべて踏まえて、研究チームは百八十一人の若者を対象に、彼らの衝動的傾向、異時点間選択行動、性生活と結婚・恋愛生活を評価する調査を行った。それから、彼らは各被験者から採取したDNAサンプルを分析し、D4受容体遺伝子に7R＋配列があるかどうかを調べた。

7R＋配列のアリルを少なくとも一つもつ人々では、このアリルをもたない人々に比べて、性的な浮気の事例が五十パーセント多かった。性関係が乱れている割合は、7R＋配列のアリルをもたない人々に比べて二倍以上も高かった。このアリルをもつ人々の半数は、一対一関係にあるパートナーを裏切って浮気をしたことがあると答えたが、もたない人々では、そう答えたのは二十二パーセントのみだった。また、浮気をしたと答えた7R＋配列のアリルの保有者は、同じ回答をした非保有者に比べて、浮気相手の数も多かった。

一夫一婦制の集団は、遺伝子プールの中に〔繁殖に〕役立つ遺伝子多型を素早く定着させるため、一定数、パートナー以外とのセックスも必要とするのかもしれない。研究グループは、D4受容体遺伝子は進化的選択にさらされていると示唆した。時代が厳しく恐ろしく、また、未来が不確かである時には、集団は大胆で冒険的な存在を必要とする。落ち着いた豊かな時代には、その必要性は少なくなるだろう。「つまり、『下劣な』行動が適応的である環境においては、7R＋配列への選択圧は正に働くだろうということだ。しかし、『お父さんらしい』行動が適応的である環境においては、7R＋配列への選択圧は負になるだろう」。興味深いことに、アマゾン地域に暮らし、複婚制をとるヤノマミ族は、7R＋配列をもつ割合が高い。

D4受容体遺伝子は、衝動的欲望に耐えたり、刺激や新奇性への誘惑に応じたりするヒトの能力にかかわるドーパミン受容体遺伝子の一つに過ぎない。私たちは、薬物依存者や、絆を結ぶプレーリーハタネズミでは、脳内の再編成が起きていることを説明した。彼らは、脳を「好き」から「必要だ」に――新しさへの欲求から、すでにある関係の維持に――切り替える。この再編成は、私たちが以前に言及した、別の二つのドーパミン受容体、D1受容体とD2受容体の間での相互作用によるものである。

ハーヴァード大学心理学専攻の助教、ジョシュア・バックホルツは、線条体におけるD2受容体数が少ない人々を研究してきた。線条体は、側坐核を取り囲む脳領域で、扁桃体、前頭前皮質、主要なドーパミン産生構造と強く結びついている。バックホルツは、線条体でのD2受容体数の少なさは、薬物依存の傾向と関連があることを発見している。

「こうした〔D2受容体数が少ない〕人々は、新しい刺激や、報酬にかかわる何か目立つものに出会った時、このドーパミンによる情報伝達を抑える機構をもっていないのです。そのため、ドーパミン放出の増加が、ドーパミンの信号を高めたものを獲得しようとする、過度な衝動を引き起こします。彼らは、報酬に関連付けられた刺激に出会うと、他の人々よりもその効き目が出てしまうのです」。バックホルツはこう説明する。

刺激は金かもしれないし、食べ物、薬物、あるいは性的なものかもしれない。しかし、刺激が何であれ、前頭前皮質は自分の仕事をやれていないように見える。あるいは、口をふさがれている。バックホルツの話では、こうした人々は高いレベルの衝動的行動を示す傾向にあるという。彼らはまた、「結婚の絆を破ったり、相手構わずセックスをしたり、より一般的に、リスクの高い行動をとったりする割合が高く――根本的に、一夫一婦制と協調的なパートナー関係にかかわる社会的規範に、従いにくい確率が高いのです」。

ドーパミン受容体と、それらが脳のどの領域で、どんな役割を果たすかについての話は、極めて複雑だ――バックホルツは、これらの受容体が人間の中で果たす役割についての知識を、今なお「乱雑な」状態だと表現している。したがって、D4受容体遺伝子を「浮気の遺伝子」と呼んだり、D2受容体の少ない人々は、女スパイのマタ・ハリに引っかかりやすいだろうから、スパイとしてはあまりにお粗末だろうと言ったりするのは、早すぎる。しかし、詳細な拡大図はぼんやりして見えるかもしれないが、一方で、全体像は、どんどんはっきりとしたものになっている。

バックホルツはこう話す。「行動レベルでの（個人と個人の間での）多様性は、神経生物学的なレベルでの多様性によるものなのです」。

誰かの浮気はみんなの幸せ？

ステファニー・クーンツは、自身が「ヒトの行動の配線」と呼ぶものに対し、懐疑的な見かたをとっている。

「私はこれについて、中立的な立場をとっています。私は、人類はどちらの傾向も――一夫一婦制の傾向も、乱交や婚外交渉の傾向も――とりうるようにプログラムされていると考えています。両方の欲望、両方の能力が私たちの中にあるのです」

彼女は、社会構造が、私たちを一方のありかたから、もう一方のありかたへと傾けると考えている。配偶者防衛の例を見てみよう。クーンツは、多くのヒト社会に配偶者防衛が深く浸透し、一夫一婦制の基本的な特徴となっているが、この行動は社会学的にも説明できると指摘する。

「争うものが少なかったり、生きていく上で〔資源を〕貯蔵するよりも共有するほうが大事だったりする場合には、配偶者防衛が確かに少なくなるようです」と、彼女はアマゾン川流域の先住民の話を例に話す。彼らは伝統的に、複数の人々の間で結ばれる社会的親子関係の形をとっている。そこでは、妊娠している女性が、数人の異なる男性とセックスをする。それによって、この男性たちは、全員が生まれてくる子供に何らかの物質を付与したものと見なされ、それゆえ彼ら自身も、子育てに貢献することを義務として感じるようになる。

「しかし、ひと度、社会の中に富や地位の違いによるかなりの格差が生じると、ある種の義務の縮小が起きる〔そして、配偶者との関係が一対一に近づく〕のです」

財産や地位は、遺伝的な子孫に受け継がれる。家族は、血統に基づいてつながりを組み上げていく。非嫡出子は家族への侵入者だ。

「私の歴史解釈では」とクーンツは話す。「家族は、〔富や財産を〕要求してくるような父親や親戚をもつ子供を一家にもたらされたくない時に、女性の貞操についてとても厳格になります」。

実に、一一二三年に第一回ラテラーノ公会議が開かれるまで、ローマ・カトリックの聖職者たちが、既婚男性であることはよくあった。この会議で、カトリック教会はこのように宣言した。

「我々は、司祭、助祭、副助祭、修道士が内縁の妻をもつこと、あるいは婚姻を結ぶことを完全に禁止する。我々は聖なる教会法の記述にのっとり、こうした者の間ですでに結ばれた婚姻は解消されるべきであり、その者たちは告解を行うよう宣告されるべきことを、布告する」

この命令が——肉体の喜びに対する長年の戒めと合わせて——出された一つの理由は、ローマ・カトリック教会が、聖職者の子孫が教会の資産を相続することを恐れたためである。司祭は、母なる教会と「結婚」していた。教会は、どんな競争も認めなかった。イエスと結婚した修道女も、独身を貫かなければならなかった。他のいかなる関係も、事実上、姦通となる。

クーンツの視点は、生まれつきの神経のしくみが作用しているとするラリーの視点と、必ずしも矛盾はしない。大事な「もの」——富、財産、血縁関係——は、結局のところ、どれもなわばりなのだ。そしてもし、神経科学的な意味で、男性は女性パートナーにとっての「赤ん坊」であるとすれば、女性が彼らから目を離そうとしないことに、何の不思議もないだろう。例えば、第2章で紹介した内容を思い出してほしい。男性は、恋人が排卵期にあることに（いかに無意識にあろうと）気づくと、より熱心に配偶者防衛をするようになる。そして、配偶者防衛は、すべての一夫一婦制の動物、そして、そうではない多くの動物ももっている特徴なのである。

私たちがこれまで何度も強調し、そして、クーンツも発言しているように、重要なのは環境である。例えば、*avprla* 遺伝子は非常にその性質を変えやすい。社会的状況に反応して、働きが変化する。オハイオ州オックスフォードのマイアミ大学に所属するナンシー・ソロモンは、このような実験を行った。彼女は、自然を模した区画の中に、ハタネズミを、野生での一生に近い期間（おおむね四年ほど）いさせた。すると、オスのもつ *avprla* 遺伝子のアリルが、そのオスが交尾したメスの数と、孕ませた子供の総数に「顕著に影響した」ことがわかった。この結果はまた、巣を守るオスたちが、自分のパートナーを寝取られたことも意味している。果たして、絆を結んだメスたちは、パートナーのオスの遺伝的な子ではない赤ん坊たちを産んでいた。

同じく、自然を模した区画を使って、アレックス・オウファーは、オスの脳内の二つの領域、帯状皮質の後方と視床背外側核におけるヴァソプレッシン受容体の分布と、パートナー以外とセックスをする傾向の関係を調べた。これらの脳領域はいずれも、空間に対する注意と記憶に関与している。パートナー以外のメスを最も孕ませやすかったオスは、これら二つの領域のヴァソプレッシン受容体数が少なかった。

そして、ゼブラフィンチの研究では、捕獲・飼育されているフィンチのヒナの約二十八パーセントが、父親と血統が一致しなかった。野生のサンプルでは、一致しないのは約二パーセントだ。

イギリスの大規模な双子研究で、浮気をした女性の十七パーセントは、自分自身の道徳的指針を破ってしまっていたことを思い出してほしい。推測するに、浮気する気になりかねなかったものの、同様の教えの影響をより強く受けた女性たちも一定数いて、彼女たちは浮気をしなかったのだろう。生まれ育った環境が、パートナー以外とのセックスに対する批判を植えつけるものでなければ、彼女たちは自分の自然な傾向に屈していたかもしれない。

文化は私たちの脳を反映し、しばしば、脳内での葛藤も反映する。社会関係上の絆は、確実に性的な欲求と衝突している。それゆえ、私たちは貞操帯を、ブルカ〔イスラム教徒の女性が顔と体を覆う衣服〕を、女性器の切除を作り出してきた。結婚制度と、結婚生活を破壊したことに対する責任のとらせかたを定めた。離婚は高くつく。不倫が見つかるのに伴い、社会的に辱めを受けることは多く、キャリアへの悪影響もありうる。アメリカ軍では、統一軍事裁判法の姦通禁止条項違反で刑事告発されることがある。社会はこうした手段で、浮気のコストを高め、私たちの判断能力を活用することで、パートナー以外とのセックスに対する欲望を抑えこもうとしてきた。

こうした防波堤が必要だという事実からは、ヒトがまるで、自然の意図とは食い違ったことをしているように思えてくる。進化が、社会関係上の絆と性的衝動の間の、こうした力のせめぎ合いを、私たちの中に組み込んだのかもしれない。数百万年もの進化の過程の中で、男女は自己利益を巡る一種の戦争に身を投じてきた。メスは、常に自分の子孫のために、得られる中で最高の遺伝子を探し求めてきたのかもしれない。それに成功するためには、繁殖力を高め、同時に、パートナー以外の相手を探し、その繁殖力を活用するほどの大胆さも併せもつ必要が出てくるのだろう。その一方で、オスは自分のもつ精子をすべてばらまくよう、しかしまた、メスが他のどんなオスとも——特に、彼女たちの繁殖期には——交尾させるのを阻止するよう、駆り立てられているのかもしれない。そのため、私たちは嫉妬深く自分のパートナーを守り、配偶者防衛への自然な衝動を制度化するため、性的な一夫一婦制の文化的規範を構築する。私たちは、愛する者に一夫一婦制を求めるが、必ずしも、自分自身にもそれを求めるとは限らない。

この本を通じて、私たちは「神経生物学的なレベルでの多様性」が、いかにして行動に大きな違いを生み出しうるかを見てきた。フランセス・シャンパーニュのラットの研究、トッド・アハーンによる、ひとり親家庭のハタネズミの研究、ラリーによる、ヴァソプレッシン受容体とオキシトシンについての大発見、私たちの母親の子宮の中で始まる性ステロイドの影響。こうした多様性が、関係が長続きする度合いや、パートナー以外とセックスをしてしまう傾向など、将来の結婚・恋愛関係や性生活に影響しうる。

第2章であなたも顔を合わせた、クリスティーナ・ドゥランテの調査では、自然にエストロゲン濃度が高まっている女性は、真剣に交際・結婚している一番のパートナー以外の男性と性的関係を続けていくことについて、より前向きな回答をした。彼女たちはまた、一対一の交際相手を次々と乗り換える傾向が強く、よりハンサムで、金持ちで、頭の良い男性を探しているようだった。

*AVPR1A*遺伝子RS3配列の334型アリルをもつ人々や、感情を奪われた乳幼児期を過ごした人々などは、他の人々ほど強い絆を結べない傾向、そしてより多くのセックス・パートナーを作ってしまう傾向があるかもしれない。

他の研究では、テストステロン濃度が高い人々は、男女両方とも、より多くの相手とセックスをする可能性が高いことが示されている。これは、平常時のテストステロン量が高いことで、クーリッジ効果の第一の局面――テストステロン量の低下と相関する配偶意欲の減退――が弱まってしまい、セックスを追い求める意欲が高いままになるためかもしれない。

別の表現をすれば、こうした遺伝型は、私たち個人が自分の衝動と闘う能力を和らげてしまうとも言える。物事の、ただ化学的な側面ばかり――私たちのDNA、ドーパミン、その他、これまでに論じてきた神経伝達物質――が、私たちが通常、道徳性と見なしているものに深く影響するという考えを、非常に不安なもの、ともすれば、不快なものとさえ思う人は多い。しかし、自然は道徳的でも、非道徳的でもない。自然はただそうあるだけだ。

自然が、人類の少なくとも一部の中に不貞のバイアスを残しており、また、性的な冒険は、一夫一婦制の社会システムから切り離せない要素であるという証拠が、次々と積み重ねられている。社会関係上の一夫一婦制には必要な要素でさえあるのかもしれない。それでもヒトはしばしば、自分たちの性的衝動を、すべて社会関係上の絆の中に統合しようとするが、これら二つは常にたやすく結ばれる仲にはない。私たちの多くは、社会関係上の一夫一婦制を尊び、ほとんどの人々は――全員ではないが――絆で結ばれたこの社会関係の一部として、性的な一夫一婦制も大切にする。それでも、社会関係上の一夫一婦制は、まさにその社会関係上のパートナーとのセックスへの衝動を鈍らせ、また一方で、私たちを、他の人物からの誘惑に影響されやすくしてしまう。私たちの脳内の、ある生まれつきの違いが、この新しい刺激――かわいい同僚、友達のハンサムな夫、金持ちの上司――を歓迎する度合いを高めうる。さらに悪いことには、私たちの多くが魅力的だと思うタイプの――勇敢で、大胆で、楽しいことが好きで、リスクを冒して刺激を求める――第2章の「キャド」のような――人々、私たちが普通、「いい男／いい女」と呼ぶような人々こそ、私たち以外の相手ともセックスをしたがる傾向がまさに最も強い人々なのかもしれないのだ。

二〇一一年、オランダの研究チームが、企業の重役を対象に行った、不貞行為及び不倫の意思についての調査結果を発表した。千二百五十人の回答者のうち、二十六パーセントあまりの人々が、情事をもったことがあると回答した。回答者の企業組織内での地位と、浮気の確率の間には強い相関があり、地位のはしごを高く昇り、強い力をもつ人々ほど、情事に対する考えの開放性も、実際に働いた不貞行為の度合いも高かった。ジェンダーはあまり関係なかった。この結果は、企業上層部の男女、双方で維持された。彼らはより自信があり、外向的で、大胆だ。こうした性質は、彼らがキャリアの成功をうまく実現させた要因のうち、最も重要なものかもしれない。

しかし、大胆で勢いがあり、リスクをいとわない女性や男性が、誰しも、出張の時に新しいパートナーとベッドに入ろうとするというわけではない。動物とは違い、人間はもっと大きな、もっと強力な、理性的な脳をもっているのだ。私たちの多くは、リスクと報酬をちゃんと秤にかけることができる。

しかし、ほとんどの文化は、人々に一夫一婦制を守らせるために莫大な資源を投じてきた。他ならぬこの事実が、ヒト集団の少なくとも一部のグループの人々が、いかに、絆を結んだパートナー以外の相手とセックスをしたいという衝動に駆られているかを証明している。同じことは、種を超えて起こる。浮気をするのは、ゼブラフィンチや、ミソサザイや、プレーリーハタネズミだけではない。社会関係上の一夫一婦制をとる動物はほとんどすべて、一夫一婦制の霊長類を含めて、絆を結んだパートナー以外ともセックスをする。テナガザルのカップルは社会的一夫一婦制の強い絆を結ぶが、オスもメスも、他の相手とも性交する。

二〇〇五年、ドキュメンタリー映画『皇帝ペンギン』〔フランス映画〕が予想外のヒットとなった際、社会的保守派の人々は、パートナーとなったオスとメスのペンギンたちが、食べ物を獲りに出かけた後に相手の所へ――凍りついた地表の上を何十マイルも歩いて――戻る際、また子供の世話をする際に示す、信じられないほどの献身ぶりは、神が一夫一婦制を好まれていることの自然界における表れであり、また、私たち皆に向けての教訓なのだと主張した。はてさて、皇帝ペンギンは確かに性的な一夫一婦制をとるが、それは一回の繁殖期の間に限ってのことだ。ひと度、ヒナたちが自分で生きていけるようになれば、家族はばらばらになり、おとなたちは新しいパートナーを見つける。それはまるでオジー・ネルソンとハリエット・ネルソン〔オジーは二十世紀前半から中盤にかけて活躍した、アメリカのバンドマン・俳優・テレビプロデューサー。ハリエットはオジーの妻で、歌手・女優。「オジーとハリエットの冒険」というコメディ・ドラマ番組で、夫婦とその息子たちは家族として共演していた〕が、息子のリックとデイヴィッドが学校に行き始めた途端、お隣のクララ・ランドルフ、ジョー・ランドルフ夫妻とパートナーを交換してしまうようなものだ。

『性の進化論──女性のオルガスムは、なぜ霊長類にだけ発達したか？〔原題は *Sex at Dawn*（性の夜明け）〕』の著者である、クリストファー・ライアンとカシルダ・ジェタを初めとする人々は、正反対のことを論じている。彼らは、性的な一夫一婦制は完全に不自然なものであり、純粋にヒトの文化による創造物なのだと主張する。しかし、この説明は不十分に思われる。たとえ、研究や調査の結果に、十ポイント、いや二十ポイントの誤差があったとして、それでもなお、長期にわたる性的な一対一関係に踏み入った人類の半分以上は、絆を結んだパートナー以外の誰ともセックスをしていないということになる。同様に、プレーリーハタネズミや、ゼブラフィンチや、シジュウカラが、どの個体もパートナー以外と交尾しているわけではない。そうするのは一部の個体だけだ。また、セックスの頻度にかかわらず、何十年も結婚生活を続けている人々は、大統領の任期〔アメリカでは四年間〕にも満たない結婚生活しか経ていない人々よりも、いっそう高い全体的な満足感を言い表している。

社会関係上の一夫一婦制には、私たちの健康にまで良いことがありそうだ。グッピーが無理やり一匹のパートナーと暮らさせられることで得られる効果のように。結婚している男性は、独身の男性より長生きし、健康である期間が長い。結婚している女性にも、同じことが当てはまる。

ヒトは性的な一夫一婦制をとるように作られているのか、という質問に対する真の答えは、こうなりそうだ。「場合による。一部の人々はそうだ。他の人々は、それほどでもないかもしれない」。性的な一夫一婦制という問題は、人間や動物は〔全体として〕何をするようにできているかというよりも、個人・個体として、脳の影響によって何をしやすい傾向にあるかということにかかわってくる。スワッガート、バカー、そして、「今日のセックス・スキャンダルお騒がせ有名人」たちのような人々が、彼らを名声に導くだけではなく、パートナー以外との情事に向かわせてしまう傾向の性質をもっている可能性はある。だからと言って、そうではない他の人々が、心地良い、幸せな生活にこれ以上ないほど身を落ち着ける傾向があって、家庭以外でのセックスを本気で考えたことはまったくない、ということではない。ある人々が薬物に惹かれやすい、惹かれにくい、というのと同じことだ。

私たちを数千年にわたって悩ませてきた問題は、ある程度は、私たちが自ら招いたものだ。アウグスティヌスを初めとする神学者らは、私たちに、そう、ヒトは性的な一夫一婦制をとるようにできている、実のところ、もし私たちがまったくセックスをしなければ、私たちは皆もっとずっとうまくいっただろうと教えている。彼らはこの問題を、自然法のプリズムを通して見ている。この自然法では、神が人類を、一人の男と一人の女の間で、排他的な絆を築くものとして作ったと論じられている。エデンを追われた人々は、この本来の意図をできる限り忠実になぞることで、楽園への道を取り戻すよう強いられている。私たちはそれ以来ずっと、この、万人に対して一つのサイズだけしか用意されていない、フリーサイズの教義にとらわれているのだ。

誤りを認めることは、社会関係上の一夫一婦制、あるいは性的な一夫一婦制、どちらが滅びることも意味しない。クーンツの推測では、むしろ、より多くのカップルが、新しい関係性の形を取りいれるようになるだろうという。社会関係上の一夫一婦制と性的な一夫一婦制、両方を受け入れることが最適だと感じる人々もいるだろうし、手持ちの札を混ぜて、新しいものを求める人々も出てくるだろう。遊びの関係についてパートナーと交渉する人々もいるだろうし、全面的に「聞かない、言わない」方針を打ち出す人々もいるかもしれない。

「私はまた、こんな事実も軽く見てはならないと思います。結婚年齢が上がるにつれ、人々は、結婚前のセックスを二十年も経験することになるかもしれないということです。そして、そうした人々が結婚した時には、『もうこんなことには飽きたよ』と言って」、幸せな性的一夫一婦制へと退いていくのかもしれないのだと、クーンツは語る。

「私が自信をもって予測できることは」と彼女は話を続ける。「これらすべてのぶつかり合う欲望が、より多様な形で満たされていくことです」。自分たちの脳内に住み着いたパラドックスとの緊張緩和を人類が模索する中で、その変化はすでに、起こりつつある。

第9章　新たな愛の物語

私たちが提示してきた仮説は、かなり暗いものに感じられないだろうか。愛は依存症である——比喩的な「病みつき」にとどまらない、本物の中毒だ。私たちの中には、社会関係上のパートナー以外とセックスをしたがる傾向がとても高い人々がいる。私たち皆が賞賛した、例のドキュメンタリー映画に出てきた、あの氷の上のすごいペンギンたちさえも、私たちが思っていたほど相手に忠実ではない。何より最悪なことに、愛というのは、しっかり決まった回路の神経活動を刺激する化学物質に過ぎず、私たちをある種の高次精神世界に飛翔させるのではなく、私たちを考えなしに繁殖へと誘いこみ、私たちの進化的「適応度」を最大化させるものだという。どれも最低な話だ——。

この本を書き始める前から、私たちはこれらの反対意見を聞き続けてきた。人々は大抵、ヒトの愛についてのあまりに大きな責任を、脳内の分子のちっぽけな肩に委ねるという考えかたに反対する。彼らは、私たちが自分たち人類に対して抱く見かたに、こうした観点が与える影響を心配する。キャシー・フレンチが、大学で生物学を専攻する学部生に向けたセミナーで、ヴァソプレッシンなどのホルモンの役割について論じた時、「たくさんの人たちが怒りましたよ」と、彼女は笑って振りかえる。

「その人たち、こんなことを言ったんです。『この神秘的な、情感あふれる体験を、ただのホルモンに還元してしまうのか！』って。そう、その人たちは本当に怒ってたんですよ！」

「ある意味で、行動の生物学的基盤についての見解に、これほどまでに強い抵抗があるのは驚きだね」。そう言うのは、エモリー大学の倫理センターの所長を務める、生命倫理学者のポール・ルート・ウォルプだ。

それでも、私たちはその批判を確かに理解できる。私たちは、偉大な文化批評家のニール・ポストマンが「科学主義」と呼んだもの、〔心理学者の〕ウィリアム・ジェイムズが「医学的物質主義」として警告を発したもの、そして他の人々が「還元主義」と呼んできたものに踏みいったとして、容易に非難されてしまうだろう。しかし、感情や、その感情によって駆り立てられる行動が、私たちの脳内で作り出されるのだという基本的な考えは、非常に古いものだ。

「人々は、脳から、そして脳のみから、我々の楽しみ、喜び、笑い、冗談が、そしてまた、我々の悲しみ、痛み、嘆き、涙もが生じるのだということを、知るべきである」と、ヒポクラテスは記した。その二千年後、トーマス・ヘンリー・ハックスリー〔十九世紀イギリスの生物学者〕は、それよりも地味な形でこう宣言した。

「我々の中にあるすべての意識状態は、（動物）の中にあるものと同様、脳内物質の分子的な変化によって直接に引き起こされている」

しかし、機械論的な観点は、確かに悲観的な考えをもたらしやすい。実際、こうした科学が悪の道を切りひらくことがありうると論じることもできるだろう（そして正確に言えば、私たちはそう考えている）。私たちにはもう、最初の開拓民が、その道に接する土地の権利を主張しているのが見える。

「僕、史上最高に女性に信頼されてます！」

ヴェロ研究所という名前の会社のウェブサイトでは、かなり信用できそうにない見た目の男の写真の下に、こんなキャプションがついている。「『リキッド・トラスト〔液状の信頼〕』は、女性に僕を求めさせる」と言っている別のキャプションがついているのは、下着姿の魅力的な女性が、男性のネクタイをほどいている写真だ。ヴェロ研究所は、商品の適当さを知らず知らずのうちに露呈してしまう、文法を無視した短い広告文〔原文では、単数・複数の使い分けに誤りがある〕の中で、こう強調する。「女性による男性選びの九十六パーセントは、その男性の肉体的魅力によるものではありません。その男性がどれだけ素敵か、どれだけ金持ちかで決まるものではありません。その選択は強力な精神的感覚――信頼によるのです」

おそらくおわかりだろうが、彼らの言う「信頼」は、オキシトシン・スプレーのひと吹きによってもたらされる代物である。香水のように吹きつけると、そう、たちまちあなたは良い仕事に就けるようになり、大きな販売実績を挙げ、透けたネグリジェの美女がやって来て、あなたのネクタイを外しましょうかと申し出る。しかし、女たらし候補や中古車セールスマン候補たちには残念なことだが、リキッド・トラストは、おふざけ以上の役にはあまり立たない。もし、この商品に少しでもオキシトシンが含まれていたとして（私たちはそれも疑わしいと思っている）、肌や服にそれをスプレーしても、あなたや、あなたが出会う人々の誰に対しても、影響は一切ないだろう。ベアーテ・ディッツェンは、こうした類いのものを「恐怖の代物」と呼んでいる。しかし、この原稿を書いている時点で、リキッド・トラストはアマゾン・ドット・コム（Amazon.com）で三十五ドル近く〔約四千円〕で購入することができる（人々は確かにそれを買うのだ）。

商業的な研究所では、社会関係についての科学的知見から金を稼ぐ可能性を見出している。ヴァソプレッシン受容体遺伝子についてのラリーの研究の一部や、男性の絆形成についてのスウェーデンでの研究が発表された後、カナダのある研究所が、*AVPR1A* 遺伝子の分析サービスを九十九ドルで提供し始めた。女性たちは今や、未来の夫を「浮気遺伝子」でふるい分けることができるわけだ。ある研究者は、自分自身をテレビや活字メディアで売り出し、ある男性がパートナーを裏切るかどうかを自分は予測できると主張している。彼は、ラリーやその仲間のマルクス・ハインリクスら、そしてまた、社会神経科学分野のその他の人々による研究からほとんどを転用した、五段階評価法なるものを開発している。非常に人気のある出会い系サイト、ケミストリー・ドット・コム（chemistry.com）では、「愛の化学反応をもたらすかもしれない、あなたにぴったりの候補者リストを無料でお送り」することを約束している。こうした商売はただ増えていくばかりで、消費者の側は、悪質業者レーダーの精度を上げなければならなくなるだろう――嘘くさいガン治療や、ホメオパシー療法の「メディシン（薬）」、エネルギーを集めた水晶などに警戒する時と同じように。

こうした、今日の「愛の化学」に関するインチキは見つけやすいものかもしれないが、近い将来にはより深刻なリスクと、不透明な状況がもたらされる可能性がある。これから結婚しようとする男女、そのパートナーの両親たちが、オキシトシン、ヴァソプレッシン、ドーパミン、コルチコトロピン放出因子などといった神経化学物質、そして、それらの受容体について、結婚前にまとめて遺伝子検査を受けるようにと言い始めるかもしれない。自己アピールにおなじみの「高身長、専門職、SWM〔独身の白人男性〕」のセットに加え、男性は、新たなセールスポイントとして「*AVPR1A* 遺伝子：RS3陰性」と宣言したりはしないだろうか？ 男女は恋人募集記事に体型の要望を載せるのが常だ。そこに、遺伝型のことも付け足さない理由があるだろうか？　会話のきっかけとして、仕事のことを聞くのに合わせて、オキシトシン受容体やエストロゲンやテストステロンの状態、ドーパミンの作用やμ‐オピオイド受容体の比率を、気軽に持ち出してもいいのではないだろうか？「ええ」。そう言いながら、さっと髪をかき上げる女性の姿が見える。「そうね、たぶん、私の腹側被蓋野には、何十兆ものオキシトシン受容体があるわ」。

ヴェロ研究所が売っているような商品が、本当に効くとしよう。あるいは、もっとそれらしい話をすれば、脳内でのオキシトシン放出を引き起こすスプレーを、誰かが開発したとしよう。あなたは、銀行家や、株式ブローカーや、不動産業者が、それを使うのをためらうと思うだろうか？　社会的な絆を結ぶ化学物質の影響下では、私たちは、意気揚々とした不動産業者が「気の利いた要修理物件」と呼ぶ汚い家を、確かに五十万ドル〔約六千万円〕の値打ちがあると信じてしまいやすくなるかもしれない。第5章で私たちが論じた、チューリッヒ大学の投資信託ゲーム実験では、オキシトシンのスプレーを投与され、その後、受託者に裏切られた投資家は、相手を信頼する行動を示し続けた――騙されてからも、なお。ハインリクスが説明するように、オキシトシンが増えると「社会的なリスクを気にしない」のである。

ロバート・ヒースは、患者「B―19番」の同性愛を治すことはできていなかったかもしれないが、彼は自分のしていた研究のインパクトを予見していた。「個々人のみならず、社会的集団の観点において、精神機能よりも重要なものがあるだろうか？」と彼は問いかけた。「人類の未来、人類の生存という観点において、精神を統制し、制御するよりも重要なことはあるだろうか？」」。

私たちは、ヒースに「疑わしきは罰せず」の原則を適用したいと思う。彼はこうした考えを良い形で意図していたのであり、今日、私たちがしばしば想像しがちな、ぞっとするような意図は彼になかったのだと仮定しよう。ではしかし、ヒースが考えていたような現実において、ある人物の精神をどう制御するかを、誰が決められるのだろうか？　子供の性的な禁欲を後押ししたり、あるいは、その不安を減らして社会性を高めたりする目的で、子供に薬物治療を受けさせる親がいたら、私たちはそれをどう思うだろうか？　アメリカの何百万人もの子供たち、その多くは男の子だが、彼らはドーパミンの作用を促進する薬剤、リタリンを毎日服用している。表向きには、彼らの注意力を補助するためだ。しかし、この薬には、この子供たちを社会的により受け入れられやすい形で振る舞わせる作用もある。これが、未来のモデルなのだろうか？

自閉症スペクトラムの一領域にある、アスペルガー症候群の人々の中には、自分には何か「おかしな」点があり、その修正が必要だと少しでもほのめかされることに、ひどく憤慨する人がいる。アスペルガー症候群の人々のうち、少数は、彼らが「定型発達〔neurotypical：自閉症コミュニティから生まれた、発達障害などをもたない人を指す言葉〕」だと見なす人々よりも、自分のほうが優れていると確信している。あるアスペルガー症候群の人物は、ラリーの講演中にヤジを飛ばし、ラリーの研究は、自分のような人々を、ラリーのような〔「定型発達」の〕人々に近づけようとするものだと主張した。こうした療法はどれも、自閉症スペクトラムをもつ人々を、自閉症スペクトラムではない人々が直面する、あらゆる社会的な重荷にさらすだけだという。「そんなもの、誰が求めてる？」と彼は尋ねた。

この議論は、倫理学者からよく聞こえてくる話に重なる。私たちが天才を治療してしまっていたら？

ベートーヴェン、ファン・ゴッホ、アインシュタインなどが、「パパは何でも知っている」〔二十世紀中盤の、アメリカでのホームドラマ〕式の家庭生活にうまく適応できる男たちだったら、世界はどんなふうになっていただろうか？　非凡な才能の対価には、しばしば、反社会性、劣悪な恋愛関係、個人的な痛みがつきまとう。一方で、ファン・ゴッホの「星月夜」を見て楽しむ人々にとっては、彼の苦悩は受け入れられる代償と思えるかもしれないが、ファン・ゴッホ本人にとっては、それはとても最悪の感覚だっただろう。では、可能な治療はどのように提供されるべきなのだろう？　誰がそうした治療を受けるべきなのだろう？　脳を変え、感情を変化させる薬剤の使用を、誰が制御すべきなのだろう？

萌芽期にある神経マーケティングの分野は、あなたがこの本で学んだ脳内のしくみを効率的に利用しようとしている。実のところ、すべてのマーケティングは、あるレベルにおいては神経マーケティングなのである――広告主や製造メーカーは、何百年にもわたって、私たちの感情に訴えかけようとしてきた。製薬会社は魅力的な若い女性によって、その販売力を支えている。シナボン〔シナモンロールを主力とするアメリカのパン屋〕は、私たちの目や鼻から入った感覚情報が報酬を求めさせ、購入意欲を高めるよう、空港のターミナルやショッピングモールに、パンを焼く魅力的なにおいを送りこんだ。今のところ、神経マーケティングは、科学というよりもスローガンである。しかし、もし神経マーケターが、本当にその仕事に熟達していたらどうなるだろう？　背中をそっとひと押ししていたものが、どの段階で、私たちを強く突き飛ばすようになるのだろうか？

敵を尋問する時に、神経化学物質を使用する可能性についてはどうだろうか？　水責めで人々を拷問するよりは、アメリカの理想には反していないように見えるかもしれない。しかし、これは倫理的だろうか？　過去には、アメリカ陸軍の野戦教範で、捕虜の処遇を定めたジュネーヴ条約に従い、医学的に必要ではないあらゆる薬剤の使用を禁止することが提案された。しかし、二〇〇四年の議会調査局の報告書によれば、この制限が新しい版の野戦教範では少し変更され、尋問で「精神状態の変化や精神的ダメージを、長期的・永久的に引き起こす可能性がある薬剤」を使用することが禁止されるようになっていた。この記述は、神経化学物質の使用への扉を開いたままにしているように見える。

良い知らせ

科学の非道な利用を撲滅しようとする規則や法律に、必ずつきまとう大問題がある。恐ろしさを呼びうるものが、多くの人にとって途方もなく役に立つ可能性もあるということだ。アスペルガー症候群についてラリーをヤジった男性は、彼が私たちの考えについてほのめかした見かた――法的能力をもつすべての大人は、治療を受け入れるよう要請されてしかるべきだと、私たちが考えているというもの――においては、誤っている。しかし、彼の見解は、ラリーの所を初めとする研究室で行われている研究が、自閉症スペクトラム障害などの症状に対する医学的な突破口を作り出す可能性をもつ、という点では正しかった。ラリーのかつての師、トーマス・インセルは、「我々は本質的に、社会的な接触を切望する、高度に親和的な種である」と記している。「社会的経験が、心地良さの源であるよりも、むしろ不安の源となる時には、私たちはある根本的なものを失っているのである――我々がそれを何と呼ぶにせよ」。

自閉症が多くの遺伝子多型や環境要因と「連鎖」あるいは「関連」していることは事実である。だからこそ、注意深くなることが大切だ。しかし、多くの人々は、協力関係や、社会的報酬や、社会的な絆を促進する神経化学物質を理解することによって、いつか私たちがその知識を、自閉症のいくつかの症状を改善する薬物治療へと応用できるのではないかという希望をもっている。こうしたゴールに向けて、ラリーはエモリー大学に、分野横断型社会神経科学センターを設立した。マリア・マーシャルの物語が私たちに示すように、非常に幼い頃に私たちを支配していた環境が、成人後の生活にまで影響することがある。小さな子供が自閉症スペクトラム障害と診断され、鼻への神経化学物質の投与といったシンプルな方法で、スペクトラムのより重篤な領域から脳を遠ざけることのできる治療を受けられるとしたらどうだろうか？　こうした治療はおそらく、根治療法にはなりえない。しかし、脳内の化学物質の作用を利用し、自閉症児が視線を合わせたり、社会的な接触をとったりすることから受ける報酬を高めやすくすることは、もしかすると可能かもしれない。こうした子供が、相手から見つめられることを報酬と結びつけられるようになれば、彼らは社会的な手がかりに、より細かい注意を払うようになるかもしれない。雪だるま式に効果はいっそう高まり、その子は感情を読む力を向上させるとともに、他者との触れ合いを怖がりにくくなるかもしれない。新しく、より強力な神経接続が作り上げられるかもしれない。その効果は生涯にわたって続く可能性もある。ラリーは、オキシトシン機構を活性化する薬剤が、行動療法との組み合わせによって、いつかそれを実現するだろうと考えている。

オキシトシンはすでに、自閉症の子をもつ親に販売されている。例えば、オーストラリアでは、オキシトシン・スプレーの処方箋を、親たちが医師に求め、受け取っている。残念なのは、実験でオキシトシンを投与された自閉症者は、行動の改善を示してきたが、これまでのところ、そうした効果は一過性で控えめなものだということだ。より多くの研究が求められている。それまでの間、親たちは誤った希望を信じこんでしまったり、より悪いことには、きちんと管理を受けずに薬剤を使用して、子供に害を与えてしまうかもしれない。

第3章で少しだけ触れた、α－メラノサイト刺激ホルモン（MSH）は、特に興味をそそる作用をいくつかもつ。この分子（あるいは、MSHの受容体に結合できて、MSHそのものと似た作用をもつ薬剤）は、あなたの肌を小麦色にすることができる。オーストラリアのいくつかの企業は、こうした薬剤を、皮膚ガンのリスクを減少させる薬として販売しようとしている。また、これらの薬剤は、ピルがヴァギナと子宮頸部を刺激するように、性的興奮を高め、食欲を低下させ、脳内のオキシトシン放出を促進する。別の言いかたをすれば、日焼けをさせ、性欲を増進させ、ダイエットをしやすくし、あなたのオキシトシン機構を活性化させ、おそらくは信頼、共感、絆の強さを増すような薬が、じきに現れる可能性があるということだ。中年期の危機に苦しむカップルにもたらされる、治療上の恩恵を想像してみてほしい。

MSHはまた、自閉症において、社会的相互性を強化する薬としての可能性ももっている。ラリーの研究室に所属する研究員、ミーラ・モディは、MSH薬剤が、プレーリーハタネズミの絆形成を、オキシトシンよりもはるかに効果的に誘導することを示している。MSHに関連する薬剤が、オキシトシンの鼻腔内スプレーよりもずっと効果的に、自閉症における社会的困難も治療できるということなのかもしれない。

うつ病とアルコール依存症に次いで最も一般的な精神疾患である、社交不安障害に苦しむ人々を対象として、初期段階の小規模実験が行われている。それらの実験では、オキシトシンが扁桃体での恐怖のレベルを下げられるかもしれないことが示されている。それにより、この疾患に悩む人々が、他者と交流しやすくなるかもしれない。二〇一二年三月には、カリフォルニア大学サンディエゴ校の研究者チームが、人付き合いの回避や、結婚・恋愛関係の問題を経験している男性が、オキシトシンの鼻腔内スプレーを投与されると、性欲、勃起、オーガズムがどれも改善し、結婚・恋愛関係も向上したと発表した。実験では、感情を区別する能力の一部を（疾患の影響から、あるいは疾患治療の副作用で）失う可能性のあるパーキンソン病患者が、オキシトシンで効果を得ている。

統合失調症は、特に治りにくい疾患だ。この疾患にかかっている患者は、異常な血中オキシトシン濃度を示す傾向がある。統合失調症患者が、抗精神病薬とともに、オキシトシンの鼻腔内スプレーを投与されると、抗精神病薬のみを服用した患者に比べて、わずかに症状が改善した。

研究者の中には、依存者たちに薬物を使用させない手段として、脳内報酬系を変化させる可能性を探っている人々もいる。もしかすると、コルチコトロピン放出因子の作用が抑えられ、症状の回復していく依存者たちが、彼らを薬物使用に引き戻す「後ろ向きの意欲」を経験しにくくなるかもしれない。

本当の疾患の部類には入らないものの、それをもつ人々の生活に重要な違いをもたらしうる行動パターンと、受容体遺伝子の多型との間にも、関連が見出されている。オキシトシン受容体の特定の遺伝子型は、母親の、自分の子供に対する共感の弱さと関連が示されている。感情の欠如と連鎖している別の型は、環境の影響を受けるようだ。この型をもち、幼少期の負の体験（例えば、母親のうつ病）も併せもつ女の子たちは、その後、うつ病や不安神経症になる傾向がより高い。ヴァソプレッシン受容体の*AVPR1A* 遺伝子の、ある型には、女の子たちが初めてセックスをする年齢との関連が見出されている。私たちがすでに見てきたように、人生の初期のストレスは、女の子たちが早く性交する傾向を作り出す。*AVPR1A* 遺伝子のＲＳ3領域の、長い型を二コピーもつ男の子たちは、十五歳より前にセックスをする傾向が、短い型を二コピーもつ男の子たちに比べて高い。

産後のうつや不安症状に悩む母親、そしてもしかするとその赤ん坊も、神経化学物質による治療の恩恵を受けられるかもしれない。よそよそしい父親も、子育て行動を改善できるかもしれない。現在、心理学者や科学者の中には、オキシトシンの影響下でのカップルのコミュニケーションを調べたディッツェンの研究を受け、カップル・セラピーの一環として、オキシトシンの鼻腔内スプレーの使用について論じている人々もいる。セラピーそのものはストレスが溜まる。オキシトシンは不安反応を抑え、脳を信頼のほうへと傾けるため、問題を抱えたパートナーの間で、心を開いた、前向きなコミュニケーションを促進するための非常に有用な道具となりうる。精神科医は神経化学物質を、患者とコミュニケーションをとり、治療に従いやすくさせるために使うことがあるかもしれない。もし、患者が神経化学物質を面談の開始時に処方されれば、彼らは自分の考えや動機を明かすのに、より積極的になってくれる可能性がある。このことは、患者と精神科医の双方にとって利益となりうる（また、患者の信頼を得るための短いお決まりの会話に充てられる、医療費が加算される診療時間を節約することにもなりうる）。もちろん、こうした神経化学物質の使用はどれも、非常に厳重な管理を受けなければならない。男性に、心の奥底に秘めた性的空想についての調査に答え、そのアンケートを封筒に入れて研究者に手渡すように求めたところ、オキシトシンの鼻腔内スプレーを投与された男性の六十パーセントは、その封筒を糊づけせず、実験者が中身を見られる状態のままにしていた。偽薬を投与された男性では、わずか三パーセントしか、封筒を糊づけせずにいた人々はいなかった。

社会にとっての課題

ウィリアム・ジェイムズが記したように、「ある『純粋経験の意識』が、ある脳の状態に対応する時、何かはっきりしたことが起こっている。それが何であるかを垣間見ることさえできれば、すべての過去の功績が霞むような、真の科学的功績となるだろう」。あらゆる新しい科学的、あるいは技術的努力は、否が応でも社会の反応を引き起こす。社会神経科学の分野、そして特に、人々の間の絆についての研究は確実に、大小様々なレベルの習慣・制度・システムを、真剣に再検証するきっかけとなる。

国家の性格は、提起された問題に対してその国がいかにうまく取り組むかによって決まることがある。冷戦の緊張が高まっていた一九四九年、ジェフリー・ゴーラーとジョン・リックマンは『大ロシアの人々――ある心理学的研究』という本を発表した。この本で著者らは、おくるみで乳幼児をきつく包むロシアの風習を、「非常に苦痛と苛立ちを与えるもので、身体的に表現できない、強く破壊的な怒りという反応を生む」と論じた。公に辱めを受けるなど、ロシア文化の他の要素との組み合わせにより、この風習は攻撃性や、独裁的指導者への支持につながったのだという。ゴーラーとリックマン、彼らの著書、そして彼らのおくるみ理論はどれも批判を受けた――嘲笑さえも受けた。こうした反応は正しかったのかもしれないし、そうでないかもしれない（この理論は一九七〇年代を通じて教科書でなお取り上げられていたのだが）。しかし、人生の初期の過ごしかたと遺伝的多型が重なり合い、行動のある様式や、別の様式をとりやすい傾向を作り出す、という考えかたは今では明白になっており、それは国のレベルでさえ言えることである。

韓国とアメリカで行われた研究で、研究チームは、韓国の人々がステレオタイプに合わせて生きていることを発見した――彼らはアメリカ人より感情を抑える傾向があった。続いて、両国の被験者たちは、オキシトシン受容体の違いによる分類を受けた。オキシトシン受容体遺伝子のある型をもつ韓国人たちは、それとは違う別の型をもつ同国の人々よりも、感情を強く抑えていた。前者の型をもつアメリカ人は、後者の型をもつアメリカ人よりも、感情をあまり抑えなかった。この鏡像的な違いは、文化が遺伝子発現に与える影響による。

新しい知見は個人的なスケール、文化全体にわたるスケール双方で、私たちの社会にかかわる変化について考える機会を与えてくれる。ある変化は易しく小さなものかもしれないが、それでもなお、非常に重要なものでありうる。私たちが赤ん坊を産む方法を変えたらどうなるだろうか？　ベイラー医科大学のレーン・ストラサーンは、帝王切開の流行について憂慮している。私たちが、母ヒツジが仔ヒツジとどのように絆を結ぶかを論じた際に述べたように、帝王切開による出産では、子宮頸部と膣道を迂回してしまう。これにより、母親の脳へのオキシトシン放出の度合いは顕著に低くなりやすく、母子の絆にも、もしかすると影響するかもしれない。しかし、医学的に必要のない帝王切開手術を計画する場合に、このことを考慮に入れる医師や妊婦はほとんどいないように見える。

病院での出産経験自体も、母子の絆の妨げになる可能性があると、ストラサーンは懸念する。「赤ちゃんが生まれてすぐに、私たちは何をするでしょうか？」と、彼は言葉巧みに問いかける。「私たちは、肌と肌とをより長く触れ合わせ、乳房から授乳させるのではなく、その子たちを母親からひったくってしまうのです」。

二〇一一年の終わりに発表された研究で、研究グループは、母親から引き離された新生児が、母親の肌に触れていられた時に比べ、自律神経の活動（ストレスの指標）は百七十六パーセント上昇し、静かな睡眠は八十六パーセント減少したことを見出した。私たちは、母親たちに病院のない環境で出産を済ませることを提案しているわけではない。新生児や母親の傷害や死亡を防ぐ上で、近代的な技術の強みは明らかだ。しかし、出産後あまりに早く赤ん坊を母親から引き離してしまう慣習は、例えば、産後うつや、子供時代のネガティヴな行動のリスクを高めるなど、母子双方の脳に不利な影響を与えてしまうかもしれない。

スー・カーターは別の厄介な話題を挙げる。抗オキシトシン薬が、早産をしそうな妊婦に対して投与されることがあるというのだ。そしてもちろん、オキシトシンそのものは、陣痛を促すために母親に投与されている。ハタネズミでの実験は、こうした出産のしくみへの干渉により、後の行動に影響したり、ひょっとすると脳の障害に──うつ病、不安神経症、そして自閉症にまで──つながりやすくなったりするような変化が、脳内に生み出される可能性があることを示している。出産調節のためのオキシトシン薬が、後の人生における精神医学上の問題のリスクを高めることを示唆するような、ヒトにおける臨床的な証拠は一切得られていないが、その可能性があるだけでも、十分、調査を実施する根拠になる。

親の行動と自閉症リスクへの言及は、どんな内容でも、白熱した議論を伴う。ストラサーンがこの話題を論じる時、彼は話の半分を、重いため息によって中断する。そんなため息を一つつき、長い沈黙を挟んだ後で、彼はこのように話す。

「ここで病院の同僚たちの中にいると、私は極めて慎重にならなければいけないんです。どう表現したらいいか、その……これは、意見なんです」

彼は、レオ・カナーのことを考えている。ジョンズ・ホプキンス大学の精神科医院の創立者であるカナーは、母親による子育てのスタイルを表現するのに「冷淡な（frigid）」といった言葉を使った。こうした類いの言葉が、「冷蔵庫マザー（子供が自閉症になるのは、母親の冷たい子育てのせいであるとする、一九四〇年代に生まれた表現）」に姿を変え、母親を責める不適切な伝統がそれに続いた。

「今日、自閉症の分野では、母親の子育てが自閉症の発症に影響を与えうるという含みをもつ意見は、どんなものであっても激しく拒絶されます」とストラサーンは説明する。「ですから、これは非常に注意深くならなければいけない話題です。しかし、私たちがそれを無視することはできないと、私は強く感じます。なぜなら、自閉症は私たちが無視できないものだからです」。

ストラサーンは、遺伝的に、そして／あるいは子宮内での発達によって自閉症スペクトラム障害になりやすい子供たちの自閉症様行動の経過には、母子の絆と、母親による養育のやりかたの双方が役割を果たすと考えている。

「動物とヒトの両方において、社会的環境が子供の社会的行動の発達に影響するという、否定できない証拠がそこにあるのです」と彼は論じる。

親と赤ん坊の間の社会的つながりが、体を使う運動に似ているということもありうる。つまり、乳児と両親が視線を合わせ、体に触れ、あるいはお互いに微笑みかけたり、優しく声を出し合ったりする度に、赤ん坊は「社会脳」の神経接続を強めることで、遺伝的、あるいは環境的な自閉症のリスク因子に対する反発力を高め、健康的な発達へと舵を切っていくという可能性だ。

ストラサーンが憂慮するように、こうした話に対し、ある種の人々がほとんど反射的に示す反応は、怒りだ。だが、ストラサーンは母親たちや父親たちを責めているのではなく、ヒトとヒトの相互作用が脳に影響すること、脳が、フィードバックのループを介してその相互作用に影響すること、自閉症の経過や、あるいは社会脳の発達に影響する、複雑な「ごった煮」に見えるものの材料の一つが、親たちの行動であることを指摘しているのだ。

フランセス・シャンパーニュらが行っているようなタイプの研究が示してきたように、特に人生初期のストレスと不安は、遠く成人後の生活においても、行動に影響を及ぼしうる。こうした行動は、次の世代にも受け継がれる可能性がある。いくつかの研究では、オキシトシンやヴァソプレッシンのような神経化学物質の濃度が、ヒトの両親とその子供たちの間で共通しており、二つの世代の行動は、こうしたホルモンの濃度と関連していることが示されている。オキシトシン濃度の低い親子のペアは、濃度の高いペアに比べて交流が少なく、そこから感じる報酬も少なかった。

こうした情報は私たちを立ち止まらせ、自分たちの文化に対する広い視野をもとうとさせるはずだ。私たちはこれまで、かなり不安な文化をせっせと築いてきた。そうすることで、私たちは共通の社会脳を変えてしまいつつあるのかもしれない。

例えば、経済は、愛や、欲求や、絆とはあまり関係がないように見えるかもしれない。しかし、ストラサーンが関心を払っているものに、あなたも注目してほしい。私たちは、彼が、アメリカや他の先進国において、母性というものがいつも良くないスタートを切っているのではないか――ただし、その原因は病院で起きていることだけではないだろう――と考えていることを知っている。

「母親は病院から家に赤ん坊を連れ帰り、すぐに仕事に復帰して、子供を託児所に預けます」

ストラサーンは、もし、絆というレンズを通してこの世界を見れば、このやりかたはさほど良いものではないかもしれないと話す。

「私たちの社会と、私たちが作り出してきたパターンを見てください。私たちは、自分たちの生活が良くなっていると思っていますが、そうでしょうか？　それとも、私たちは自分では気づかないまま――あるいは、多少は気づきながら――いくつかの問題を作り出しているのでしょうか？」

母親と乳幼児の絆は、ヒトのすべての絆の要石だ。しかし、現在の私たちの経済的な世界では、多くの親たち――一人親かどうかにかかわらず――は、出産後できるだけ早く仕事に復帰するという以外の選択肢を、ほとんど与えられていない。在宅型の子育てはすでに贅沢なものになっている。それは、親たちがスキーボートをほしがったり、ロンドンのクラリッジス〔高級ホテル〕に二週間の滞在を望んだりしているためだけではない。それは、私たちが健康保険料や、両親の介護や、大学の授業料や、失業の恐怖や、居眠りすれば居場所がなくなるような変化の激しい職場の環境に、押しつぶされているからだ。

経済と家庭生活についての議論は、一九七〇年代から進行しているが、そうした疑問についての研究は、伝統的に社会科学の分野に落としこまれ、そこでの発見は「曖昧だ」という批判にさらされている。しかし今や、社会神経科学が、親と乳幼児の間の情動的なつながりが、発達していく脳にどのように影響するか、そして次の世代までどう影響するか、現実のメカニズムを説明する確実なデータを生み出している。ラットでこれがどのように起きるか、私たちは知っている――分子に至るまで、すべて。

この研究が一体どれだけ重要なものになりうるのか、わかっている人はほとんどいない。政策立案者、政治家、ロビイストたちは過ぎ去った時代から抜け出せずに、「自己責任」を打ち出し、負の子育てのサイクルに介入するのに効果的な事業に対しても、厳しい予算削減を提唱する。こうした予算削減は、目の前の小銭を節約することはできるかもしれないが、後には、どっとコストがかかるばかりだ。子育ての準備もできていないのに子供をもったことに関して、責められるべきなのは十代の母親本人だ、彼女はしゃんとして責任を示すべきだ、と論じるのは構わない。しかし、こうした言葉のあやは、〔人間が自らを〕完全に理性的に制御できることを想定してのものだ。私たちがこれまで見てきたように、そのようなことは決してない。好むと好まざるとにかかわらず、〔理性的な行動に〕失敗する人はいるだろう。そして社会はその時、感情面・物質面で恵まれない家庭で育てられた子供が出会う、あるいは引き起こす、将来の困難による負担を引き受けることになるのだ。

私たちがこれまでの五十年間をかけて作り上げ、そのことで悦に入っていたコミュニケーションの文化そのものが、疎外された社会の一因になっているかもしれないと考えることもできる。なぜなら、こうした現代のコミュニケーション方法は、共同社会における愛を育むための神経回路を迂回してしまうからだ。ヒト対ヒトでの直接のコミュニケーションで刺激されることがあまりに少ないと、こうした回路の発達は妨げられてしまうだろう。電子メール、携帯電話のショートメッセージ、ツイッター、フェイスブック――世間のデジタル崇拝全般――により、顔を突き合わせての交流は減り、その間ずっと、時空間における人間の身体的存在を、技術が模倣できるという印象が促進されてきた。私たちは食料雑貨をセルフレジで購入し、銀行取引をオンラインやATMを介して行い、自分のパソコンで買い物をする。私たちは、ニール・ポストマンが「テクノポリー〔技術万能主義〕」と称したものを作り上げてしまった。

こうした潮流は、私たちの脳のはたらきかたにも影響しうる。外国の養護施設から引き取られてきた養子たちを調査したのと同じ、ウィスコンシン大学の研究室〔第4章「母性を生む回路」参照〕では、少女たちにストレス検査を実施した。研究チームは、被験者の少女たちとその母親たちの関係を評価し、少女たちの不安のレベルを上げるため、彼女たちに数学と語学のテストをさせた。少女たちは四つのグループに分けられた。一つ目のグループは、母親と直接触れ合った。二つ目のグループは母親と電話で話した。三つ目のグループは母親とショートメッセージをし、四つ目のグループは母親とまったく交流しなかった。実験を通じて、研究チームは少女たちの尿中のオキシトシン濃度と、唾液中のコルチゾール〔ストレスホルモン〕を計測した。元々の関係性の違いを補正してもなお、実験で母親と顔を合わせて交流したグループの少女たちは、他のグループに比べて高いオキシトシン濃度と、低いコルチゾール濃度を示した。ショートメッセージを使って母親と交流した少女たちは、元々の濃度よりもオキシトシン濃度が増えることはなく、コルチゾール濃度は高くなった――これは、まったく母親と交流しなかった少女たちと同じ結果だった。

オランダの研究者、カルステン・デ・ドルーの提唱する仮説は、オキシトシンの機能的進化を、とりわけ、人間関係に見られる集団の形に焦点を当ててとらえている。最初の集団は、母親とその乳幼児によるものだ。次の集団は、カップル。そして、核家族、拡大家族、氏族、部族、と続いていく。絶滅を何とか回避するだけではなく、地上を支配することにおいても、人類が驚くべき成功を収めた理由がここにある。デ・ドルーの説によれば、集団内の信頼が、オキシトシンとそれに関連する神経回路によって、程良く調節されてきた。その働きが、社会的な潤滑油となる――本書で焦点を当ててきた、様々な一対一の関係だけではなく、大きな規模で言えば、社会全体にとっても。

人々が互いに協力し合う時には、実に、オキシトシンとヴァソプレッシンの両方が、コミュニティにおける信頼を築く手助けをするようだ。このことは最近、小さな規模で、エモリー大学でのラリーの同僚、人類学者のジェイムズ・リリングによって示されている。

第二次世界大戦後、核戦争の脅威が高まる中で、ランド研究所〔アメリカのシンクタンク〕の二人の研究員、メリル・フラッドとメルヴィン・ドレッシャーは、予想される様々な核のシナリオに対し、二つの国がどのように反応する可能性があるかを知ろうとして、ゲーム理論の研究を行った。彼らが作り出したものは、後に「囚人のジレンマ」として知られることになるものだ。二人の犯罪者が、銀行強盗の罪で拘置所にいると考えてほしい。彼らは別々の独房に入れられている。警察は二人のそれぞれに、もし、彼が警察の捜査に協力し、もう一人の囚人が協力しない場合には、警察に協力した密告者のほうは執行猶予となり、協力しなかった共犯者は刑務所で五年間の服役になると伝える。もし、彼が警察に協力せず、しかし共犯者は協力した場合には、協力しなかった彼のほうが五年間の服役となり、もう一人の囚人が執行猶予を手にする。もし、二人とも警察に協力して自白すれば、二人それぞれが、二年間の刑を受けることになる。どちらも協力しなければ、二人とも軽犯罪についての執行猶予で済んでしまう。二人の証言なしでは、警察が、より重い罪を立証することができないからだ。もし、あなたが二人の犯罪者のうちの一人だったら、あなたはどうするだろうか？　さあ、それは、あなたが仲間の泥棒の口の堅さをどれだけ信用するかによる。

このゲームは、金銭の支払いを伴う形で行われることがある。そしてそれが、エモリー大学のリリングが研究で実施した方法なのだ。支払い額は、パートナーの協力や裏切りの度合いによって決まる。鼻腔内のオキシトシン投与は、協力を強めるのに役立つ。しかし、それがすべてではない。リリングは、被験者の男性たちが互いに協力すると、オキシトシンが線条体の活動を強めることを発見した。この結果は、ハタネズミが絆を結ぶ時に、オキシトシンが側坐核に及ぼす作用を思わせる。この作用はおそらく、相互協力による報酬を高めたり、相手の人物は信頼でき、信頼することは良い気分なのだという教えの学習を促進したりする。オキシトシンもヴァソプレッシンも、協力の度合いを高めた（ただし、ヴァソプレッシンがその効果を示したのは、一方のプレイヤーが最初に、もう一方のプレイヤーに対して信頼のしぐさを見せた時だけだった）。この結果は、これらの分子が、扁桃体を含む脳の特定の領域で働くことで、人々の中で信頼が築かれる手助けをするかもしれないのだと示唆している。さて、このことが疑問を生む。もし、近しい友人グループ以外の人々との間では、個人同士の交流がほとんどない場合、社会には何が起こるだろう？

　その他、大きな懸念材料となっているのは「暴力」と「環境」という二つのテーマである。二〇一一年九月に、国連総会との合同で開かれた「ブルアン・クリエイティヴ・リーダーシップ・サミット」〔ルイーズ・ブルアン財団によって開催される、各国首脳、世界的企業の経営者、芸術家、研究者、報道関係者などが集まり、世界の重要な課題について話し合う会議〕の年会でスピーチをしたラリーは、イラクやアフガニスタンなど、戦争被害地域向けに政策を作る政府指導者たちは、幼少期における精神的に厳しい体験が、脳とその後の行動にいかに影響するかを考慮する必要があると論じた。暴力とネグレクトが子供にとって悪いことだというのは、何も新しい話ではない。一九五〇年代終盤の、ハリー・ハーロウ〔心理学者〕による有名な実験は、不安な目にあった赤ん坊〔アカゲザルの子供〕が、もし養育や抱擁をしてもらえないとどのようになってしまうか〔不安様行動をとる、仲間になじめない、性行動をとれないなど、様々な問題が起きた〕をまさに示してみせた。そして、長年にわたって多くの場所で実施・収集されてきた、たくさんの実験、調査、生活史からは、戦争、組織的暴力、トラウマを経験した若者たちが深刻な行く末を辿ることを示す、山のような証拠が得られている。だが今や、社会神経科学者たちは、こうした経験の観点から成人後の行動を説明する一助として、脳機能に照準を定めている。戦争を計画する人々は、この若く、苦しい状況に置かれた世代が成人期を迎えた際、自分たちがどのような負の結末に直面することになるかを、熟慮しなければならない。

　自らの脳の性分化にかかわる化学的作用について、知識を得た私たちは、どのように自然環境を管理すべきかについても熟慮せざるをえない。内分泌攪乱物質として知られる汚染物質――特定のプラスチック、除草剤、そして医薬品にも含まれる――には、他のどんな因子にも増して、私たちの社会的脳を変える作用があるかもしれない。内分泌攪乱物質は、私たちの脳の性形成において、チャールズ・フェニックスやその後継者たち〔第1章「男女の脳は作られる」を参照〕が実験で用いたエストロゲンやテストステロンなどと、同様の役割を果たすかもしれない。中でも、最も有名で広く流通しているものとしては、ビスフェノールA〔缶の内側のエポキシ樹脂コーティングや、感熱紙のレシートなどに含まれる〕、フタレート（どこにでも見つかるが、特に、柔軟性の高いプラスチックに含まれている）、アトラジン〔アメリカで最も一般的な除草剤で、アメリカの大多数のトウモロコシに使われている〔日本では「ゲザプリム」の名で販売。EUでは使用が禁止されている〕〕、そして、避妊用ピルに含まれるような、医薬品中のエストロゲンなどがある。しかし、まだ他にもたくさんある。実験に次ぐ実験が、少量であっても、胎児期や乳幼児期における内分泌攪乱物質への曝露が、実験動物においてジェンダー特有の行動を恒久的に変化させうる（特に、オスの女性化）ことを証明している。

私たちの新しい知識が将来に対してどのような意味をもつのか、今の段階では、私たち著者を含めて誰も、確かなことは言えない。しかし、私たちは、自分たちが行動、法律、そして政治によって作り出しているかもしれない文化の形に、もっと深い熟慮がなされるべきだと考えている。こうした文化は、自分たちの社会脳に何も関係ないように見えるかもしれないが、幅広い、深刻な影響を及ぼしている可能性があるのだ。

愛とは何か？　私たちは何者か？

コペルニクスは、地球は太陽の周りを回る数々の惑星の一つであることを宣言し、それまでの約二千年にわたる概念を転回させた。また、彼の提唱した地動説は、私たちの太陽系が天の川の一部であり、そして、天の川が、膨張する宇宙の中に何千億と存在する銀河の一つであると示す新発見によって拡張された。これらの新しい事実の登場に伴い、人類は、自分たちの暮らす惑星がすべての中心であるという概念の見直しを迫られた。続いて、ダーウィンが、私たちを自己崇拝の王座から引きずり降ろした。こうした段階を踏むごとに、宗教的、社会的、個人的な教義は、信念の安楽椅子から放り出され、次の、ずっと収まりの悪い居場所へと移される。社会神経科学は今、こうした不愉快な挑戦を、私たちの原点となる概念――愛についての考えかた、そして、その考えかたに基づく私たち自身の自己認識――に向けて突きつけている。

私たちはこの本で、多くの疑問に答えようとしてきた。しかし、私たちが一件落着とすることのできない疑問が、一つ残る――なぜ、私たちは愛するのだろうか？　科学は絶対に、人生の大きな「なぜ？」への答えを出すことができない。三歳の子供から質問を浴びせかけられている親なら誰でもよく知っているように、「なぜ？」は私たちをウサギの巣穴へと迷いこませてしまう。子供が「どうして人を好きになるの？」と聞けば、私たちは「子供を作るためだよ」と答える。「どうして子供を作るの？」。こうなると、私たちは自分が、「神様の考え」とか「私たちの愛を分け合うため」などといった話を持ち出していることに気づく。すると、その答えが「どうして私たちは愛を分け合おうとするの？」という疑問を呼び、私たちは下手な緊急措置を発動する――ねえ、スポンジ・ボブ〔アニメ番組〕でも見てきたら？

宗教、哲学、そして神話の形成は、「なぜ？」に取り組むためにある。だから私たちは、世界と宇宙を理解する助けとして、物語を語るのだ。私たちは、自分たちの物語を、自分自身の特別な視点を裏づ

ける ために 使っている。
ウィリアム・ジェイムズは物語の力を理解していた。実際、ヘンリー・ジェイムズはよく、心理学者のように文章を書く小説家と言われ、兄のウィリアム・ジェイムズは、小説家のように文章を書く心理学者とよく言われる。ウィリアムは科学の人でありながら、新しい洞察が、時に神話を弱体化するために使われる様子を残念に思っていた。

霊的な価値は、その卑しい由来が主張されれば損なわれるのだというこの仮説は、もしかすると、非感傷的な人々が、より感傷的な知り合いに盛んに語って聞かせる意見の中に、最も広く表れているかもしれない。アルフレッドが不死をとても強く信じているのは、彼の気質があまりにも感情的だからだ、と。(中略)

私たちは皆、心理状態が過度に硬直していると自分たちが見なす相手を批判する際には、それをある程度まで用いる。しかし、他の人々が、私たち自身のより崇高な魂の飛翔を、私たちの気質の表れ「に過ぎない」と呼んで批判する時には、私たちは侮辱され、傷つけられたと感じる。なぜなら、私たちは、自分たちの生体の特性がどうであれ、私たちの精神状態は強烈な真理の啓示として、その本質的な価値をもつことを知っているからである。そして、私たちは、すべてのこうした医学的物質主義の口をふさぐことができれば、どんなに良いだろうと願っている。(中略)医学的物質主義は、聖パウロのことを、ダマスカスへの道中に彼が見た幻視〔天からの光とキリストの声〕は後頭皮質の発射性損傷〔のせい〕だ、彼はてんかん持ちだったのだと言って済ませてしまう。

保守的な哲学者、政治理論家、生命倫理学者は、まさにこのことを憂慮しているが、それはもっともなことだ。彼らは、他の多くの人々とは異なり、私たちの文化を支えている本当の柱が、科学や、技術や、工場や、そして法律ですらなく、私たちが自分自身を語る物語であると認識している。しかし、その物語はもろく崩れやすいかもしれない。私たちは、それらを徐々に壊していこうとする時に、間違いを犯すことがある——ジョン・マネーと、彼の「社会がジェンダーを作る」という主張を見るといい。そこで、物語に重みと権威を与えるため、保守派の人々はしばしば、語られていた話を元に、不変の真理の体系である「自然法」をまとめ上げることで、倫理のマジノ・ライン［フランスがナチス・ドイツに対して築いた防衛線］とも言えるものを築こうとする。しかし、本物のマジノ・ラインのように、自然法そのものも壊れやすい。それは時とともに変化し、不変とは程遠いのである。

愛は、その事態がいかに生じるかを示す良い例だ。人間にまつわるもので、不変の物語をもっていそうなものがもしあるとすれば、それは愛だとあなたは思うだろう。文字を発明すると同時に、私たちは愛と欲望についての作品を編み始めた。およそ四千百年前、シュメール人がくさび形文字で記した詩は、このように始まる。「花婿よ、私の最愛の方よ、あなたの美貌は素晴らしい、蜂蜜のように甘い方よ」。語り手の女性はこの花婿に、急いで自分を連れて寝室へ向かってくれないかと申し入れる。花婿がそれに応えた後、彼女はこのように言った。「花婿よ、あなたは私をめとり、喜んでくださいました。私の母にお伝えください、母はあなたに美味を贈りましょう、私の父にお伝えください、父はあなたに贈り物を差し上げましょう」。変容してしまった伝統もあるだろうが（しかし、セックスの後、男性に生ハムとロレックスの時計を贈るという発想は、ぜひ復活してほしいものだ）、基本的な感情は、何百世代も後の、どの社会に暮らすどんな人々にとっても理解できるものだ。不安な期待、真の喜びとエロティシズム、満ち足りた余韻。そして物語が現れる。あるいは、絵画か、詩か、映画が。

それでも私たちは、愛に関する限り、自然法に対する視点を変化させている。アメリカでいえば、奴隷制度や女性の参政権の否定と同じ、異人種間結婚を禁じる法律は、一部の人々による自然法の解釈に基づいている。人種間の交雑はおぞましく、聖書に反するもので、白色人種をむしばむことになるだろう、というのである。一九六七年六月十二日、ラヴィング対ヴァージニア訴訟〔異人種間での結婚が禁止されていたヴァージニア州で、州外で結婚手続きを経た上で暮らし始めた白人と黒人のカップル、ラヴィング夫妻の妻が「白人男性を夫とした」容疑で逮捕された。その後、二人は州外退去を強いられたが、支援団体の後押しを得て州政府との間で訴訟を起こした〕において、ラヴィング夫妻――その愛にふさわしい名〔Loving：愛している〕をもつカップル――を支持する判決が下されるまで、いくつかの州ではこの見かたが維持されていた。同様に、多くのアメリカ人は現在、同性愛が間違ったことではないと思っているだけではなく、同性愛の男性同士、あるいは女性同士が、法的に結婚できるようになるべきだと考えている。これは、そうした結びつきは自然に反しているという見かたが多勢を占めていた、たった数年前の国家的信念からの、驚くべき転回だ。

この功績の一部は、科学が担っていると言えるだろう。身体的性、あるいはジェンダーを厳しく男女に二分する世界に収まらない人々の生きかたに対し、科学はその新たな説明に貢献しうる、新しい情報を提供してきた。しかし、変わりつつあるこの性の物語は、他の人々が揺るぎなく胸に抱いてきた話を、少しずつ侵食してもきた。中には、変化の結果としてもたらされた混乱に対し、無視という形で反応する人々もいる。また、恐怖に駆られ、激しく非難することによって反応する人々もいる。

二〇一一年の秋、自らを「アメリカの主要な精神科医の一人」と銘打ち、また、FOXニュースの精神医学担当スタッフ、『グッド・ハウスキーピング』誌の寄稿編集者を務めるキース・アブロウ医師は、すべての親たちに向けて、テレビの「ダンシング・ウィズ・ザ・スターズ」〔有名人とプロのダンサーがペアを組んで踊るダンス競技番組〕にチャズ・ボノ〔作家、ミュージシャン〕が出場している期間中、子供たちにその番組を見せないようにと助言した。なぜだろうか？　それは、チャズ・ボノが性別適合手術を受け、身体を女性のものから男性のものへと変えているからだ。アブロウはFOXニュースに向けて、「番組を見てしまうかもしれない多くの子供たちがこれから築いていく自己感覚の中には、もちろん、性／ジェンダーのアイデンティティも含まれるだろう」という文を寄せた。

これを読んだあなたは、ジェンダーは社会によって押し付けられうるという、ジョン・マネーの古い理論にずいぶん似ていると感じるかもしれない。その感覚は正しい。「人類は感情、思考、そして行動の面で、お互いの手本となっている」とアブロウは続ける。「痛ましくも、自分の――ジェンダーよりもむしろ――種が欠陥品であると信じ、形成外科医に、腹部から採取した肉でしっぽを造成するよう頼む人物と同じように、チャズ・ボノはわずかばかりも賞賛に値しない」。

言い換えると、アブロウによれば、ルンバを踊るチャズ・ボノをテレビで見ることで、あなたの息子たちは自分のペニスを切り落としたくなる可能性があるのだという。こうした考えは恐怖に基づいているだけではなく、驚くほどの無知を示すものである。それでも、アブロウによる頑固な現実の無視は、支持を得ている。

オバマ大統領が、性転換者であり、元テストパイロットのアマンダ・シンプソンを商務省の顧問に選んだ時、社会的保守派の人々は激怒した。福音主義の政治活動団体である、アメリカ家族協会（the American Family Association）は、この指名を「茶番」と呼んだ。「この倒錯した陰謀者たちが何よりも望んでいるのは、彼らの性的に逸脱した生活様式に対する、社会の承認である」と、この協会は断言した。同じように声高な非難が、家族研究協議会（the Family Research Council）などの、別の影響力の強い右翼政治団体からも出されている。その一部は、トランスジェンダーと同性愛者を混同している。

二〇一一年、トランスジェンダーの人々はニューヨーク市に対し、たとえ性別適合手術を受けていなくても、彼らの出生証明書を、自身が自覚するジェンダーを反映したものに変えられるよう、申し立てを行った。この時、家族研究協議会の政策研究員、ピーター・スプリッグは、ニューヨーク・タイムズ紙に対して、このような変更手続きは、すべて「詐欺」の一形態であると語った。

「皆さんは、彼らの性器の構造と染色体の構造についての客観的事実と、いわゆるジェンダーのアイデンティティという完全に主観的な経験をはかりにかけていると思います」とスプリッグは話した。スプリッグと家族研究協議会が、ジャーメイン・グリア〔女性解放運動家〕と同じ陣営に入るという、実にありえない同盟関係ができたわけである。

トランスジェンダーの人々は、単にある日、目を覚まして、男性、あるいは女性になるほうがもっと面白そうだと判断したわけではない。同性愛者ではないというふりをすることはできる。そして、そのことはトラブルの種になりうる――もし、あなたが有名な男性で、ゲイ嫌いであるという噂がすでに浸透しているものの、ふと気づくと、男娼を雇ったり、あるいは空港のトイレで相手を見つけたり、あなたの礼拝に参加した若者を誘惑しようとしたりしているという場合には。同性愛者でなくても、同性愛的な性体験をすることはできる。しかし、あなたは勧誘されて同性愛者になることはできないし、あなたがもし同性愛者であれば、それを「治療される」ことも絶対にない。異性愛者の少年少女たちがとる行動は、彼らの脳がそうするようにと言っているがゆえのものである。テレビ・コマーシャルがいかに抗えない魅力にあふれていても、おもちゃメーカーは子供たちに、あるジェンダー向けのおもちゃを無理やり買わせることはできない。そうした企業のコマーシャルは、子供たち自身の脳が生み出したジェンダーに基づく願望を、そのおもちゃが満たしてくれると思わせるように作られているだけだ。

文化、遺伝子、養育、そして私たちの脳の間に、強力な相互作用がある。しかし、文化はジェンダーを作り出すことはない――ジェンダーを反映するのだ。ジェンダーは、すべてのことに影響する。私たちが誰を愛するかということから、私たちがベッドの枠をプロレスのトップロープの金具に見立て、そこから飛び降りるのを面白がるかどうかに至るまで（アメリカの病院で、救急救命室にケガで運び込まれる人々の大部分が男の子である理由の一つが、ここにある）。しかしなお、多くの人々は文化がセクシュアリティを生み出すのだと主張している。なぜなら、その物語が彼らの世界観に合うからだ。

同様に、私たちがこの章の冒頭で書いたように、愛のとらえかたが変わりつつあることで、多くの（もしかすると、ほとんどの）人々の人生における、最も重要な感情についての物語も脅かされている。では、愛にかかわる神経のしくみを理解することは、私たちの愛のとらえかたにどんな影響を及ぼすのだろうか？　需要に応じて生み出されうる愛は、それでもなお「本物」なのだろうか？

神経科学の中には、自由意志とは神話であると考える学派がある。無意識の脳が意識に影響を与え、意識が決断を下しているかのように働く――実のところ、その際の私たちの一連の行動は、私たちが気づきもしないうちに決まっている――のだと。もしそれが本当なら、愛は量子物理学のようなものなのではないかと心配する人々も出てくるだろう。量子物理学では、関係し合う二つの素粒子をただ観察するだけで、その性質が変わってしまう。もし私たちが、愛についての脳のしくみに気づいたら、愛を本当に壊してしまう可能性があるのだろうか？

我らが旧友、ゲルマン民族の憂鬱の達人であるエドゥアルト・フォン・ハルトマン〔第3章を参照〕は、そのように考えた。知識は、必要な狂気と妄想を奪いとってしまうのだと。彼は、私たちは盲目的にならなければならないと綴った。なぜなら、人は「この果てしなく広がる衝動の無意味さに気づいても（中略）今やその衝動は情熱の中に溶けこみ、確実に自らばかげた行為をする」からだ。

全体像をよく見ることで、私たちはまた、愛のことを、車のエンジンや、スロット・マシーンや、コンピューターのソフトウェアと同じように、プログラムされたプロセスだと考えるかもしれない。巡り巡って、私たちは自分自身のことも、プログラムされた存在として見るようになるかもしれない。

私たちはハルトマンに賛同しない。もし仮に彼が正しければ、依存が起きる脳のしくみを説明することで、薬物依存者を治療することができるだろう。悲しいことだが、そんなに簡単な話ではないのだ。人間がハイになる分子生物学的なしくみを詳細に理解し、ストレスホルモンの役割を知っているメタンフェタミン使用者は、それでもメタンフェタミン依存症であり続けるだろう。同じように、恋に落ちた人もその神経プロセスを理解している場合があるが、それでも彼、あるいは彼女は恋に夢中になっていく。

一体全体、自由意志が存在するのかどうか——あるいは、自由意志が私たちの行動に十パーセント、二十パーセント、三十パーセントでも寄与しているかどうか——ということは、私たちがあたかも自由意志をもっているかのように行動しているという事実に比べれば、重要なことではない。別の言葉で言えば、私たちは自分自身に、物語を語っているのだ。そのことこそが、人間であること、とりわけ恋に落ちた人間であることの証だ。これが、私たち著者が二人とも、愛の未来はこれまで通り明るいものになりうると信じている理由である。

例えば、ジョージ・ソーンダースのような皮肉屋の作家が、短編小説『クモ頭からの脱出（*Escape from Spiderhead*）』によって表現したような世界に対し、私たちはどう反応するだろうか？　語り手であるジェフ、そして、ヘザーという名の若い女性は、彼らが新薬開発のモルモット役を務めている研究所の一室で出会う。新薬の試験を実施している第三の人物、アブネスティが彼らに薬を投与すると、ジェフは〔それまでは「普通」に見えた〕ヘザーを「超イイ」と思うようになり、ヘザーも彼のことを同じように思う。「すぐに、その場のソファーの上で、俺たちは果てた。俺たちのそれは、超、激しかった」。彼らの情事は激しかっただけではなく、「相性ぴったり」だった。ジェフとヘザーは、自分たちが恋に落ちていると考える。しかしその後、ジェフが別の薬を投与されると、その愛は消えてしまう。

「これは強力だ」と、アブネスティはジェフに言う。「こいつはすごい。俺たちは、神秘的な永遠の秘密を解明したんだ。世界を変える、この素晴らしい力と言ったら。誰かが人を愛せなかったら？　今では愛せる。俺たちは『愛せる』ように彼を変えられる。愛し過ぎてたら？　でなきゃ、保護者から不似合いだと思われるような相手を愛していたら？　俺たちは、そのクソ野郎をきっちりおとなしくさせられる。誰かが、本物の愛のせいで落ち込んでたら？　俺たちは踏みこむ、それか、そいつの保護者がそうする。もう落ち込みやしない。（中略）俺たちは戦争を止められるか？　もちろん絶対、その勢いを落とせる！　急に、どっち側の兵士も、みんなヤリ始めるんだ。それか、少しの量なら、超仲良し気分だ」。

おかしな話だろう？　私たちは、これを読んだ時大笑いした。しかし、私たちは一方で、古典的なSFのディストピア〔反ユートピア〕のことも思い浮かべた。感情が操作され、現実の感覚と、人工の感覚の境界線がぼやけている世界だ。

それでもアメリカ人はもう、脳を微調整することに熱狂している。アメリカ疾病予防管理センターによれば、およそ十人に一人が抗うつ剤を摂取している。学生たちは繰り返し、そしてうまいこと、リタリンを使って勉強への集中力を上げている。昼夜交代で勤務する人々や、パイロットや、トラック運転手や、そしてそう、研究者たちも、目を覚ましておくために使われる薬、モダフィニル(modafinil)を、働き続けるために使っている〔訳者付記：もちろん、上記の職種の人々すべてが使っているわけではない。念のため〕。私たちは「葉っぱ」をふかす人々、コカインを使う人々、バーボン飲み、ニコチン依存者、カフェイン中毒者の数を数えもしていない。私たちは、こうした薬物すべてを、あらゆる理由で使用する。その中には、愛を乗り越える、というものも含まれる(愛がほしいが自分のもとにはない、愛はあるがそんなものはいらない、かつて自分のもとにあったが失ってしまった愛を忘れたい――など、何でも)。

多くの人々が、社会経験を充実させるために、薬物など(特にアルコール)をすでに使っている。騒ぎ好き、パーティー好きの若者たちがMDMA〔合成麻薬の一種〕――「エクスタシー」という呼びかたのほうがよく知られている――を使うのは、ペンライトを振る仲間たちとの一体感、友情を感じさせてくれるからだ。確かにある程度、MDMAにはそうした作用がある。なぜなら、この薬物はオキシトシンとドーパミンの放出を促進するからだ。

二〇〇九年、ラリーは『ネイチャー』誌に小論を寄せた。その中でラリーは、私たちが本書でこれまでに論じてきたように、愛とは、私たちの脳内で起きる一連の化学反応から生じる特性なのだと推測した。この小論を読んだニューヨーク・タイムズ紙のコラムニスト、ジョン・ティアニーは、感情に対する「愛のワクチン」の可能性に考えを巡らせた。離婚したばかりの人や、報われない愛(相手が愛に応じられない、あるいは相手にその気がない）に悩む人が使うワクチンだ。ティアニーのコラムは、世界中に再配信された。すると、ラリーの所には、ケニアのナイロビに住む男性からこんな手紙が届いたのだ。「誠に恐縮ながら、将来の予防のため、私がそのワクチンを手に入れる方法をご指導いただきたく、お願い致します。あなたにご指導いただけることが私の望みをつないでおります。そしてもし可能であれば、ワクチンをお送りください」。彼は非常に関心をもち、さらに手紙を書き送ってきた。「もし、同じことに対する治療薬がありましたら、何回か服用したく思います」。

私たちも皆、そうではないだろうか？　不可能な愛にとらわれたことのない人、あるいは、うつろな胸の痛みが増すのを感じたことがない人など、いるだろうか？　その苦しみをすべて取り去ってしまうような何かがあれば、一発打ち込んでほしいと思わない人がいるだろうか？

ナイロビのかわいそうな彼や、「リキッド・トラスト」を買う人々は、本当に自分や他者の感情を操作したがっている。これが、魔女や、惚れ薬を使う魔術師や、ヘビ油の催淫薬のセールスマンたちが、何千年も目指してきたものだ。私たちには私たちの気持ちがあり、また別の誰かには、その誰かの気持ちがある。そして私たちは、あるいは彼らは、別の気持ちになれたらと願うのだ。

インドでは、牛にたくさんのミルクを作らせるために、そして野菜の見た目をよくするためにさえ、オキシトシンがすでに頻繁に利用されている。この国では、社会的な絆についての実験を、マスコミが詳細に報じている。その理由の一つに、インドでは恋愛結婚よりも、見合い結婚のほうが多いことが挙げられる。もし、薬剤によって、事後に情熱を引き起こすことができるのなら、たくさんのカップルがそれを使うだろう。

この本で私たちが論じてきたしくみを、制御することが可能だとしたら――私たちは、そうなるだろうと考えている――脳のしくみは手綱によって制御されてしまうだろう。しかし、だからと言って、愛が今よりも本物でなくなってしまうことはない。

こうした感情の操作は、可能であるというだけでなく、求められるものだ。花、宝石、シャンパン、香水の業界は、私たちのそういう信念の上に成り立っている。社会として、私たちはすでに、自分たちの人格に影響を与える薬を使うことは構わないと判断している――この事実を無視しても意味はない。私たちは大抵、自分たちの行動に引き起こされたその変化によって、自分の感情面での経験にどこか「現実味」が減ったと感じることはない。私たちは常に操作され、あるいは自分や他者を操作しているのだ。薬によって燃えあがる恋は、マティーニや、気の利いたおしゃべりや、あるいは素敵なセックスによって燃えあがる恋と、何の違いもないだろう。その感情は同じなのだ。もし、ラリーの恋愛観を受け入れるなら、何が脳のしくみに火をつけるかは重要でない。それによって引き起こされる、脳内の回路の活性化が重要なのだ。どのようにしてそこに到達しようと、私たちは自分で選択をしたかのように振る舞うだろう。薬によって促された愛も、なお愛である。現実の、真実の――あるいは少なくとも、他の愛と同じほどには、現実で真実だ。

私たちは愛、欲求、ジェンダーが、私たちの脳内でどのように働くかを正確に知ることができる。それでも、私たちはなお、その知識とともに歩んでいく意味を生み出していくことになるだろう。私たちはなお、愛の感覚と興奮を賛美し、愛の悲しみを嘆くことになるだろう。

しかし今、私たちには、自分たちのしていることに対してより意図的に、より意識的になれる可能性がある。私たちは、無知に基づく偏見をやめ、愛のしくみがもつ力を認め、軽率さを――無駄に終わることが多いにしても――防ごうとする機会を手にしている。神の存在を、あるいは死後の世界を信じなくても、自分にいつか見返りをくれる超越的存在などいないという信念をもちながら、倫理的な生活を送って人生に意味を見出す人々のように、私たちは、愛する人との出会いについて、我が子の顔との初めての対面について、自分自身の性の目覚めに伴う混乱した喜びについて、神話を作り上げていく。そこにはもちろん、意図的、意識的に行われる、邪悪な行為もある。すべてがうまくいくということはありえないだろう。

しかし、と、ラリーの同僚のウォルプは言う。愛と絆と欲求についての説は「ラリーが百パーセント正しいとしよう」。そして「私がその説を、足の裏まで全身で信じるとしよう。で、だから何だって？それが、私の行動をどう変えられるんだろう？　自分の妻と子供のことをどう思うかを？」。何も変化は起こらないだろうし、起こす必要もない。ウォルプと彼の妻、子供たちは、家族愛についての共通の経験に基づいて、彼らが作り上げた物語をもっている。愛と絆について、脳内で局地的に存在する回路における生化学反応という観点から日々考え続けてきた男である、ラリー自身もそうだ。ラリーは妻と子供たちへの愛を、自身の還元主義的な視点によって衰えることのない情熱として味わっている。

私たちは、映画を見る度にこれをやっている。ルー・ゲーリッグ〔筋萎縮性側索硬化症（ＡＬＳ）のために早世した、元ニューヨーク・ヤンキースの人気野球選手〕を描いた物語、『打撃王』〔原題 *Pride of the Yankees*：一九四二年のアメリカ映画〕を、涙なしに見られる人がいるだろうか？　私たちは、映画監督、役者たち、脚本家が私たちを操作していることを知っている。しかし、それでも私たちは自分の感情に浸ってしまう。その物語が、勇気や、威厳や、そしてそう、愛についての知恵を教えてくれるがゆえに、私たちはその物語を必要とするのだ。ひと度、私たちの欲求がかかわると、まさにそうして、私たちは自分の鼓動の高まり、下腹部のうずきの理由をこしらえるだろう。ミネソタに視点を戻すと、スーザンはまだ浮気をしているだろう。たとえ彼女がそのことを自覚したとしても、そして、関与している神経化学反応を分析することができたとしても、彼女はなおも、自分がなぜ浮気をしているのか、新たな物語を自らに語り聞かせることだろう。

もちろんそれでも、愛は今までずっとそうだったように、うまくいかなくなることがある。そして、私たちはそのことについても、物語を語るだろう。だがもしかすると、新たな科学は、悲劇的な愛の現れのうち、最も危険で最も病的なものの一部を解消するのに役立つかもしれない。

私たちが、何世代も胸に抱いて生きてきた考えの中に、見直さなければならないものがあるのは確かだ。しかし、生物学的特性のためか偏見のためかを問わず、人類社会において長らく完全な権利を認められてこなかった多くの人々は、彼らが当然手にすべきであったものを主張できるようになる。私たちはまた、人間関係の展望を導いていく方法についても、考え直さなければならないかもしれない。私たちは、神経回路上にある化学物質の無意識の働きによって、人間関係があまりにも強く影響されることを知っている。私たちは、正しいものは常に自然なものなのか、自らに問いかけなければならないかもしれない。もしそうでないとしたら、私たちはいつ、そしてどのようにその区別をつけるべきか、決めていかなければならない。

新たな社会神経科学は私たちに、こうした疑問について考えるよう鼓舞するだけではない。私たちが人間の愛の文化を支えるために使うことのできる、新たな、より頑丈でさえある柱の創造に影響を与えることで、こうした疑問の解決策を得る手助けをしてもくれる。未来がもたらす、より暗い可能性を避けようというのであれば、私たちは自分自身に何を語るかについて、非常に思慮深くならなければならない。私たちがもし、そうあることができれば――愛は永遠に、その玉座から転落することはないだろう。

謝辞

私たちは、その協力により、本書の完成を可能にしてくれた人々に感謝している。私たちは取材先の方々の好意に甘え、時に深く個人的な事柄に踏みこむこともあったが、彼らは楽しい時間と寛容さという贈り物をもって、私たちに応じてくれた。私たちは特に、自らの研究から考えられる結果についての、活発で、時にリスクのある会話に喜んで参加してくれた科学者たちに、感謝と評価を示したい。

デイヴィッド・モルドワーは、アイデアの正しさを強く信じてくれ、ジリアン・グレイは忍耐強い手助けを示してくれた。また、ミシェル・テスラー、熱心に仕事をし、助言を与えてくれたスーザン・ハード、いつも通り分別ある指示をくれたアレックス・ハードにも感謝を。ブライアンは、ラリーにうなずきを送る。彼は、ここまでを望める権利が誰にもないほどの、心地良く、熱心な共著者だった。ラリーの妻、アンは、セックスと愛情関係についての彼の考えに耳を傾けてくれるだけではなく、何はともあれ、彼を愛してくれる――そのこと自体が、何かを物語っている――。そして、彼の子供たちは、事あるごとに、なぜ愛の物語が重要であるのかを思い出させてくれる。

訳者あとがき

人間と動物の「共通言語」

本書は、二〇一二年にアメリカのカレント社（ペンギングループの一員で、一般向け科学書を専門としている）より出版された、*The Chemistry Between Us: Love, Sex, and the Science of Attraction* の翻訳である。原題にある「chemistry」の語には、「化学作用」の他、「相性」という意味もある。私たちの人間関係に、化学物質の働きが深くかかわっていることを匂わせる、巧みなタイトルだ。

この本では、人類にとって究極の謎ともいえる、性・愛・絆にまつわる現象を、脳内の化学物質を手がかりに紐解いていく。本文には時折、ホルモンや脳領域の名前などの専門用語が登場するが、一つ一つの言葉を気にしなくても、内容は十分に楽しめるのでご安心いただきたい。また、少々複雑な話については、原著者の二人がユーモアあふれる喩えを用意してくれている。それらを参考に、時には日米の文化の違いを楽しみながら、気軽に読み進めていただければ幸いである。もちろん、鍵となる分子の名前をしっかりと覚え、家族や意中の誰かに本書のエピソードを披露して、実生活での絆や愛——ひょっとしたら性も——を深めていただくことも、大歓迎だ。

本書には、人間だけではなく、動物たちの「愛」にまつわるエピソードも登場する。例えば、平野に暮らすプレーリーハタネズミは、一夫一婦制の絆をもち、パートナー亡き後は多くが独身を守る。ところが、近い親戚である別のハタネズミは、複数の相手と行きずりの関係をもつ。さて、彼らの浮気性には、どんな要素がかかわっているのだろうか？

こうした生き物たちの「愛の物語」は、他人事として読んでも十分に面白い。普段は動かないヒルが、セックスの気配を嗅ぎつけた途端、激しく体をよじらせるのだと聞けば、「単純だなあ」と思わず笑ってしまう。しかし、彼らの話を自分の身に引き付けて考えてみると、その内容は、さらに興味深いものとなるだろう。

動物たちの話が身にしみるのは、彼らの行動が、どこか私たちのものに似ているからというだけではない。彼らの行動に影響する化学物質、そして、それらを作り出すのに必要な遺伝子は、多くが人間と共通しているのだ。彼らの「発情」にかかわるホルモン（アネトシン）の場合も、その親戚筋に当たる分子（オキシトシン、ヴァソプレッシン）が、私たち人間の体内に存在する。進化を経てその形や役割が変わり、あるものは性欲を、あるものは愛情を、あるものは尿意を促すようになっても、その抗いがたい力は変わらない。ＤＮＡに書き込まれた遺伝子の暗号、そこから生み出される化学物質の信号は、動物と人間の「共通言語」であり、私たちの心身の奥深くに、強く訴えかけてくる言葉なのだ。

始まりのラブ・コール

本書の原著者の二人、ラリー・ヤング博士とブライアン・アレグザンダー氏は、二〇〇九年、『ネイチャー』誌にラリーが寄せた文章をきっかけに知り合ったという。そこでは、ドーパミン受容体と絆の関係や、近い将来、化学合成された「媚薬」が登場する可能性について、ユーモアまじりに語られている。

これを目にしたブライアンが、大手報道ネットワーク、ＮＢＣに記事を提供するため、ラリーへの電話インタビューを申し入れた。絆や愛にまつわる研究を進めてきたラリーと、バイオテクノロジーや、セックス文化についての本を著してきたブライアンの「相性」は、抜群だったに違いない。対談の後、今度はラリーがブライアンに電話をかけ、原著の共同執筆を提案した。ラリーはブライアンに山のような論文を紹介し（参考文献リストをご覧いただきたい）、二人で取材相手の所を訪ねて話を聞いた。ブライアンは彼らの話をまとめ、性・愛・絆という大きなテーマを巡る、ダイナミックな構成を作り上げた。原著はまたたく間に話題を呼び、ポルトガル語、オランダ語、ポーランド語、スペイン語、イタリア語、ロシア語に翻訳された他、さらに複数の言語への翻訳の企画が進んでいる。

原著と、訳者である私の出会いは、二〇一三年一月の東京にさかのぼる。当時、私は大学院の博士課程に在籍し、メダカを使って、遺伝子が「個性」に与える影響を探る研究を行っていた。運営のお手伝いをさせていただいたシンポジウムに、基調講演者として招待されていたのが、ラリーだった。「飼い主がペットに似てくる」という話はよく聞くが、生物学者と研究動物の間にもまた、そうした例があるのかもしれない。ラリーは丸い目で相手を見つめ、人懐っこい丸顔で話しかける。その姿はどこか、彼が実験に使っているハタネズミに似ていたのだ。

ラーメンが好きだというラリーを、私は後輩と一緒に、大学の近くの店に案内した。ジャズの流れる店内で、私たちはとりとめもなく、たくさんの話をした。今後の進路について聞かれた私が「文章を書くことに興味がある」と言うと、ラリーは *The Chemistry Between Us* のことを教えてくれた。「素晴らしいジャーナリストと出会って、研究を広めるきっかけができたのさ！」と。そこで私は原著のページを開いてみたが、『シスター・キャリー』と、コール・ポーターの歌の引用が出てきた時点で音を上げてしまった（本文を先に読まれた方には、その情けなさをおわかりいただけるだろう）。当時、私は自分が本書を訳すことになろうとは、夢にも思っていなかった。

それから一年の間に、私の身辺は大きく変化した。偶然知り合った、翻訳家の林昌宏氏の紹介により、彼の訳書に解説を書かせていただくことになったのだ（『自閉症遺伝子──見つからない遺伝子をめぐって』中央公論新社）。翌二〇一四年には、林氏の熱心な説得を受け、共同で翻訳をすることにもなった（『遺伝子の帝国──DNAが人の未来を左右する日』中央公論新社）。これらの経験を通じて、私は翻訳についてのささやかな知識と、少しばかりの度胸を身につけた。生命科学を、人の暮らしや生きかたという文脈の中でとらえ直し、科学と社会の間の橋渡しをしたいという思いも強まっていた。その年の夏、原著を改めて手にした私は、誰に頼まれるでもなく、その日本語訳を始めた。今度は、まえがきで挫折することはなかった。資料を取り寄せ、原著者の二人とも連絡を取りながら、私は翻訳を進めていった。

そのうちに、もう一人の原著者、ブライアンと顔を合わせる機会にも恵まれた。私は当時、文部科学省による分野横断型教育事業の一つ、「ライフイノベーションを先導するリーダー養成プログラム」に参加していた。同プログラムの支援を受け、私はカリフォルニア州に住むブライアンへの取材を行えることになった。この頃には、多くの方の助けを得て、本書の出版の目処も立っていた。

待ち合わせ場所のカフェに現れたブライアンは、細身の体に革のジャンパーを羽織った、穏やかな顔つきの男性だった。実際に会って話をしてみると、原著の饒舌な語りとは違った、落ち着きのある口調が印象に残った。相手の言葉に耳を傾けるその姿勢が、第4章に出てくるマリアや、第7章のマーリー氏など、複雑な背景を抱えた人々への取材を支えてきたのだろう。彼は、原著が生まれた経緯の他、他言語への翻訳版の裏話も教えてくれた。第3章でジム・ファウス博士が口にした「ジャケット・フェチ」についての言葉遊び（Jacket-Off〈ジャケットを脱ぐ〉とJack-Off〈自慰する〉が掛かっている）には、ポーランド語版で半ページ近くの訳注がついてしまったのだと、ブライアンは申し訳なさそうに話した。

ブライアンは現在、自分の故郷を舞台にしたルポルタージュを構想しているという。その町の歴史には、アメリカの産業政策の問題点が色濃く反映されているのだと、彼は考えている。愛する故郷の現状を直視する中で、彼の筆が、アメリカという国の歩みをどう描き出すのか、読者の一人として期待している。

愛の国から――境界を超えて

本訳書の完成を前に、私は偶然にも、ブライアンが暮らすサンディエゴの街に、夫と二人で移り住むことになった。この地で生活する中で、愛（Love）という言葉が、いかにアメリカ文化に根づいているかを実感する。愛についての格言。書店の棚を埋めつくす恋愛小説。車のラジオから流れるヒット曲も、やはり愛に満ちあふれている――その対象は、恋人、親友、札束と様々だが。そして時には、家族愛や夫婦愛を讃えるニュースが流れ、全米で大きな感動を呼ぶ。

二〇一五年六月二十六日、アメリカの連邦最高裁判所は、国内の全州において、同性間での結婚を憲法上の権利として認める判断を示した。ホワイトハウスの外壁は、レズビアン、ゲイ、バイセクシュアル、トランスジェンダー（LGBT）の尊厳を象徴する虹色の光でライトアップされ、性的指向やジェンダーの多様性を支持する、アメリカの新たな姿勢を照らし出した。ここサンディエゴのある街角には、今日も虹色の旗がはためいている。

時の流れと共に、愛や絆の形は移り変わっていくように見える。そうした変化は、私たちが「自然な」生きかたから遠ざかっていることの証なのだろうか？　いや、本当は、肉体と精神からの内なる訴え、分子によって語られる言葉に、私たちが少しずつ耳を傾け始めたというだけのことなのかもしれない。人類が発展を続ける中で、特定の形の婚姻や生殖に依存しない、家族や社会の新たなありかたを、私たちはこれからも創造し、受け止めていくことになるだろう。

夫の石井健一には、心から感謝している。彼と親しくなるまで、研究者と生活を共にしたり、家で実験や論文について議論したりするつもりはなかったのに——童心に返ってふざけ合ったりするつもりも——、今ではそんな暮らしを楽しんでいるのだから、不思議なものだ。日本を離れて異国に暮らす中で、愛と絆の大切さを実感している。

原著との出会いを私に与えてくれ、質問に丁寧に答えてくれたラリーとブライアン、翻訳にかかわるきっかけをくださった林昌宏氏、中央公論新社の郡司典夫氏に、御礼を申し上げる。なお、翻訳における誤りは、すべて訳者の責任による。拙訳・拙文に最後までお付き合いいただいた読者の皆様に、心からの感謝をお伝えしたい。

二〇一五年六月

坪子理美

Oxford University Press, 1965
Meyer-Lindenberg, A., *et al.* "Oxytocin and Vasopressin in the Human Brain: Social Neuropeptides for Translational Medicine." *Nature Review Neuroscience*, September 2011
Modi, M., and Young, L. "The Oxytocin System in Drug Discovery for Autism: Animal Models and Novel Therapeutic Strategies." *Hormones and Behavior*, March 2012
Morgan, B., *et al.* "Should Neonates Sleep Alone?" *Biological Psychiatry*, November 1, 2011
Palanza, P., *et al.* "Effects of Developmental Exposure to Bisphenol A on Brain and Behavior in Mice." *Environmental Research*, October 2008
Pedersen, C. "Biological Aspects of Social Bonding and the Roots of Human Violence." *Annals of the New York Academy of Science*, December 2004
Postman, N. *Technopoly*. New York: Vintage Books, 1993
Raytheon GLBTA News. http://ai.eecs.umich.edu/people/conway/TS/O&E/Raytheon/Raytheon%20Adds%20GI&E.html/ August-October 2005
Reshetar, J. *The Soviet Polity: Government and Politics in the U.S.S.R.* New York: Harper and Row, 1978
Rilling, J., *et al.* "Effects of Intranasal Oxytocin and Vasopressin on Cooperative Behavior and Associated Brain Activity in Men." *Psychoneuroendocrinology*, August 11, 2011
Saunders, G. "Escape from Spiderhead." *New Yorker*, December 20, 2010
Seltzer, L., *et al.* "Social Vocalizations Can Release Oxytocin in Humans." *Proceedings of the Royal Society B*, May 12, 2010
Shepard, K., *et al.* "Genetic, Epigenetic and Environmental Impact on Sex Differences in Social Behavior." *Physiology and Behavior*, May 2009
Stanford Encyclopedia of Philosophy. "Prisoner's Dilemma." http://plato.stanford.edu/entries/prisoner-dilemma/ , 2007
Strathearn, L. 本書の著者2人による聞き取り、2011年8月30日
Tomlinson, W.　インタビュー（Robert Heathによる聞き取り）http://www.archive.org/details/WallaceTomlinsonInterviewingRobertHeath_March51986
Traditional Values Coalition. "Obama Appoints She-Male to Commerce Post." http://www.traditionalvalues.org/read/3826/obama-appoints-shemale-to-commerce-post/（2015年10月現在リンク切れ）, January 7, 2010
Vero Labs. https://www.verolabs.com/Default.asp
Vom Saal, F., *et al.* "Chapel Hill Bisphenol A Expert Panel Consensus Statement: Integration of Mechanisms, Effects in Animals, and Potential to Impact Human Health at Current Levels of Exposure." *Reproductive Toxicology*, August-September 2007
Wolpe, P. R. 本書の著者2人による聞き取り、2011年10月24日

Chen, F., *et al.* "Common Oxytocin Receptor Gene (*OXTR*) Polymorphism and Social Support Interact to Reduce Stress in Humans." *Proceedings of the National Academy of Sciences*, December 13, 2011
Combs, A. http://www.alan.com/2010/01/04/meet-amanda-simpson-likely-the-first-presidential-transgendered-appointee/
Dando, M. "From Nose to Brain: New Route for Chemical Incapacitation?" http://www.thebulletin.org/node/8400
De Dreu, C., *et al.* "The Neuropeptide Oxytocin Regulates Parochial Altruism in Intergroup Conflict Among Humans." *Science*, June 11, 2010
Ebstein, R., *et al.* "Genetics of Social Behavior." *Neuron*, March 25, 2010
Eligon, J. "Lawsuits Challenge New York City on Sex-Change Rule." *New York Times*, March 23, 2011
Elsea, J. "Lawfulness of Interrogation Techniques under the Geneva Conventions." Congressional Research Service, September 8, 2004
Evans, R. "Arms Expert Warns New Mind Drugs Eyed by Military." Reuters, August 19, 2009
Family Research Council. "Don't Let Congress and President Obama Force American Employers to Hire Homosexuals, Transsexuals and Cross-dressers." http://www.frc.org/get.cfm?i=AL10A01&f=PG07J22（2015年10月現在リンク切れ）January 6, 2010
Flew, A., ed. *Body, Mind, and, Death*. New York: Macmillan, 1977
French, K. 本書の著者2人による聞き取り、2011年10月4日
Golden, J. Review of *The People of Great Russia: A Psychological Study* by Geoffrey Gorer and John Rickman. *American Anthropologist* 54 (1952)
Guastella, A. 本書の著者2人による聞き取り、2011年10月23日
Hartmann, E. *The Philosophy of the Unconscious: Speculative Results According to the Inductive Method of Physical Science*. Edinburgh: Ballantyne, Hanson, and Company, 1884
Heinrichs, M. 本書の著者2人による聞き取り、2011年3月30日
Hotchkiss, A., *et al.* "Fifteen Years after 'Wingspread'—Environmental Disruptors and Human and Wildlife Health: Where We Are Today and Where We Need to Go." *Toxicological Sciences*, February 16, 2008
Israel, S., *et al.* "The Oxytocin Receptor (OXTR) Contributes to Prosocial Fund Allocations in the Dictator Game and the Social Value Orientations Task." *PLoS One*, May 20, 2009
Kim, H., *et al.* "Culture, Distress and Oxytocin Receptor Polymorphism (OXTR) Interact to Influence Emotional Support Seeking." *Proceedings of the National Academy of Sciences*, August 19, 2010
Kim, P., *et al.* "The Plasticity of Human Maternal Brain: Longitudinal Changes in Brain Anatomy During the Early Postpartum Period." *Behavioral Neuroscience* 124, No.5 (2010)
Linakis, J., *et al.* "Emergency Department Visits for Injury in School-Age Children in the United States: A Comparison of Nonfatal Injuries Occurring Within and Outside of the School Environment." *Academic Emergency Medicine*, May 2006
Lowrey, A. "Programs That Tie Funding to Effectiveness Are at Risk." *New York Times*, December 2, 2011
Macdonald, K., and Feifel, D. "Dramatic Improvement in Sexual Function Induced by Intranasal Oxytocin." *Journal of Sexual Medicine*, March 28, 2012
Mason, A., ed. *Free Government in the Making: Readings in American Political Thought*. New York:

Patrick, S., *et al.* "Promiscuity, Paternity and Personality in the Great Tit." *Proceedings of The Royal Society B*, November 30, 2011

Pfaus, J. 本書の著者2人による聞き取り、2011年6月8日、9日

Pine, A., *et al.* "Dopamine, Time and Impulsivity in Humans." *Journal of Neuroscience*, June 30, 2010

Pruessner, J., *et al.* "Dopamine Release in Response to a Psychological Stress in Humans and Its Relationship to Early Life Maternal Care: A Positron Emission Tomography Study Using [^{11}C] Raclopride." *Journal of Neuroscience*, March 17, 2004

Rupp, H., *et al.* "Partner Status Influences Women's Interest in the Opposite Sex." *Human Nature*, March 1, 2009

Ryan, C., and Jethá, C. http://www.sexatdawn.com/page4/page4.html（2015年10月現在リンク切れ）

Schmitt, D., *et al.* "Patterns and Universals of Mate Poaching across 53 Nations: The Effects of Sex, Culture, and Personality on Romantically Attracting Another Person's Partner." *Journal of Personality and Social Psychology*, April 2004

Schoebi, D., *et al.* "Stability and Change in the First 10 Years of Marriage: Does Commitment Confer Benefits beyond the Effects of Satisfaction?" *Journal of Personality and Social Psychology*, November 21, 2011

Solomon, N. "Polymorphism at the *avpr1a* Locus in Male Prairie Voles Correlated with Genetic But Not Social Monogamy in Field Populations." *Molecular Ecology*, November 2009

Steiger, S., *et al.* "The Coolidge Effect, Individual Recognition and Selection for Distinctive Cuticular Signatures in a Burying Beetle." *Proceedings, Biological Sciences, the Royal Society B*, August 2008

Strathearn, L. 本書の著者2人による聞き取り、2011年8月30日

Terris, M., and Oalmann, M. "Carcinoma of the Cervix: An Epidemiologic Study." *Journal of the American Medical Association*, December 3, 1960

Walker, R., *et al.* "Evolutionary History of Partible Paternity in Lowland South America." *Proceedings of the National Academy of Sciences*, October 25, 2010

Wilson, J., *et al.* "Modification in the Sexual Behavior of Male Rats Produced by Changing the Stimulus Female." *Journal of Comparative Physiology and Psychology*, June 1963.

第9章　新たな愛の物語

Ablow, K. "Don't Let Your Kids Watch Chaz Bono on *Dancing with the Stars*." Foxnews.com, September 2, 2011

Alexander, B. "Special Report: The New Boys' Health Scare." *Redbook*, June 2011

American Family Association. "Obama Appointing the Mentally Diseased to Prominent Public Policy Positions." http://action.afa.net/Blogs/BlogPost.aspx?id=2147491010（2015年10月現在リンク切れ）January 11, 2010

Andari, E., *et al.* "Promoting Social Behavior with Oxytocin in High-Functioning Autism Spectrum Disorders." *Proceedings of the National Academy of Science*, February 16, 2010

Bedi, G., *et al.* "Is Ecstasy an 'Empathogen'?" *Biological Psychiatry*, December 15, 2010

Brinn, L. "Brain Scans Could Be Marketing Tool of the Future." *Nature*, March 4, 2010

Centers for Disease Control and Prevention. http://www.cdc.gov/nchs/data/databriefs/db76.htm

Gangestad, S., *et al.* "Women's Sexual Interests Across the Ovulatory Cycle Depend on Primary Partner Developmental Instability." *Proceedings of the Royal Society B*, August 17, 2005

Gangestad, S., *et al.* "Changes in Women's Sexual Interests and Their Partners' Mate-Retention Tactics Across the Menstrual Cycle: Evidence for Shifting Conflicts of Interest." *Proceedings of the Royal Society B*, April 22, 2002

Garcia, J., *et al.* "Associations between Dopamine D4 Receptor Gene Variation with Both Infidelity and Sexual Promiscuity." *PLoS One*, November 30, 2010

Garland, R. *The Greek Way of Life*. Ithaca, NY: Cornell University Press, 1990

Gjedde, A., *et al.* "Inverted-U-Shaped Correlation between Dopamine Receptor Availability and Striatum and Sensation Seeking." *Proceedings of the National Academy of Sciences*, February 23, 2010

Gratian http://www.fordham.edu/halsall/source/gratian1.asp

Hammock, E., and Young, L. "Microsatellite Instability Generates Diversity in Brain and Sociobehavioral Traits." *Science*, June 10, 2005

Havens, M., and Rose, J. "Investigation of Familiar and Novel Chemosensory Stimuli by Golden Hamsters: Effects of Castration and Testosterone Replacement." *Hormones and Behavior*, December 1992

Heinrichs, M. 本書の著者2人による聞き取り、2011年3月30日

Hostetler, C., *et al.*" Neonatal Exposure to the D1 Agonist SKF38393 Inhibits Pair Bonding in the Adult Prairie Vole." *Behavioral Pharmacology*, October 2011

Johnston, R., and Rasmussen, K. "Individual Recognition of Female Hamsters by Males: Role of Chemical Cues and of the Olfactory and Vomeronasal Systems." *Physiology and Behavior*, July 1984

Jordan, L., and Brooks, R. "The Lifetime Costs of Increased Male Reproductive Effort: Courtship, Copulation, and the Coolidge Effect." *Journal of Evolutionary Biology*, November 2010

Kinsey Institute for Research in Sex, Gender, and Reproduction. http://www.iub.edu/~kinsey/resources/FAQ.html#frequency

Koene, J., and Ter Maat, A. "Coolidge Effect in Pond Snails: Male Motivation in a Simultaneous Hermaphrodite." *BMC Evolutionary Biology*, November 2007

Korsten, P., *et al.* "Association between DRD4 Gene Polymorphism and Personality Variation in Great Tits: A Test Across Four Wild Populations." *Molecular Ecology*, January 2011

Lammer, J., *et al.* "Power Increases Infidelity among Men and Women." *Psychological Science*, July 2011

Laumann, E., *et al.* *The Social Organization of Sexuality*. Chicago: University of Chicago Press, 1994

Lysias. *On the Murder of Eratosthenes*. English translation by W. R. M. Lamb. Cambridge, MA: Harvard University Press, 1930 http://www.perseus.tufts.edu/hopper/text?doc=Perseus%3Atext%3A1999.01.0154%3Aspeech%3D1

McIntyre, M., *et al.* "Romantic Involvement Often Reduces Men's Testosterone Levels-But Not Always: The Moderating Role of Extrapair Sexual Interest." *Journal of Personality and Social Psychology*, October 2009

Ophir, A., *et al.* "Variation in Neural V1aR Predicts Sexual Fidelity and Space Use Among Male Prairie Voles in Semi-Natural settings." *Proceedings of the National Academy of Sciences*, January 29, 2008

Brain Research, February 16, 2010
Wise, R. "Dopamine and Reward: The Anhedonia Hypothesis 30 Years On." *Neurotoxicity Research*, October 2008
Young, K., *et al.* "Amphetamine Alters Behavior and Mesocorticolimbic Dopamine Receptor Expression in the Monogamous Female Prairie Vole." *Brain Research*, January 7, 2011.
Younger, J., *et al.* "Viewing Pictures of a Romantic Partner Reduces Experimental Pain: Involvement of Neural Reward Systems." *PLoS One*, October 13, 2010

第8章　浮気のパラドックス

Aragona, B., *et al.* "Nucleus Accumbens Dopamine Differentially Mediates the Formation and Maintenance of Monogamous Pair Bonds." *Nature Neuroscience*, January 2006
Ashton, G. "Mismatches in Genetic Markers in a Large Family Study." *American Journal of Human Genetics* 32 (1980): 601-13
Baugh, A., ed. *Chaucer's Major Poetry*. Upper Saddle River, NJ: Prentice-Hall, 1963
Buckholtz, J. 本書の著者2人による聞き取り、2012年1月19日
Buckholtz, J., *et al.* "Dopaminergic Network Differences in Human Impulsivity." *Science*, July 30, 2010
Bullough, V., and Brundage, J. *Handbook of Medieval Sexuality*. New York: Garland, 2000
Burri, A., and Spector, T. "The Genetics of Sexual Behavior." *Behavioral Genetics*, May 2008
Cherkas, L., *et al.* "Genetic Influences on Female Infidelity and Number of Sexual Partners in Humans: A Linkage and Association Study of the Role of the Vasopressin Receptor Gene (*AVPR1A*)." *Twin Research*, December 2004
Coontz, S. 本書の著者2人による聞き取り、2011年12月14日
Delhey, K., *et al.* "Paternity Analysis Reveals Opposing Selection Pressures on Crown Coloration in the Blue Tit." *Proceedings of The Royal Society B*, October 2003
Diekhof, E., and Gruber, O. "When Desire Collides with Reason: Functional Interactions Between Anteroventral Prefrontal Cortex and Nucleus Accumbens Underlie the Human Ability to Resist Impulsive Desires." *Journal of Neuroscience*, January 27, 2010
Durante, K., and Li, N. "Oestradiol Level and Opportunistic Mating in Women." *Biology Letters*, April 23, 2009
Ebstein, R., *et al.* "Genetics of Social Behavior." *Neuron*, March 25, 2010
Fidler, A., *et al.* "DRD4 Gene Polymorphisms Are Associated with Personality Variation in a Passerine Bird." *Proceedings of The Royal Society B*, July 22, 2007.
Fiorino, D., *et al.* "Dynamic Changes in Nucleus Accumbens Dopamine Efflux During the Coolidge Effect in Male Rats." *Journal of Neuroscience*, June 15, 1997
Foerster, K., *et al.* "Females Increase Offspring Heterozygosity and Fitness Through Extra-Pair Matings." *Nature*, October 16, 2003
Forstmeier, W., *et al.* "Female Extrapair Mating Behavior Can Evolve via Indirect Selection on Males." *Proceedings of the National Academy of Sciences*, June 28, 2011
French, J. Presentation, Workshop on the Biology of Prosocial Behavior, Emory University, October 23-24, 2011

Martin-Fardon, R., *et al.* "Role of Innate and Drug-Induced Dysregulation of Brain Stress and Arousal Systems in Addiction: Focus on Corticotropin-Releasing Factor; Nociceptin/Orphanin FQ, and Orexin/Hypocretin." *Brain Research*, February 16, 2010

McGregor, I., *et al.* "From Ultrasocial to Antisocial: A Role for Oxytocin in the Acute Reinforcing Effects and Long-Term Adverse Consequences of Drug Use?" *British Journal of Pharmacology* 154 (2008): 358-68

Murray F. 本書の著者2人による聞き取り、2011年12月22日

Najib, A., *et al.* "Regional Brain Activity in Women Grieving a Romantic Relationship Breakup." *American Journal of Psychiatry*, December 2004

Navarro-Zaragoza, J., *et al.* "Effects of Corticotropin-Releasing Factor Receptor-1 (CRF1R) Antagonists on the Brain stress system Responses to Morphine Withdrawal." *Molecular Pharmacology*, February 16, 2010

O'Connor, M. F., *et al.* "Craving Love? Enduring Grief Activates Brain's Reward Center." *Neuroimage*, August 15, 2008

Petrovic, B., *et al.* "The Influence of Marital Status on Epidemiological Characteristics of Suicides in the Southeastern Part of Serbia." *Central European Journal of Public Health*, March 2009

Pfaus, J. 本書の著者2人による聞き取り、2011年6月8日、9日

Pine, A., *et al.* "Dopamine, Time, and Impulsivity in Humans." *Journal of Neuroscience*, June 30, 2010

Pitchers, K., *et al.* "Neuroplasticity in the Mesolimbic System Induced by Natural Reward and Subsequent Reward Abstinence." *Biological Psychiatry*, May 1, 2010

Pridmore, S., and Majeed, Z. "The Suicides of the Metamorphoses." *AustralAsia Psychiatry*, February 2011

Rudnicka-Drozak, E., *et al.* "Psychosocial and Medical Conditions for Suicidal Behaviors among Children and Young People in Lublin Province." *Wiadomosci Lekarskie*, supp. 1 (2002)

Rutherford, H., *et al.* "Disruption of Maternal Parenting Circuitry by Addictive Process: Rewiring of Reward and Stress Systems." *Frontiers in Psychiatry*, July 6, 2011

Shalev, U., *et al.* "Role of CRF and Other Neuropeptides in Stress-Induced Reinstatement of Drug Seeking." *Brain Research*, February 16, 2010

Stoessel, C., *et al.* "Differences and Similarities on Neuronal Activities of People Begin Happily and Unhappily in Love: A Functional Magnetic Resonance Imaging Study." *Neuropsychobiology*, May 24, 2011

Takahashi, H., *et al.* "Dopamine D1 Receptors and Nonlinear Probability Weighting in Risky Choice." *Journal of Neuroscience*, December 8, 2010

Troisi, A., *et al.* "Social Hedonic Capacity Is Associated with the A118G Polymorphism of the mu-Opioid Receptor Gene (*OPRM1*) in Adult Healthy Volunteers and Psychiatric Patients." *Social Neuroscience 6* (2011): 88-97

Urban, N., *et al.* "Sex Differences in Striatal Dopamine Release in Young Adults after Oral Alcohol Challenge: A PET Imaging Study with [^{11}C]Raclopride." *Biological Psychiatry*, October 15, 2010

Van den Bergh, B., *et al.* "Bikinis Instigate Generalized Impatience in Intertemporal Choice." *Journal of Consumer Research*, December 5, 2007

Wise, R., and Morales, M. "A Ventral Tegmental CRF-Glutamate-Dopamine Interaction in Addiction."

Canetto, S., and Lester, D. "Love and Achievement Motives in Women's and Men's Suicide Notes." *Journal of Psychology*, September 2002

The Deccan Herald http://www.deccanherald.com/content/53967/love-affair-triggers-more-suicides.html

Eastwick, P., *et al.* "Mispredicting Distress Following Romantic Breakup: Revealing the Time Course of the Affective Forecasting Error." *Journal of Experimental Social Psychology* 44 (2008) 800-807

Fernando, R., *et al.* "Study of Suicides Reported to the Coroner in Colombo, Sri Lanka." *Medicine, Science and the Law*, January 2010

Fisher, H., *et al.* "Reward, Addiction and Emotion Regulation Systems Associated with Rejection in Love." *Journal of Neurophysiology*, May 5, 2010

Frohmader, K., *et al.* "Methamphetamine Acts on Subpopulations of Neurons Regulating Sexual Behavior in Male Rats." *Neuroscience*, March 31, 2010

Goldstein, R., *et al.* "Decreased Prefrontal Cortical Sensitivity to Monetary Reward Is Associated with Impaired Motivation and Self-Control in Cocaine Addiction." *American Journal of Psychiatry*, January 2007

Kelley, A., and Berridge, K. "The Neuroscience of Natural Rewards: Relevance to Addictive Drugs." *Journal of Neuroscience*, May 1, 2002

Kiecolt-Glaser, J., *et al.* "Marital Quality, Marital Disruption, and Immune Function." *Psychosomatic Medicine* 49, No. 1 (January-February 1987)

Koob, G. 本書の著者2人による聞き取り、2011年12月21日

Koob, G. "The Role of CRF and CRF-Related Peptides in the Dark Side of Addiction." *Brain Research*, February 16, 2010

Koob, G., and Volkow, N. "Neurocircuitry of Addiction." *Neuropsychopharmacology*, August 26, 2009

Koob, G,, and Zorrilla, E. "Neurobiological Mechanisms of Addiction: Focus on Corticotropin-Releasing Factor." *Current Opinion in Investigational Drugs*, January 2010

Krawczyk, M., *et al.* "A Switch in the Neuromodulatory Effects of Dopamine in the Oval Bed Nucleus of the Stria Terminalis Associated with Cocaine Self-Administration in Rats." *Journal of Neuroscience*, June 15, 2011

Krishnan, B., *et al.* "Dopamine Receptor Mechanisms Mediate Corticotropin-Releasing Factor-Induced Long-Term Potentiation in the Rat Amygdala Following Cocaine Withdrawal." *European Journal of Neuroscience*, March 2010

Lester, D., *et al.* "Motives for Suicide—A Study of Australian Suicide Notes." *Crisis*, 2004

Lester, D., *et al.* "Correlates of Motives for Suicide." *Psychological Reports*, October 2003

Liu, Y., *et al.* "Social Bonding Decreases the Rewarding Properties of Amphetamine through a Dopamine D1 Receptor-Mediated Mechanism." *Journal of Neuroscience*, June 1, 2011

Liu, Y., *et al.* "Nucleus Accumbens Dopamine Mediates Amphetamine-Induced Impairment of Social Bonding in a Monogamous Rodent Species." *Proceedings of the National Academy of Sciences*, January 19, 2010

Loewenstein, G. "Emotions in Economic Theory and Economic Behavior." *AEA Papers and Proceedings*, May 2000

Lowenstein, G. "Out of Control: Visceral Influences on Behavior." *Organizational Behavior and Human Decision Processes* 65, No. 3 (1996)

Stribley, J., and Carter, S. "Developmental Exposure to Vasopressin Increases Aggression in Adult Prairie Voles." *Proceedings of the National Academy of Sciences*, October 26, 1999

Takahashi, H., *et al.* "Dopamine D1 Receptors and Nonlinear Probability Weighting in Risky Choice." *Journal of Neuroscience*, December 8, 2010

Thompson, R., *et al.* "The Effects of Vasopressin on Human Facial Responses Related to Social Communication." *Psychoneuroendocrinology*, January 2009

Thompson, R., *et al.* "Sex-Specific Influences of Vasopressin on Human Social Communication." *Proceedings of the National Academy of Sciences*, May 16, 2006

Todd, K. 本書の著者2人による聞き取り、2011年10月4日

Uzefovsky, F., *et al.* "Vasopressin Impairs Emotion Recognition in Men." *Psychoneuroendocrinology*, August 17, 2011

Von Dawans, B. 本書の著者2人による聞き取り、2011年3月30日

Wagenaar, D., *et al.* "A Hormone-Activated Central Pattern Generator for Courtship." *Current Biology*, March 23, 2010

Waldherr, M., and Neumann, I. "Centrally Released Oxytocin Mediates Mating-Induced Anxiolysis in Male Rats." *Proceedings of the National Academy of Sciences*, October 16, 2007

Walum, H., *et al.* "Genetic Variation in the Vasopressin Receptor 1a Gene (*AVPR1A*) Associates with Pair-Bonding Behavior in Humans." *Proceedings of the National Academy of Sciences*, September 16, 2008

Williamson, M., *et al.* "The Medial Preoptic Nucleus Integrates the Central Influences of Testosterone on the Paraventicular Nucleus of the Hypothalamus and Its Extended Circuitries." *Journal of Neuroscience*, September 1, 2010

Winslow, J., *et al.* "A Role for Central Vasopressin in Pair Bonding in Monogamous Prairie Voles." *Nature*, October 7, 1993

Young, L., and Wang, X. "The Neurobiology of Pair Bonding." *Nature Neuroscience*, September 26, 2004

Young, L., *et al.* "Cellular Mechanisms of Social Attachment." *Hormones and Behavior*, September 2001

Young, L., *et al.* "Increased Affiliative Response to Vasopressin in Mice Expressing the V1a Receptor from a Monogamous Vole." *Nature*, August 19, 1999

Zink, C., *et al.* "Vasopressin Modulates Medial Prefrontal Cortex—Amygdala Circuitry during Emotion Processing in Humans." *Journal of Neuroscience*, May 19, 2010

第7章　恋愛中毒

Aragona, B., *et al.* "Nucleus Accumbens Dopamine Differentially Mediates the Formation and Maintenance of Monogamous Pair Bonds." *Nature Neuroscience*, January 2006

Bosch, O. 本書の著者2人による聞き取り、2011年12月20日

Bosch, O., *et al.* "The CRF System Mediates Increased Passive Stress-Coping Behavior Following the Loss of a Bonded Partner in a Monogamous Rodent." *Neuropsychopharmacology*, October 15, 2008

Buckholtz, J., *et al.* "Dopaminergic Network Differences in Human Impulsivity." *Science*, July 30, 2010

Israel, S., *et al.* "Molecular Genetic Studies of the Arginine Vasopressin 1a Receptor (*AVPR1A*) and the Oxytocin Receptor (*OXTR*) in Human Behaviour: From Autism to Altruism with Some Notes in Between." *Progress in Brain Research*, 2008
Klieman, D., *et al.* "Atypical Reflexive Gaze Patterns on Emotional Faces in Autism Spectrum Disorders." *Journal of Neuroscience*, September 15, 2010
Knafo, A., *et al.* "Individual Differences in Allocation of Funds in the Dictator Game Associated with Length of the Arginine Vasopressin 1a Receptor RS3 Promoter Region and Correlation between RS3 Length and Hippocampal mRNA." *Genes, Brain and Behavior*, April 2008
Levi, M., *et al.* "Deal or No Deal: Hormones and the Mergers and Acquisitions Game." *Management Science*, September 2010
Lim, M., *et al.* "Enhanced Partner Preference in a Promiscuous Species by Manipulating the Expression of a Single Gene." *Nature*, June 17, 2004
Lim, M., *et al.* "The Role of Vasopressin in the Genetic and Neural Regulation of Monogamy." *Journal of Neuroendocrinology*, April 2004
Lynn, M. "Determinants and Consequences of Female Attractiveness and Sexiness: Realistic Tests with Restaurant Waitresses." *Archives of Sexual Behavior*, October 2009
McGraw, L., and Young, L. "The Prairie Vole: An Emerging Model Organism for Understanding the Social Brain." *Trend in Neuroscience*, February 2010
Meyer-Lindenberg, A. "Impact of Prosocial Neuropeptides on Human Brain Function." *Progress in Brain Research*, 2008
Meyer-Lindenberg, A., *et al.* "Oxytocin and Vasopressin in the Human Brain: Social Neuropeptides for Translational Medicine." *Nature Reviews Neuroscience,* September 2011
Meyer-Lindenberg, A., *et al.* "Genetic Variants in *AVPR1A* Linked to Autism Predict Amygdala Activation and Personality Traits in Healthy Humans." *Molecular Psychiatry*, October 2009
Miczek, K., *et al.* "Escalated or Suppressed Cocaine Reward, Tegmental BDNF, and Accumbal Dopamine Caused by Episodic versus Continuous Social Stress in Rats." *Journal of Neuroscience*, July 6, 2011
Mulcahy S. 本書の著者2人による聞き取り、2011年10月28日
Neumann, I., *et al.* "Aggression and Anxiety: Social Context and Neurobiological Links." *Frontiers in Behavioral Neuroscience*, March 30, 2010
Normandin, J., and Murphy, A. "Somatic Genital Reflexes in Rats with a Nod to Humans: Anatomy, Physiology, and the Role of the Social Neuropeptides." *Hormones and Behavior*, February 19, 2011
Ophir, A. "Variation in Neural V1aR Predicts Sexual Fidelity and Space Use among Male Prairie Voles in Semi-Natural Settings." *Proceedings of the National Academy of Sciences*, January 29, 2008
"Prenatal Shaping of Behavior." *British Medical Journal*, April 25, 1964
Prichard, Z., *et al.* "AVPR1A and OXTR Polymorphisms Are Associated with Sexual and Reproductive Behavioral Phenotypes in Humans." *Human Mutation*, November 2007
Schmadeke, S. "Homer Glen Man Pleads Guilty to Killing Cat in Jealous Rage." *Chicago Tribune*, March 23, 2011
Shalev, I., *et al.* "Vasopressin Needs an Audience: Neuropeptide Elicited Stress Responses Are Contingent upon Perceived Social Evaluative Threats." *Hormones and Behavior*, April 30, 2011
Shirtcliff, E., *et al.* "Neurobiology of Empathy and Callousness: Implications for the Development of Antisocial Behavior." *Behavioral Sciences and the Law*, August 2009

Donaldson, Z., and Young, L. "Oxytocin, Vasopressin, and the Neurogenetics of Sociality." *Science*, November 6, 2008

Donaldson, Z., *et al.* "Central Vasopressin V1a Receptor Activation Is Independently Necessary for Both Partner Preference Formation and Expression in Socially Monogamous Male Prairie Voles." *Behavioral Neuroscience*, February 2010

Ebstein, R., *et al.* "Genetics of Human Social Behavior." *Neuron*, March 25, 2010

Etkin, A., *et al.* "Emotional Processing in Anterior Cingulate and Medial Prefrontal Cortex." *Trends in Cognitive Sciences*, February 2011

Ferguson, J., *et al.* "The Neuroendocrine Basis of Social Recognition." *Frontiers in Neuroendocrinology* 23 (2002): 200-224

Fitzgerald, F. *The Great Gatsby*. New York: Scribner's, 1953

Francis, D., *et al.* "Naturally Occurring Differences in Maternal Care Are Associated with the Expression of Oxytocin and Vasopressin (V1a) Receptors: Gender Differences." *Journal of Neuroendocrinology*, May 2002

French, K. 本書の著者2人による聞き取り、2011年10月4日

Gobrogge, K., *et al.* "Anterior Hypothalamic Vasopressin Regulates Pair-Bonding and Drug-Induced Aggression in a Monogamous Rodent." *Proceedings of the National Academy of Sciences*, November 10, 2009

Gospic, K., *et al.* "Limbic Justice—Amygdala Involvement in Immediate Rejection in the Ultimatum Game." *PLoS Biology*, May 3, 2011

Griskevicius, V., *et al.* "Blatant Benevolence and Conspicuous Consumption: When Romantic Motives Elicit Strategic Costly Signals." *Journal of Personality and Social Psychology* 93, No. 1 (2007)

Guastella, A., *et al.* "Intranasal Arginine Vasopressin Enhances the Encoding of Happy and Angry Faces in Humans." *Biological Psychiatry*, June 15, 2010

Hammock, E., and Young, L. "Microsatellite Instability Generates Diversity in Brain and Sociobehavioral Traits." *Science*, June 10, 2005

Hartmann, E. *The Philosophy of the Unconscious: Speculative Results According to the Inductive Method of Physical Science*. Edinburgh: Ballantyne, Hanson, and Company, 1884

Heinrichs, M. 本書の著者2人による聞き取り、2011年3月30日

Holmes, C., *et al.* "Science Review: Vasopressin and the Cardiovascular System Part 1—Receptor Physiology." *Critical Care*, June 26, 2003

Homer. *The Odyssey*. New York: Penguin Classics, 1966

Hopkins, W. Presentation, Workshop on the Biology of Prosocial Behavior, Emory University, October 23-24, 2011

Hopkins, W., *et al.* "A Polymorphic Indel Containing the RS3 Microsatellite in the 5' Flanking Region of the Vasopressin V1a Receptor Gene Is Associated with Chimpanzee (*Pan troglodytes*) Personality." *Genes, Brains and Behaviour*, May 20, 2012

Ishunina, T., and Swaab, D. "Vasopressin and Oxytocin Neurons of the Human Supraoptic and Paraventricular Nucleus; Size Changes in Relation to Age and Sex." *Journal of Clinical Endocrinology and Metabolism* 84, No. 12 (1999)

Ishunina, T., *et al.* "Activity of Vasopressinergic Neurons of the Human Supraoptic Nucleus Is Age- and Sex-Dependent." *Journal of Neuroendocrinology*, April 1999

Physically Normal Men Younger Than 40 Years Old." *Urology*, September 2002
Strathearn, L. 本書の著者2人による聞き取り、2011年8月31日
Taylor, M., *et al.* "Neural Correlates of Personally Familiar Faces: Parents, Partner and Own Faces." *Human Brain Mapping*, July 2009
Tenore, J. "Methods for Cervical Ripening and Induction of Labor." *American Family Physician*, May 15, 2003
Theodordou, A., *et al.* "Oxytocin and Social Perception: Oxytocin Increases Perceived Facial Trustworthiness and Attractiveness." *Hormones and Behavior*, June 2009
Tucker, W. "Polygamy Chic." *American Enterprise Online*, March 21, 2006
Unkel, C., *et al.* "Oxytocin Selectively Facilitates Recognition of Positive Sex and Relationship Words." *Psychological Science* 19, No. 11 (2008)
Vadney, D. "And the Two Shall Become One." Physicians for Life http://www.physiciansforlife.org/content/view/1492/105/
Waldheer, M., and Neumann, I. "Centrally Release Oxytocin Mediates Mating-Induced Anxiolysis in Male Rats." *Proceedings of the National Academy of Sciences*, October 16, 2007
Walum, H., *et al.* "Variation in the Oxytocin Receptor Gene (*OXTR*) Is Associated with Pair-Bonding and Social Behavior." Presented at 2011 Behavior Genetics Association 41st Annual Meeting, Newport, Rhode Island, June 8, 2011
Young, L., and Wang, X. "The Neurobiology of Pair Bonding." *Nature Neuroscience*, September 26, 2004
Young, L., *et al.* "Cellular Mechanisms of Social Attachment." *Hormones and Behavior*, September 2001

第6章　自分だけのもの

Albers, H. "The Regulation of Social Recognition, Social Communication and Aggression: Vasopressin in the Social Behavior Neural Network." *Hormones and Behavior*, November 2011
Arch, S., and Narins, P. "Sexual Hearing: The Influence of Sex Hormones on Acoustic Communication in Frogs." *Hearing Research*, June 2009
Bos, P., *et al.* "Acute Effects of Steroid Hormones and Neuropeptides on Human Social-Emotional Behavior: A Review of Single Administration Studies." *Frontiers in Neuroendocrinology*, January 21, 2011
Bos, P., *et al.* "Testosterone Decreases Trust in Socially Naïve Humans." *Proceedings of the National Academy of Sciences*, May 24, 2010
Burnham, T. "High-Testosterone Men Reject Low Ultimatum Game Offers." *Proceedings of the Royal Society B*, July 5, 2007
Carter, S., *et al.* "Consequences of Early Experiences and Exposure to Oxytocin and Vasopressin Are Sexually Dimorphic." *Developmental Neuroscience*, June 17, 2009
Dewan, A., *et al.* "Arginine Vasotocin Neuronal Phenotypes Among Congeneric Territorial and Shoaling Reef Butterflyfishes: Species, Sex, and Reproductive Season Comparisons." *Journal of Neuroendocrinology*, December 2008
Donaldson, Z. 本書の著者2人による聞き取り、2011年7月25日

Children." *Biological Psychiatry*, August 15, 2004
Levin, R., and Meston, C. "Nipple/Breast Stimulation and Sexual Arousal in Young Men and Women." *Journal of Sexual Medicine*, May 2006
Liu, Y., and Wang, Z. "Nucleus Accumbens Oxytocin and Dopamine Interact to Regulate Pair Bond Formation in Female Prairie Voles." *Neuroscience* 121 (October 15, 2003): 537-44
Long, H. W. *Sane Sex Life and Sane Sex Living: Some Things That All Sane People Ought to Know about Sex Nature and Sex Functioning; Its Place in the Economy of Life, Its Proper Training and Righteous Exercise*. New York: Eugenics Publishing Company, 1919, via Project Gutenberg
Lynn, M. "Determinants and Consequences of Female Attractiveness and Sexiness: Realistic Tests with Restaurant Waitresses." *Archives of Sexual Behavior*, October 2009
Meyer-Lindenberg, A., *et al.* "Oxytocin and Vasopressin in the Human Brain: Social Neuropeptides for Translational Medicine." *Nature Reviews Neuroscience*, September 2011
The National Library of Ireland. "The Life and Works of William Butler Yeats." http://www.nli.ie/yeats/main.html
Nitschke, J., *et al.* "Orbitofrontal Cortex Tracks Positive Mood in Mothers Viewing Pictures of Their Newborn Infants." *Neuroimage*, February 2004.
Noriuchi, M., *et al.* "The Functional Neuroanatomy of Maternal Love: Mother's Response to Infant's Attachment Behaviors." *Biological Psychiatry*, February 2008
Normandin, J., and Murphy, A. "Somatic Genital Reflexes in Rats with a Nod to Humans: Anatomy, Physiology, and the Role of the Social Neuropeptides." *Hormones and Behavior*, February 19, 2011
Perry, A., *et al.* "Intranasal Oxytocin Modulates EEG mu/Alpha and Beta Rhythms during Perception of Biological Motion." *Psychoneuroendocrinology*, May 20, 2010
Petrovic, P., *et al.* "Oxytocin Attenuates Affective Evaluations of Conditioned Faces and Amygdala Activity." *Journal of Neuroscience*, June 25, 2008
Porter, R., *et al.* "Induction of Maternal Behavior in Non-Parturient Adoptive Mares." *Physiology and Behavior*, September 2002
Rimmele, U., *et al.* "Oxytocin Makes a Face in Memory Familiar." *Journal of Neuroscience*, January 7, 2009
Romeyer, A., *et al.* "Establishment of Maternal Bonding and Its Mediation by Vaginocervical Stimulation in Goats." *Physiology and Behavior*, February 1994
Ross, H., and Young, L. "Oxytocin and the Neural Mechanisms Regulating Social Cognition and Affiliative Behavior." *Frontiers in Neuroendocrinology*, May 28, 2009
Ross, H., *et al.* "Characterization of the Oxytocin System Regulating Affiliative Behavior in Female Prairie Voles." *Neuroscience*, May 2009
Ross, H., *et al.* "Variation in Oxytocin Receptor Density in the Nucleus Accumbens Has Differential Effects on Affiliative Behaviors in Monogamous and Polygamous Voles." *Journal of Neuroscience*, February 4, 2009
Seltzer, L., *et al.* "Social Vocalizations Can Release Oxytocin in Humans." *Proceedings of the Royal Society B*, May 6, 2010
Smith, A., *et al.* "Manipulation of the Oxytocin System Alters Social Behavior and Attraction in Pair-Bonding Primates, *Callithrix penicillata*." *Hormones and Behavior*, February 2010
Spryropoulos, E., *et al.* "Size of External Genital Organs and Somatometric Parameters among

of Neuroscience, July 14, 2010
Georgescu, M., *et al.* "Vaginocervical Stimulation Induces Fos in Glutamate Neurons in the Ventromedial Hypothalamus: Attenuation by Estrogen and Progesterone." *Hormones and Behavior*, October 2006
Gonzalez-Flores, O., *et al.* "Facilitation of Estrous Behavior by Vaginal Cervical Stimulation in Female Rats Involves α_1-Adrenergic Receptor Activation of the Nitric Oxide Pathway." *Behavioral Brain Research*, January 25, 2007
Goodson, J., *et al.* "Mesotocin and Nonapeptide Receptors Promote Estrildid Flocking Behavior." *Science*, August 14, 2009
Griskevicius, V., *et al.* "Blatant Benevolence and Conspicuous Consumption: When Romantic Motives Elicit Strategic Costly Signals." *Journal of Personality and Social Psychology* 93, No. 1 (2007)
Guastella, A., *et al.* "Intranasal Oxytocin Improves Emotion Recognition for Youth with Autism Spectrum Disorders." *Biological Psychiatry*, November 7, 2009
Guastella, A., *et al.* "Oxytocin Increases Gaze to the Eye Region of Human Faces." *Biological Psychiatry*, September 21, 2007
Heinrichs, M. 本書の著者2人による聞き取り、2011年3月30日
Heinrichs, M., *et al.* "Effects of Suckling on Hypothalamic-Pituitary-Adrenal Axis Responses to Psychosocial Stress in Postpartum Lactating Women." *Journal of Clinical Endocrinology and Metabolism*, October 2001
Israel, S., *et al.* "The Oxytocin Receptor (*OXTR*) Contributes to Prosocial Fund Allocations in the Dictator Game and the Social Value Orientations Task." *PLoS One*, May 20, 2009
Jhirad, A., and Vago, T. "Induction of Labor by Breast Stimulation." *Obstetrics and Gynecology*, March 1973
Kavanagh, J., *et al.* "Sexual Intercourse for Cervical Ripening and Induction of Labor." *Cochrane Database of Systematic Reviews*, No. 1 (2007)
Kavanagh, J., *et al.* "Breast Stimulation for Cervical Ripening and Induction of Labour." *Cochrane Database of Systematic Reviews*, No. 4 (2001)
Kendrick, K., *et al.* "Importance of Vaginocervical Stimulation for the Formation of Maternal Bonding in Primiparous and Multiparous Parturient Ewes." *Physiology and Behavior*, September 1991
Keverne, E., *et al.* "Vaginal Stimulation: An Important Determinant of Maternal Bonding in Sheep." *Science*, January 7, 1983
Khan, S., *et al.* "Establishing a Reference Range for Penile Length in Caucasian British Men: A Prospective Study of 609 Men." *British Journal of Urology*, June 28, 2011
King, J. 本書の著者2人による聞き取り、2010年8月18日
Kirsch, P., *et al.* "Oxytocin Modulates Neural Circuitry for Social Cognition and Fear in Humans." *Journal of Neuroscience*, December 7, 2005
Komisaruk, B., *et al.* "Women's Clitoris, Vagina, and Cervix Mapped on the Sensory Cortex: fMRI Evidence." *Journal of Sexual Medicine*, July 2011
Kosfeld, M., *et al.* "Oxytocin Increases Trust in Humans." *Nature*, June 2, 2005
Lahr, J. "Mouth to Mouth." *New Yorker*, May 30, 2011
Larrazolo-Lopez, A., *et al.* "Vaginocervical Stimulation Enhances Social Recognition Memory in Rats via Oxytocin Release in the Olfactory Bulb." *Neuroscience*, March 27, 2008
Leibenluft, E., *et al.* "Mothers' Neural Activation in Response to Pictures of Their Children and Other

Wismer Fries, A., *et al.* "Early Experience in Humans Is Associated with Changes in Neuropeptides Critical for Regulating Social Behavior." *Proceedings of the National Academy of Sciences*, November 22, 2005.

第5章　私のベイビー

Abelard, P. *Historia Calamitatum*. Project Gutenberg. http://gutenberg.org/ebooks/14268

Abelard, P., and Heloise. *Letters of Abelard and Heloise*. Project Gutenberg http://gutenberg.org/ebooks/35977

Ackerman, J., *et al.* "Let's Get serious: communicating commitment in Romantic Relationships." *Journal of Personality and Social Psychology*, June 2011

Aragona, B., *et al.* "Nucleus Accumbens Dopamine Differentially Mediates the Formation and Maintenance of Monogamous Pair Bonds." *Nature Neuroscience*, January 2006

Aslan, A., *et al.* "Penile Length and Somatometric Parameters: A Study in Healthy Young Turkish Men." *Asian Journal of Andrology*, March 2011

Axelrod, V. "The Fusiform Face Area: In Quest of Holistic Face Processing." *Journal of Neuroscience*, June 30, 2010

Barnhart, K., *et al.* "Baseline Dimension of the Human Vagina." *Human Reproduction*, February 14, 2006.

Bos, P., *et al.* "Acute Effects of Steroid Hormones and Neuropeptides on Human Social-Emotional Behavior: A Review of Single Administration Studies." *Frontiers in Neuroendocrinology*, January 21, 2011

Boulvain, M., *et al.* "Mechanical Methods for Induction of Labor." *Cochrane Database of Systematic Reviews*, Issue 4, 2001

Buchheim, A., *et al.* "Oxytocin Enhances the Experience of Attachment security." *Psychoneuroendocrinology,* October 2009

Burkett, J., *et al.* "Activation of μ-Opioid Receptors in the Dorsal Striatum is Necessary for Adult Social Attachment in Monogamous Prairie Voles." *Neuropsychopharmacology,* July 6, 2011

Burnham, T., and Hare, B. "Engineering Human cooperation: Does Involuntary Neural Activation Increase Public Goods contributions?" *Human Nature*, June 2005.

Burri, A., *et al.* "The Acute Effects of Intranasal Oxytocin Administration on Endocrine and Sexual Function in Males." *Psychoneuroendocrinology*, June 2008

Carmichael, M., *et al.* "Plasma Oxytocin Increases in the Human Sexual Response." *Journal of Clinical Endocrinology and Metabolism*, January 1987

Damasio, A. "Brain Trust." *Nature*, June 2, 2005

Ditzen, B. 本書の著者2人による聞き取り、2011年3月29日

Ditzen, B. "Intranasal Oxytocin Increases Positive Communication and Reduces Cortisol Levels during Couple Conflict." *Biological Psychiatry*, May 2009

Ferguson, J., *et al.* "The Neuroendocrine Basis of Social Recognition." *Frontiers in Neuroendocrinology*, April 2002

Ferguson, J., *et al.* "Social Amnesia in Mice Lacking the Oxytocin Gene." *Nature Genetics*, July 2000

Gamer, M. "Does the Amygdala Mediate Oxytocin Effects on Socially Reinforced Learning?" *Journal*

Separation." *Biological Psychiatry*, May 1, 2007
Numan, M., and Woodside, B. "Maternity: Neural Mechanisms, Motivational Processes, and Physiological Adaptations." *Behavioral Neuroscience*, December 2010
Numan, M., *et al.* "Medial Preoptic Area and Onset of Maternal Behavior in the Rat." *Journal of Comparative and Physiological Psychology*, February 1977
Oberlander, T., *et al.* "Prenatal Exposure to Maternal Depression, Neonatal Methylation of Human Glucocorticoid Receptor Gene (NR3C1) and Infant Cortisol Stress Responses." *Epigenetics*, March-April 2008
Olazabal, D., and Young, L. "Oxytocin Receptors in the Nucleus Accumbens Facilitate 'Spontaneous' Maternal Behavior in Adult Female Prairie Voles." *Neuroscience*, August 25, 2006
Olazabal, D., and Young, L. "Species and Individual Differences in Juvenile Female Alloparental Care Are Associated with Oxytocin Receptor Density in the Striatum and the Lateral Septum." *Hormones and Behavior*, May 2006
Pedersen, C., and Prange, A. "Induction of Maternal Behavior in Virgin Rats after Intracerebroventricular Administration of Oxytocin." *Proceedings of the National Academy of Sciences*, December 1979
Porter, R., *et al.* "Induction of Maternal Behavior in Non-Parturient Adoptive Mares." *Physiology and Behavior*, September 2002
Pruessner, J., *et al.* "Dopamine Release in Response to a Psychological Stress in Humans and Its Relationship to Early Life Maternal Care: A Positron Emission Tomography Study Using [^{11}C] Raclopride." *Journal of Neuroscience*, March 17, 2004
Rosenblatt, J. "Nonhormonal Basis of Maternal Behavior in the Rat." *Science*, June 16, 1967
Rosenblatt, J., *et al.* "Hormonal Basis during Pregnancy for the Onset of Maternal Behavior in the Rat." *Psychoneuroendocrinology* 13 (1988): 29-46
Ross, H., and Young, L. "Oxytocin and the Neural Mechanisms Regulating Social Cognition and Affiliative Behavior." *Frontiers in Neuroendocrinology*, May 28, 2009
Seltzer, L., *et al.* "Social Vocalizations Can Release Oxytocin in Humans." *Proceedings of The Royal Society B*, March 6, 2010
Shahrokh, D., *et al.* "Oxytocin-Dopamine Interactions Mediate Variations in Maternal Behavior in the Rat." *Endocrinology*, March 12, 2010
Shakespeare, W. *Macbeth*. New York: Signet Classic, 1963
Strathearn, L. 本書の著者2人による聞き取り、2011年8月31日
Strathearn, L., *et al.* "Adult Attachment Predicts Maternal Brain and Oxytocin Response to Infant Cues." *Neuropsychopharmacology*, December 2009
Strathearn, L., *et al.* "What's in a Smile? Maternal Brain Responses to Infant Cues." *Pediatrics*, July 2008
Sullivan, R., *et al.* "Developing a Neurobehavioral Animal Model of Infant Attachment to an Abusive Caregiver." *Biological Psychiatry*, June 15, 2010
Swain, J., *et al.* "Maternal Brain Response to Own Baby-Cry Is Affected by Cesarean Section Delivery." *Journal of Child Psychology and Psychiatry*, October 2008
SweetnessInFlorida http://forums.plentyoffish.com/13867208datingPostpage2.aspx
Terkel, J., and Rosenblatt, J. "Maternal Behavior Induced by Maternal Blood Plasma Injected Into Virgin Rats." *Journal of Comparative and Physiological Psychology*, June 1968

2009.
Francis, D., *et al.* "Naturally Occurring Differences in Maternal Care Are Associated with the Expression of Oxytocin and Vasopressin (V1a) Receptors: Gender Differences." *Journal of Neuroendocrinology*, May 2002
Francis, D., *et al.* "Variations in Maternal Behaviour Are Associated with Differences in Oxytocin Receptor Levels in the Rat." *Journal of Neuroendocrinology*, December 2000
George, E., *et al.* "Maternal Separation with Early Weaning: A Novel Mouse Model of Early Life Neglect." *BMC Neuroscience*, September 29, 2010
Grady, D. "Cesarean Births Are at a High in U.S." *New York Times*, March 23, 2010
Hamilton, B., and Ventura, S. "Fertility and Abortion Rates in the United States, 1960-2002." *International Journal of Andrology*, February 2006
Heim, C., *et al.* "Effect of Childhood Trauma on Adult Depression and Neuroendocrine Function: Sex-Specific Moderation by CRH Receptor 1 Gene." *Frontiers in Behavioral Neuroscience*, November 6, 2009
Heim, C., *et al.* "Lower CSF Oxytocin Concentrations in Women with a History of Childhood Abuse." *Molecular Psychiatry*, October 2009
Heim, C., *et al.* "Pituitary-Adrenal and Autonomic Responses to Stress in Women after Sexual and Physical Abuse in Childhood." *Journal of the American Medical Association*, August 2, 2000
Henshaw, S. "Unintended Pregnancy in the United States." *Family Planning Perspectives*, January-February 1998
Kendrick, K., *et al.* "Sex Differences in the Influence of Mothers on the Sociosexual Preferences of Their Offspring." *Hormones and Behavior*, September 2001
Kim, P., *et al.* "Breastfeeding, Brain Activation to Own Infant Cry, and Maternal Sensitivity." *Journal of Child Psychology and Psychiatry*, August 2011
Kim, P., *et al.* "The Plasticity of Human Maternal Brain: Longitudinal Changes in Brain Anatomy during the Early Postpartum Period." *Behavioral Neuroscience*, October 2010
Kinnally, E., *et al.* "Epigenetic Regulation of Serotonin Transporter Expression and Behavior in Infant Rhesus Macaques." *Genes, Brain and Behavior*, August 2010
Kramer, J. "Against Nature." *New Yorker*, July 25, 2011
Marshall, G. 本書の著者2人による聞き取り、2011年8月24日
Marshall, M. 本書の著者2人による聞き取り、2011年8月24日
Maselko, J., *et al.* "Mother's Affection at 8 Months Predicts Emotional Distress in Adulthood." *Journal of Epidemiology and Community Health*, July 2011
Matthiesen, A. S., *et al.* "Postpartum Maternal Oxytocin Release by Newborns: Effects of Infant Hand Massage and Sucking." *Birth*, March 2001
McGowan, P. O., *et al.* "Broad Epigenetic Signature of Maternal Care in the Brain of Adult Rats." *PLoS One*, February 28, 2011
McGowan, P. O., *et al.* "Epigenetic Regulation of the Glucocorticoid Receptor in Human Brain Associates with Childhood Abuse." *Nature Neuroscience*, March 2009
Meaney, M. "Epigenetics and the Biological Definition of Gene X Environment Interactions." *Child Development*, January 2010
Meinlschmidt, G., and Heim, C. "Sensitivity to Intranasal Oxytocin in Adult Men with Early Parental

2004
Beckett, C., *et al.* "Do the Effects of Early Severe Deprivation on Cognition Persist into Early Adolescence? Findings from the English and Romanian Adoptees Study." *Child Development*, May-June 2006
Bellow, S. *The Dean's December*. New York: Pocket Books, 1982
Bos, K., *et al.* "Effects of Early Psychosocial Deprivation on the Development of Memory and Executive Function." *Frontiers in Behavioral Neuroscience*, September 1, 2009
Bos, P., *et al.* "Acute Effects of Steroid Hormones and Neuropeptides on Human Social-Emotional Behavior: A Review of Single Administration Studies." *Frontiers in Neuroendocrinology*, January 21, 2011
Broad, K., *et al.* "Mother-Infant Bonding and the Evolution of Mammalian Social Relationships." *Philosophical Transactions of the Royal Society B*, November 6, 2006
Buchen, L. "In Their Nurture." *Nature*, September 9, 2010
Buckley, J. 本書の著者2人による聞き取り、2011年8月10日
Cameron, N., *et al.* "Maternal Influences on the Sexual Behavior and Reproductive Success of the Female Rat." *Hormones and Behavior*, June 2008
Cameron, N., *et al.* "Maternal Programming of Sexual Behavior and Hypothalamic-Pituitary-Gonadal Function in the Female Rat." *PLoS One*, May 21, 2008
Champagne, D., *et al.* "Maternal Care and Hippocampal Plasticity: Evidence for Experience-Dependent Structural Plasticity, Altered Synaptic Functioning, and Differential Responsiveness to Glucocorticoids and Stress." *Journal of Neuroscience*, June 4, 2008
Champagne, F. 本書の著者2人による聞き取り、2011年3月24日
Champagne, F., and Meaney, M. "Transgenerational Effects of Social Environment on Variations in Maternal Care and Behavioral Response to Novelty." *Behavioral Neuroscience*, December 2007
Champagne, F., *et al.* "Maternal Care Associated with Methylation of the Estrogen Receptor-α1b Promoter and Estrogen Receptor-a Expression in the Medial Preoptic Area of Female Offspring." *Endocrinology*, March 2, 2006
Champagne, F., *et al.* "Naturally Occurring Variations in Maternal Behavior in the Rat Are Associated with Differences in Estrogen-Inducible Central Oxytocin Receptors." *Proceedings of the National Academy of Sciences*, October 23, 2001.
Da Costa, A. "The Role of Oxytocin Release in the Paraventricular Nucleus in the Control of Maternal Behaviour in the Sheep." *Journal of Neuroendocrinology*, March 1996.
Da Costa, A., *et al.* "Face Pictures Reduce Behavioural, Autonomic, Endocrine and Neural Indices of Stress and Fear in Sheep." *Proceedings of The Royal Society B*, September 7, 2004
Deardorff, J., *et al.* "Father Absence, BMI and Pubertal Timing in Girls: Differential Effects by Family Income and Ethnicity." *Journal of Adolescent Health*, September 17, 2010
Devlin, A., *et al.* "Prenatal Exposure to Maternal Depressed Mood and the MTH-FRC677T Variant Affect SLC6A4 Methylation in Infants at Birth." *PLoS One*, August 16, 2010
Febo, M., *et al.* "Functional Magnetic Resonance Imaging Shows Oxytocin Activates Brain Regions Associated with Mother-Pup Bonding during Suckling." *Journal of Neuroscience*, December 14, 2005
Fleming, A., *et al.* "Father of Mothering: Jay S. Rosenblatt." *Hormones and Behavior*, January 14,

"Playboy Enterprises Inc." Encyclopedia of Chicago. Chicago Historical Society, 2005
Portenoy, R., *et al.* "Compulsive Thalamic Self-Stimulation: A Case with Metabolic, Electrophysiologic and Behavioral Correlates." *Pain*, December 27, 1986
Rankin, R. "Judge Says Depression, Accident Led to Cocaine, Stripper Troubles." *Atlanta Journal-Constitution*, February 26, 2011
Rupp, H. 本書の著者2人による聞き取り、2011年5月10日
Rupp, H. "The Role of the Anterior Cingulate Cortex in Women's Sexual Decision Making." *Neuroscience Letters*, January 2, 2009
Scaletta, L., and Hull, E. "Systemic or Intracranial Apomorphine Increases Copulation in Long-Term Castrated Male Rats." *Pharmacology Biochemistry and Behavior*, November 1990
Smith, A. "Cosmetic Surgery Market Stands Firm." CNNMoney.com, February 20, 2008
Stuber, G., *et al.* "Excitatory Transmission from the Amygdala to Nucleus Accumbens Facilitates Reward Seeking." *Nature*, June 29, 2011
Tabibnia, G., *et al.* "Different Forms of Self-Control Share a Neurocognitive Substrate." *Journal of Neuroscience*, March 30, 2011
Takahashi, H., *et al.* "Dopamine D1 Receptors and Nonlinear Probability Weighting in Risky Choice." *Journal of Neuroscience*, December 8, 2010
Taub, S. "Accountant Embezzled to Pay Dominatrix." CFO.com, May 4, 2006
Tenk, C., *et al.* "Sexual Reward in Male Rats: Effects of Sexual Experience on Conditioned Place Preferences Associated with Ejaculation and Intromission." *Hormones and Behavior*, January 2009
Thompson, R. "Biography of James Olds." http://www.nap.edu/readingroom.php?book=biomems&page=jolds.html（2015年10月現在リンク切れ）
Tomlinson, W. Interview with Robert Heath http://www.archive.org/details/WallaceTomlinsonlnterviewingRobertHeath_March51986
Torpy, B., and Visser, S. "Seamy Allegations Just Don't Fit Courtly Life." *Atlanta Journal-Constitution*, October 10, 2010
United States of America v. Jack T. Camp. Case Number 1:10-MJ-1415, October 4, 2010
Well Blog. *New York Times*. http://well.blogs.nytimes.com/2010/03/09/sagging-interest-in-plastic-surgery
Wen Wan, E., and Agrawal, N. "Carry-Over Effects on Decision-Making: A Construal Level Perspective." *Journal of Consumer Research*, June 2011
Young, L., and Wang, Z. "The Neurobiology of Pair Bonding." *Nature Neuroscience*, September 26, 2004

第4章　母性を生む回路

Ahern, T., and Young, L. "The Impact of Early Life Family Structure on Adult Social Attachment, Alloparental Behavior, and the Neuropeptide Systems Regulating Affiliative Behaviors in the Monogamous Prairie Vole." *Frontiers in Behavioral Neuroscience*, August 27, 2009
Ahern, T., *et al.* "Parental Division of Labor, Coordination, and the Effects of Family Structure on Parenting in Monogamous Prairie Voles." *Developmental Psychology*, March 2011
Bartels, A., and Zeki, S. "The Neural Correlates of Maternal and Romantic Love." Neuroimage, March

(1968)
Hull, E., *et al.* "Hormone-Neurotransmitter Interactions in the Control of Sexual Behavior." Behavioural Brain Research 105 (1999): 105-16
Katz, H. 本書の著者2人による聞き取り、2011年6月1日
Keiper, A. "The Age of Neuroelectronics." *New Atlantis*, Winter 2006
Kelley, A., and Berridge, K. "The Neuroscience of Natural Rewards: Relevance to Addictive Drugs." *Journal of Neuroscience*, May l, 2002
Krafft-Ebing, R. *Psychpathia Sexualis* http://www.archive.org/stream/sexualinstinctcon00krafuoft/sexualinstinctcon00krafuoft_djvu.txt
Lee, S., *et al.* "Effect of Sertraline on Current-Source Distribution of the High-Beta Frequency Band: Analysis of Electroencephalography under Audiovisual Erotic Stimuli in Healthy, Right-Handed Males." *Korean Journal of Urology*, August 18, 2010
Liu, Y., *et al.* "Social Bonding Decreases the Rewarding Properties of Amphetamine through a Dopamine D1 Receptor-Mediated Mechanism." *Journal of Neuroscience*, June 1, 2011
Loewenstein, G. "Out of Control: Visceral Influences on Behavior." *Organizational Behavior and Human Decision Processes*, March 1996
Loewenstein, G., *et al.* "The Effect of Sexual Arousal on Expectations of Sexual Forcefulness." *Journal of Research in Crime and Delinquency*, November 4, 1997
Lorrain, D., *et al.* "Lateral Hypothalamic Serotonin Inhibits Nucleus Accumbens Dopamine: Implications for Sexual Satiety." *Journal of Neuroscience*, September 1, 1999
Meisel, R., and Mullins, A. "Sexual Experience in Female Rodents: Cellular Mechanisms and Functional Consequences." *Brain Research*, December 18, 2006
Mendez, M. "Hypersexuality after Right Pallidotomy for Parkinson's Disease." *Journal of Neuropsychiatry and Clinical Neuroscience*, February 2004
Moan, C., and Heath, R. "Septal Stimulation for the Initiation of Heterosexual Behavior in a Homosexual Male." *Journal of Behavioral Therapy and Experimental Psychiatry* 3 (1972): 23-30
Monroe, R., and Heath, R. "Effects of Lysergic Acid and Various Derivatives on Depth and Cortical Electrograms." *Journal of Neuropsychiatry*, November-December 1961
O'Halloran, R., and Dietz, P. "Autoerotic Fatalities with Power Hydraulics." *Journal of Forensic Science*, March 1993
Olds, J., and Milner, P. "Positive Reinforcement Produced by Electrical Stimulation of Septal Area and Other Regions of Rat Brain." *Journal of Comparative and Physiological Psychology*, December 1954
Pfaus, J. 本書の著者2人による聞き取り、2011年6月8日、9日
Pfaus, J. "Pathways of Sexual Desire." *Journal of Sexual Medicine*, June 6, 2009
Pfaus, J. "Conditioning and Sexual Behavior: A Review." *Hormones and Behavior*, September 2001
Pfaus, J., and Scepkowski, L. "The Biologic Basis for Libido." *Current Sexual Health Reports* 2 (2005): 95-100
Pfaus, J., *et al.* "What Can Animal Models Tell Us about Human Sexual Response?" *Annual Review of Sex Research*, 2003
Pitchers, K., *et al.* "Neuroplasticity in the Mesolimbic System Induced by Natural Reward and Subsequent Reward Abstinence." *Biological Psychiatry*, May 1, 2010

Male Rats." *Neuroscience*, February 18, 2004.

Coria-Avila, G., *et al.* "Olfactory conditioned Partner Preference in the Female Rat." *Behavioral Neuroscience*, Vol. 119, No. 3, 2005

"Dr. Robert G. Heath." *New York Times*, September 27, 1999

Dominguez, J., and Hull, E. "Dopamine, the Medial Preoptic Area, and Male Sexual Behavior." *Physiology and Behavior*, October 15, 2005

Dreher, J-C., *et al.* "Menstrual Cycle Phase Modulates Reward-Related Neural Function in Women." *Proceedings of the National Academy of Sciences*, February 13, 2007

Eagle, D., *et al.* "Contrasting Roles for Dopamine D1 and D2 Receptor Subtypes in the Dorsomedial Striatum but Not the Nucleus Accumbens Core during Behavioral Inhibition in the Stop-Signal Task in Rats." *Journal of Neuroscience*, May 18, 2011

Elliott, V. "Patients Returning to Cosmetic Surgery as Recession Loosens Grip." *AMA News*, February 28, 2011

Everitt, B. "Sexual Motivation: A Neural and Behavioural Analysis of the Mechanisms Underlying Appetitive and Copulatory Responses of Male Rats." *Neuroscience and Biobehavioural Reviews* 14 (1990): 217-32

Flagel, S., *et al.* "A Selective Role for Dopamine in Stimulus-Reward Learning." *Nature*, January 6, 2011

Frohmader, K., *et al.* "Methamphetamine Acts on Subpopulations of Neurons Regulating Sexual Behavior in Male Rats." *Neuroscience*, March 31, 2010

Frohmader, K., *et al.* "Mixing Pleasures: Review of the Effects of Drugs on Sex Behavior in Humans and Animal Models." *Hormones and Behavior*, December 31, 2009

Frohman, E., *et al.* "Acquired Sexual Paraphilia in Patients with Multiple Sclerosis." *Archives of Neurology* 59 (2002): 1006-10

Groman, S., *et al.* "Dorsal striatal D2-Like Receptor Availability Covaries with Sensitivity to Positive Reinforcement during Discrimination Learning." *Journal of Neuroscience*, May 18, 2011

Hamann, S., *et al.* "Men and Women Differ in Amygdala Response to Visual Sexual Stimuli." *Nature Neuroscience*, April 2004

Hamburger-Bar, R., and Rigter, H. "Apomorphine: Facilitation of Sexual Behaviour in Female Rats." *European Journal of Pharmacology*, June-July 1975

Hartmann, E. *The Philosophy of the Unconscious: Speculative Results According to the Inductive Method of Physical Science*. Edinburgh: Ballantyne, Hanson, and Company, 1884

Heath, R. "Correlations between Levels of Psychological Awareness and Physiological Activity in the Central Nervous System." *Psychosomatic Medicine* 17, No. 5 (1955)

Health, R., and Norman, E. "Electroshock Therapy by Stimulation of Discrete Cortical Sites with Small Electrodes." *Proceedings of the Society for Experimental Biology and Medicine. Society for Experimental Biology and Medicine*, December 1946

Heath, R., *et al.* "Effects of Chemical Stimulation to Discrete Brain Areas." *American Journal of Psychiatry*, May 1, 1961

Holder, M., and Mong, J. "Methamphetamine Enhances Paced Mating Behaviors and Neuroplasticity in the Medial Amygdala of Female Rats." *Hormones and Behavior*, April 24, 2010

Hori, A., and Akimoto, T. "Four Cases of Sexual Perversions." *Kurume Medical Journal* 15, No. 3

Biology Letters, August 26, 2008
Rupp, H. 本書の著者2人による聞き取り、2011年5月10日
Rupp, H., and Wallen, K. "Relationship between Testosterone and Interest in Sexual Stimuli: The Effect of Experience." *Hormones and Behavior*, August 10, 2007
Rupp, H., *et al.* "Neural Activation in the Orbitofrontal Cortex in Response to Male Faces Increases during the Follicular Phase." *Hormones and Behavior*, June 2009
Shille, V., *et al.* "Follicular Function in the Domestic Cat as Determined by Estradiol-17ß Concentrations in Plasma: Relation to Estrous Behavior and Cornification of Exfoliated Vaginal Epithelium." *Biology of Reproduction* 21 (1979)
Slatcher, R., *et al.* "Testosterone and Self-Reported Dominance Interact to Influence Human Mating Behavior." *Social Psychological and Personality Science*, February 28, 2011
Sundie, J., *et al.* "Peacocks and Porsches and Thorstein Veblen: Conspicuous Consumption as a Sexual Signaling System." *Journal of Personality and Social Psychology*, November 1, 2010
Takahashi, L. "Hormonal Regulation of Sociosexual Behavior in Female Mammals." *Neuroscience and Behavioral Reviews*, April 1990
Wiesner, B., and Mirskaia, L. "On the Endocrine Basis of Mating in the Mouse." *Experimental Physiology*, October 9, 1930
Zhu, X., *et al.* "Brain Activation Evoked by Erotic Films Varies with Different Menstrual Phases: An fMRI Study." *Behavioral Brain Research*, January 20, 2010
Ziegler, T., *et al.* "Neuroendocrine Response to Female Ovulatory Odors Depends upon Social Condition in Male Common Marmosets." *Hormones and Behavior*, January 2005

第3章　欲求の力

Abelard, P. *Historia Calamitatum*. Project Gutenberg http://www.gutenberg.org/ebooks/14268
Abelard, P., and Heloise. *Letters of Abelard and Heloise*, Project Gutenberg. http://gutenberg.org/ebooks/35977
Alighieri, D. *The Divine Comedy*. Translated by John Ciardi. New York: W. W. Norton, 1977.
Ariely, D., and Loewenstein, G. "The Heat of the Moment: The Effect of Sexual Arousal on Sexual Decision Making." *Journal of Behavioral Decision Making*, July 26, 2005
Associated Press. "Exec Admits Stealing from Charity for S&M Bill." March 28, 2006
Balfour, M., *et al.* "Sexual Behavior and Sex-Associated Environmental Cues Activate the Mesolimbic System in Male Rats." *Neuropsychopharmacology*, December 23,2003
Barfield, R., and Sachs, B. "Sexual Behavior: Stimulation by Painful Electric Shock to Skin of Male Rats." *Science*, July 26, 1968
Bishop, M., *et al.* "Intracranial Self-Stimulation in Man." *Science*, April 26, 1963
Bullough, V., and Brundage, J. eds. *Handbook of Medieval Sexuality*. New York: Garland, 2000
Caggiula, A., and Hoebel, B. "'Copulation-Reward Site' in the Posterior Hypothalamus." *Science*, May 9, 1966
Childs, E., and de Wit, H. "Amphetamine-induced Place Preference in Humans." *Biological Psychiatry*, May 15, 2009
Coolen, L. "Activation of mu-Opioid Receptors in the Medial Preoptic Area Following Copulation in

Romantic Desirability: Opposite Effects for Men and Women." *Personality and Social Psychology Bulletin*, February 26, 2008
Hill, S., and Durante, K. "Courtship, Competition, and the Pursuit of Attractiveness: Mating Goals Facilitate Health-Related Risk Taking and Strategic Risk Suppression in Women." *Personality and Social Psychology Bulletin*, January 20, 2001
Hill, S., and Durante, K. "Do Women Feel Worse to Look Their Best? Testing the Relationship Between Self-Esteem and Fertility Status across the Menstrual Cycle." *Personality and Social Psychology Bulletin*, September 17, 2009
Hill, S., and Ryan, M. "The Role of Model Female Quality in the Mate Choice Copying Behavior of Sailfin Mollies." *Biology Letters*, December 19, 2005
Hull, E., and Dominguez, J. "Sexual Behavior in Male Rodents." *Hormones and Behavior*, April 19, 2007
Kimchi, T., *et al.* "A Functional Circuit Underlying Male Sexual Behavior in the Female Mouse Brain." *Nature*, August 30, 2007
Kruger, D. "When Men Are Scarce, Good Men Are Even Harder to Find: Life History, the Sex Ratio, and the Proportion of Men Married." *Journal of Social, Evolutionary, and Cultural Psychology* 3 (2009)
Levi, M., *et al.* "Deal or No Deal: Hormones and the Mergers and Acquisitions Game." *Management Science*, September 2010
McClintock, M., *et al.* "Human Body Scents: Conscious Perceptions and Biological Effects." *Chemical Senses* 30, supp. 1 (2005)
Michael, R., and Scott, P. "The Activation of Sexual Behaviour in Cats by the Subcutaneous Administration of Oestrogen." Journal of Physiology 171, No. 2 (1964)
Miller, G. 本書の著者2人による聞き取り、2011年5月9日
Miller, G., *et al.* "Ovulatory Cycle Effects on Tip Earnings by Lap Dancers: Economic Evidence for Human Estrus?" *Evolution and Human Behavior* 28 (2007)
Miller, S., and Maner, J. "Ovulation as a Male Mating Prime: Subtle Signs of Women's Fertility Influence Men's Mating Cognition and Behavior." *Journal of Personality and Social Psychology*, February 2011
Miller, S., and Maner, J. "Scent of a Woman: Men's Testosterone Responses to Olfactory Ovulation Cues." *Psychological Science*, February 2010
Paris, C., *et al.* "A Possible Mechanism for the Induction of Lordosis by Reserpine in Spayed Rats." *Biology of Reproduction*, February 4, 1971
Pfaff, D. "Autoradiographic Localization of Radioactivity in Rat Brain after Injection of Tritiated Sex Hormones." *Science*, September 27, 1968
Pfaff, D., *et al.* "Reverse Engineering the Lordosis Behavior Circuit." *Hormones and Behavior*, April 2008
Pfaus, G. "Pathways of Sexual Desire." *Journal of Sexual Medicine*, June 2006
Pfaus, G., and Scepkowski, M. "The Biologic Basis for Libido." *Current Sexual Health Reports*, February 2005
Pillsworth, E., *et al.* "Kin Affiliation across the Ovulatory Cycle: Females Avoid Fathers When Fertile." *Psychological Science*, November 24, 2010
Prudom, S., *et al.* "Exposure to Infant Scent Lowers Serum Testosterone in Father Common Marmosets."

Brown, S., *et al.* "The Menstrual Cycle and Sexual Behavior: Relationship to Eating, Exercise, Sleep and Health Patterns." *Women and Health*, May 20,2009

Burnham, T. "High-Testosterone Men Reject Low Ultimatum Game Offers." *Proceedings of the Royal Society B*, July 5, 2007

Davidson, J., and Bloch, G. "Neuroendocrine Aspects of Male Reproduction." Biology of Reproduction 1 (1969)

Desjardins, J., *et al.* "Female Genomic Response to Mate Information." *Proceedings of the National Academy of Sciences*, December 7, 2010

Durante, K. 本書の著者2人による聞き取り、2011年4月19日

Durante, K., and Li, N. "Oestradiol Level and Opportunistic Mating in Women." *Biology Letters*, January 13, 2009

Durante, K., *et al.* "Changes in Women's Choice of Dress across the Ovulatory Cycle: Naturalistic and Laboratory Task-Based Evidence." *Personality and Social Psychology Bulletin*, August 21, 2008.

Everitt, B. "Sexual Motivation: A Neural and Behavioral Analysis of the Mechanisms Underlying Appetitive and Copulatory Response of Male Rats." *Neuroscience and Biobehavioral Reviews* 14 (1990)

Fessler, D. "No Time to Eat: An Adaptationist Account of Periovulatory Behavioral Changes." *Quarterly Review of Biology*, March 2003

Fleischman, D., and Fessler, D. "Differences in Dietary Intake as a Function of Sexual Activity and Hormonal Contraception." *Evolutionary Psychology* 5 (2007)

Gangestad, S., and Thornhill, R. "Human Oestrus." *Proceedings of the Royal Society B*, February 5, 2008

Gangestad, S., *et al.* "Changes in Women's Mate Preferences across the Ovulatory Cycle." *Journal of Personality and Social Psychology*, January 2007

Gangestad, S., *et al.* "Women's Preferences for Male Behavioral Displays Change Across the Menstrual Cycle." *Psychological Science*, March 15, 2004

Gangestad, S., *et al.* "Changes in Women's Sexual Interests and Their Partners' Mate-Retention Tactics Across the Menstrual Cycle: Evidence for Shifting Conflicts of Interest." *Proceedings of Biological Sciences*, May 7, 2002

Goldstein, J., *et al.* "Hormonal Cycle Modulates Arousal Circuitry in Women Using Functional Magnetic Resonance Imaging." *Journal of Neuroscience*, October 5, 2005

Griskevicius, V., *et al.* "Aggress to Impress: Hostility as an Evolved Context-Dependent Strategy." *Journal of Personality and Social Psychology* 96, No. 5 (2009)

Harris, G., and Michael, R. "The Activation of Sexual Behavior by Hypothalamic Implants of Oestrogen." *Journal of Physiology* 171, No. 2 (1964)

Haselton, M., and Gangstad, S. "Conditional Expression of Women's Desires and Men's Mate Guarding across the Ovulatory Cycle." *Hormones and Behavior*, January 3, 2006

Haselton, M., and Gildersleeve, K. "Can Men Detect Ovulation?" *Current Directions in Psychological Science*, April 2011

Haselton, M., *et al.* "Ovulatory Shifts in Human Female Ornamentation: Near Ovulation, Women Dress to Impress." *Hormones and Behavior* 51 (2007)

Hill, S., and Buss, D. "The Mere Presence of Opposite-Sex Others on Judgments of Sexual and

Swaab, D. "Sexual Orientation and Its Basis in Brain Structure and Function." *Proceedings of the National Academy of Sciences*, July 29, 2008
Swaab, D., and Hofman, M. "An Enlarged Suprachiasmatic Nucleus in Homosexual Men." *Brain Research*, December 24, 1990
Swan, S. 本書の著者2人による聞き取り、2010年11月26日
"The Sexes: Biological Imperatives." *Time*, January 8, 1973
Urological Sciences Research Foundation. http://www.usrf.org/news/010308-guevedoces.html
Vom Saal, F. "Sexual Differentiation in Litter-Bearing Mammals: Influence of Sex of Adjacent Fetuses in Utero." *Journal of Animal Science*, July 1989
Vom Saal, F., *et al.* "Chapel Hill Bisphenol A Expert Panel Consensus Statement: Integration of Mechanisms, Effects in Animals and Potential to Impact Human Health at Current Levels of Exposure." *Reproductive Toxicology*, August-September 2007
Vom Saal, F., *et al.* "Paradoxical Effects of Maternal Stress on Fetal Steroids and Postnatal Reproductive Traits in Female Mice from Different Intrauterine Positions." *Biology of Reproduction*, November 1990
Wallen, K. "The Organizational Hypothesis: Reflections on the 50th Anniversary of the Publication of Phoenix, Goy, Gerall, and Young (1959)." *Hormones and Behavior*, May 2009
Wallen, K. "Sex and Context: Hormones and Primate Sexual Motivation." *Hormones and Behavior*, September 2001
Wallen, K., and Hassett, J. "Sexual Differentiation of Behavior in Monkeys: Role of Prenatal Hormones." *Journal of Neuroendocrinology*, March 2009
Wallen, K., and Rupp, H. "Women's Interest in Visual Sexual Stimuli Varies with Menstrual Cycle Phase at First Exposure and Predicts Later Interest." *Hormones and Behavior*, February 2010
Whitam, F., *et al.* "Homosexual Orientation in Twins: A Report on 61 Pairs and Three Triplet Sets." *Archives of Sexual Behavior*, June 1993
Wilson, J. "Androgens, Androgen Receptors, and Male Gender Role Behavior." *Hormones and Behavior*, September 2001
Women Studies Department, University of Wisconsin http://womenstudies.wisc.edu/ruthbleier-scholarship.htm（2015年10月現在リンク切れ）
Woodson, J., *et al.* "Sexual Experience Interacts with Steroid Exposure to Shape the Partner Preferences of Rats." *Hormones and Behavior*, September 2002
Young, L., and Crews, D. "Comparative Neuroendocrinology of Steroid Receptor Gene Expression and Regulation: Relationship to Physiology and Behavior." *Trends in Endocrinology and Metabolism*, September/October 1995
Young, L., and Wang, Z. "The Neurobiology of Pair Bonding." *Nature Neuroscience*, October 2004
Zhou, J., *et al.* "A Sex Difference in the Human Brain and Its Relation to Transsexuality." *International Journal of Transgenderism*, September 1997

第2章　欲望の化学

Baird, A., *et al.* "Neurological Control of Human Sexual Behavior: Insights from Lesion Studies." *Journal of Neurology, Neurosurgery and Psychiatry*, December 22, 2006

Male-Oriented Rams to Estrous Ewes and Rams." *Journal of Animal Science*, 70 (1992)
Peterson, R., *et al.* "Male Pseudohermaphroditism Due to Steroid 5-alpha-reductase Deficiency." *American Journal of Medicine*, February 1977
"Prenatal Shaping of Behaviour." *British Medical Journal*, April 25, 1964
Phoenix, C., *et al.* "Organizing Action of Prenatally Administered Testosterone Propionate on the Tissues Mediating Mating Behavior in the Female Guinea Pig." *Endocrinology*, September 1, 1959
Renn, S., *et al.* "Fish and Chips: Functional Genomics of Social Plasticity in an African Cichlid Fish." *Journal of Experimental Biology*, September 2008
Resko, A., *et al.* "Endocrine Correlates of Partner Preference Behavior in Rams." *Biology of Reproduction*, July 1, 1996
Rosahn, P., and Greene, H. "The Influence of Intrauterine Factors on the Fetal Weight of Rabbits." *Journal of Experimental Medicine*, May 31, 1936
Roselli, C. 本書の著者2人による聞き取り、2011年4月27日
Roselli, C., and Stormshak, F. "Prenatal Programming of Sexual Partner preference: The Ram Model." *Journal of Neuroendocrinology*, March 2009
Roselli, C., *et al.* "The Development of Male-Oriented Behavior in Rams." *Frontiers in Neuroendocrinology*, January 2011
Roselli, C., *et al.* "The Ovine Sexually Dimorphic Nucleus of the Medial Preoptic Area Is Organized Prenatally by Testosterone." *Endocrinology*, May 2007
Rupp, H., and Wallen, K. "Sex Differences in Viewing Sexual Stimuli: An Eye-Tracking Study in Men and Women." *Hormones and Behavior*, April 2007
Ruta, V., *et al.* "A Dimorphic Pheromone Circuit in Drosophila from Sensory Input to Descending Output." *Nature*, December 2, 2010
Saenger, P., *et al.* "Prepubertal Diagnosis of Steroid 5-alpha-reductase Deficiency." *Journal of Clinical Endocrinology and Metabolism*, April 1978
Savic, I., and Arver, S. "Sex Dimorphism of the Brain in Male-to-Female Transsexuals." *Cerebral Cortex*, April 5, 2011
Savic, I., *et al.* "Male-to-Female Transsexuals Show Sex-Atypical Hypothalamus Activation When Smelling Odorous Steroids." *Cerebral Cortex*, August 2008
Savic, I., *et al.* "PET and MRI Show Differences in Cerebral Asymmetry and Functional Connectivity between Homo- and Heterosexual Subjects." *Proceedings of the National Academy of Sciences*, June 16, 2008
Savic, I., *et al.* "Brain Response to Putative Pheromones in Homosexual Men." *Proceedings of the National Academy of Sciences*, May 17, 2005
Schwartz, J. "Of Gay Sheep, Modern Science and Bad Publicity." *New York Times*, January 25, 2007
Scott, H., *et al.* "Steroidogenesis in the Fetal Testis and Its Susceptibility to Disruption by Exogenous Compounds." *Endocrine Reviews*, November 3, 2009
Sommer, V., and Vasey, P. *Homosexual Behavior in Animals: An Evolutionary Perspective*. London: Cambridge University Press, 2006
Stowers, L., *et al.* "Loss of Sex Discrimination and Male-Male Aggression in Mice Deficient for TRP." *Science*, February 22, 2002
Swaab, D. 本書の著者2人による聞き取り、2011年3月28日

Imperato-McGinley, J., *et al.* "Steroid 5-alpha-reductase Deficiency in Man: An Inherited Form of Male Pseudohermaphroditism." *Science*, December 27,1974

Jacobson, C., *et al.* "The Influence of Gonadectomy, Androgen Exposure, or a Gonadal Graft in the Neonatal Rat on the Volume of the Sexually Dimorphic Nucleus of the Preoptic Area." *Journal of Neuroscience*, October 1, 1981

Kahlenberg, S., and Wrangham, R. "Sex Differences in chimpanzees' use of sticks as play objects resemble those of children." *Current Biology*, December 21, 2010

Kimchi, T., *et al.* "A Functional Circuit Underlying Male Sexual Behavior in the Female Mouse Brain." *Nature*, August 30, 2007

Kruijver, F., *et al.* "Male-to-Female Transsexuals Have Female Neuron Numbers in a Limbic Nucleus." *Journal of Endocrinology and Metabolism* 85, No.5 (2000)

LeVay, S. "From Mice to Men: Biological Factors in the Development of Sexuality." *Frontiers in Neuroendocrinology*, February 2011

Lillie, F. "Sex-Determination and Sex-Differentiation in Mammals." *Zoology*, July 1917

Lillie, F. "The Theory of the Free-Martin." *Science*, April 28, 1916

Marentette, J., *et al.* "Multiple Male Reproductive Morphs in the Invasive Round Goby (*Appollonia melanostoma*)." *Journal of Great Lakes Research*, June 2009

McCarthy, M., *et al.* "New Tricks by an Old Dogma: Mechanisms of the Organizational/Activational Hypothesis of Steroid-Mediated Sexual Differentiation of Brain and Behavior." *Hormones and Behavior*, 55 (2009)

Meyer-Bahlburg, H. "Gender Identity Outcome in Female-Raised 46,XY Persons with Penile Agenesis, Cloacal Exstrophy of the Bladder, or Penile Ablation." *Archives of Sexual Behavior*, August 2005

Meyer-Bahlburg, H., *et al.* "Sexual Orientation in Women with Classical or Non-Classical Congenital Adrenal Hyperplasia as a Function of Degree of Prenatal Androgen Excess." *Archives of Sexual Behavior*, February 2008

Money, J. "Ablatio Penis: Normal Male Infant Sex-Reassigned as a Girl." *Archives of Sexual Behavior*, January 1975

Money, J., and Dalery, J. "Iatrogenic Homosexuality: Gender Identity in Seven 46,XX Chromosomal Females with Hyperadrenocortical Hermaphroditism Born with a Penis, Three Reared as Boys, Four Reared as Girls." *Journal of Homosexuality*, 1976

Ngun, T., *et al.* "The Genetics of Sex Differences in Brain and Behavior." *Frontiers in Neuroendocrinology*, October 2010

Ostrer, H., *et al.* "Mutations in MAP3K1 Cause 46,XY Disorders of Sex Development and Implicate a Common Signal Transduction Pathway in Human Testis Determination." *American Journal of Human Genetics*, December 2010

Palanza, P., *et al.* "Effects of Developmental Exposure to Bisphenol A on Brain and Behavior in Mice." *Environmental Research*, October 2008

Park, D., *et al.* "Male-like Sexual Behavior of Female Mouse Lacking Fucose Mutarotase." *BMC Genetics*, July 7, 2010

Perkins, A., and Roselli, C. "The Ram as a Model for Behavioral Neuroendocrinology." *Hormones and Behavior*, June 2007

Perkins, A., and Fitzgerald, J. A. "Luteinizing Hormones, Testosterone, and Behavioral Response of

Intersexuality." *Hastings Center Report* 28, No. 3 (1998)

Durante, M. *et al.*, "Ovulation, Female Competition, and Product Choice: Hormonal Influences on Consumer Behavior." *Journal of Consumer Research*, April 2011

Eckert, C. "Intervening in Intersexualization: The Clinic and the Colony." ユトレヒト大学博士論文（Proefschrift Universiteit Utrecht）、2010年

Ehrhardt, A., and Meyer-Bahlburg, H. "Effects of Prenatal Sex Hormones on Gender-Related Behavior." *Science*, March 20, 1981

Garcia-Falgueras, A., and Swaab, D. "A Sex Difference in the Hypothalamic Uncinate Nucleus: Relationship to Gender Identity." *Brain*, November 2, 2008

Gizewski, E., *et al.* "Specific Cerebral Activation Due to Visual Erotic Stimuli in Male-to-Female Transsexuals Compared with Male and Female Controls." *Journal of Sexual Medicine*, February 2009

Glickman, S., *et al.* "Mammalian Sexual Differentiation: Lessons from the Spotted Hyena." *Trends in Endocrinology and Metabolism*, November 2006

Goldstein, J., *et al.* "Normal Sexual Dimorphism of the Adult Human Brain Assessed by *In Vivo* Magnetic Resonance Imaging." *Cerebral Cortex*, June 2001

Gooren, L. "Care of Transsexual Persons." *New England Journal of Medicine*, March 31, 2011

Gorski, R. 本書の著者2人による聞き取り、2011年5月2日

Gorski, R. "Hypothalamic Imprinting by Gonadal Steroid Hormones." *Advances in Experimental Medicine and Biology*, 2002

Gorski, R. "Sexual Dimorphisms of the Brain." *Journal of Animal Science* 61, supp. 3 (1985)

Gorski, R., *et al.* "Evidence for a Morphological Sex Difference within the Medial Preoptic Area of the Rat Brain." *Brain Research*, June 16, 1978

Greer, G. *The Whole Woman*. New York: Anchor Books, 2000

Guerrero, L. 本書の著者二人による聞き取り、2011年3月8日

Hamann, S., *et al.* "Men and Women Differ in Amygdala Response to Visual Sexual Stimuli." *Nature Neuroscience*, April 2004

Hasbro（ハズブロ：玩具会社）http://www.hasbro.com/

Hassett, J., *et al.* "Social Segregation in Male, but Not Female Yearling Rhesus Macaques." *American Journal of Primatology*, October 13, 2009

Hassett, J., *et al.* "Sex Differences in Rhesus Monkey Toy Preferences Parallel Those of Children." *Hormones and Behavior*, August 2008

Herman, R., *et al.* "Sex Differences in Interest in Infants in Juvenile Rhesus Monkeys: Relationship to Prenatal Androgen." *Hormones and Behavior*, May 2003

Hines, M. "Prenatal Endocrine Influences on Sexual Orientation and on Sexually Differentiated Childhood Behavior." *Frontiers in Neuroendocrinology*, February 2001

Hines, M., and Alexander, G. "Commentary: Monkeys, Girls, Boys and Toys: A Confirmation Comment on 'Sex Differences in Toy Preferences: Striking Parallels between Monkeys and Humans.'" *Hormones and Behavior*, August 2008

Imperato-McGinley, J., *et al.* "Androgens and the Evolution of Male-Gender Identity among Male Pseudohermaphrodites with 5a-Reductase Deficiency." *New England Journal of Medicine*, May 31, 1979

参考文献

第1章　男女の脳は作られる

Amateau, S., and McCarthy, M. "Induction of PGE2 by Estradiol Mediates Developmental Masculinization of Sex Behavior." *Nature Neuroscience*, June 7, 2004

Arnold, A. "The Organizational-Activational Hypothesis as the Foundation for a Unified Theory of Sexual Differentiation of All Mammalian Tissues." *Hormones and Behavior*, May 2009

Auyeung, B., *et al.* "Fetal Testosterone Predicts Sexually Differentiated Childhood Behavior in Girls and in Boys." *Psychological Science*, February 2009

Bao, A-M., and Swaab, D. "Sex Differences in the Brain, Behavior, and Neuropsychiatric Disorders." *The Neuroscientist*, October 2010

Berenbaum, S., *et al.* "Early Androgens Are Related to Childhood Sex-Typed Toy Preferences." *Psychological Science*, March 1992

Berglund, H., *et al.* "Brain Response to Putative Pheromones in Lesbian Women." *Proceedings of the National Academy of Sciences*, May 23, 2006

Bleier, R. "Why Does a Pseudohermaphrodite Want to Be a Man?" *New England Journal of Medicine*, October 11, 1979

Bradley, S., *et al.* "Experiment of Nurture: Ablatio Penis at 2 Months, Sex Reassignment at 7 Months, and a Psychosexual Follow-Up in Young Adulthood." *Pediatrics*, July 1998

Brooks, C. "Some Perversion of the Sexual Instinct." *Journal of the National Medical Association*, January-March 1919

Capel, B., and Coveney, D. "Frank Lillie's Freemartin: Illuminating the Pathway to 21st Century Reproductive Endocrinology." *Journal of Experimental Zoology* 301 (2004)

Chura, L., *et al.* "Organizational Effects of Fetal Testosterone on Human Corpus Callosum Size and Asymmetry." *Psychoneuroendocrinology*, January 2010

Ciumas, C., *et al.* "High Fetal Testosterone and Sexually Dimorphic Cerebral Networks in Females." *Cerebral Cortex*, May 2009

Collaer, M., *et al.* "Motor Development in Individuals with Congenital Adrenal Hyperplasia: Strength, Targeting, and Fine Motor Skill." *Psychoneuroendocrinology*, February 2009

Diamond, M. "Developmental, Sexual and Reproductive Neuroendocrinology: Historical, Clinical and Ethical Considerations." *Frontiers in Neuroendocrinology*, February 18, 2011

Diamond, M. "Pediatric Management of Ambiguous and Traumatized Genitalia." *Journal of Urology*, September 1999

Diamond, M. 本書の著者2人による聞き取り、2011年4月6日

Diamond, M., and Sigmundson, K. "Sex Reassignment at Birth: A Long Term Review and Clinical Implications." *Archives of Pediatrics and Adolescent Medicine*, March 1997

Domurat Dreger, A. "'Ambiguous Sex'—or Ambivalent Medicine? Ethical Issues in the Treatment of

ナ　行

ハ　行

マ　行

ラ　行

カ　行

サ　行

タ　行

事項索引

数字・アルファベット

ア　行

ヤ　行

ラ　行

ワ　行

マ　行

タ 行

ナ 行

ハ 行

サ 行

人名索引

ア 行

カ 行

ラリー・ヤング（Larry Young）

現在、エモリー大学において、分野横断型社会神経科学（Translational Social Neuroscience）センター理事、医学部精神医学科教授、ヤーキス国立霊長類研究センター行動神経学・精神疾患部門長。アメリカ・アトランタ州在住。

ブライアン・アレグザンダー（Brian Alexander）

ジャーナリスト。これまでに、Rapture: How Biotech Became the New Religion、America Unzipped: The Search for Sex and Satisfactionなどの著書を刊行、受賞歴あり。アメリカ・サンディエゴ在住。

訳者　坪子理美（つぼこ・さとみ）

1986年、栃木県生まれ。東京大学大学院理学系研究科（生物科学専攻）にて博士号を取得。ベルトラン・ジョルダン著『自閉症遺伝子――見つからない遺伝子をめぐって』（中央公論新社）の解説を担当。カトリーヌ・ブルガン／ピエール・ダルリュ著『遺伝子の帝国――DNAが人の未来を左右する日』（中央公論新社）を林昌宏と共訳。現在、アメリカ・サンディエゴ在住。

装丁　細野綾子

性(せい)と愛(あい)の脳科学(のうかがく)
——新(あら)たな愛(あい)の物語(ものがたり)

2015年12月10日 初版発行
2020年3月30日 再版発行

著 者 ラリー・ヤング
ブライアン・アレグザンダー
訳 者 坪子理美(つぼこさとみ)
発行者 松田陽三
発行所 中央公論新社
〒100-8152 東京都千代田区大手町1-7-1
電話 販売 03-5299-1730 編集 03-5299-1740
URL http://www.chuko.co.jp/

DTP 今井明子
印 刷 三晃印刷
製 本 小泉製本

THE CHEMISTRY BETWEEN US
Love, Sex, and the Science of Attraction
©2015 Larry YOUNG, Brian ALEXANDER
Satomi TSUBOKO
Published by CHUOKORON-SHINSHA, INC.
Printed in Japan ISBN978-4-12-004762-6 C1045

定価はカバーに表示してあります。
落丁本・乱丁本はお手数ですが小社販売部宛にお送り下さい。
送料小社負担にてお取り替えいたします。